カラー図解 よくわかる
監修:新薬事法研究会
編集:ドーモ

薬機法

再生医療等製品編

薬事日報社

はじめに

　2013年4月、議員立法によって、「再生医療を国民が迅速かつ安全に受けられるようにするための施策の総合的な推進に関する法律」（再生医療推進法）が制定されました。人の欠損した細胞や組織を再生することのできる「万能細胞」については、ES細胞などが以前から知られていましたが、法制定の直接きっかけとなったのは、その年の1月、京都大学iPS細胞研究所所長の山中伸弥教授が、iPS細胞の研究でノーベル医学生理学賞を受賞したことでした。iPS細胞という人工的な万能細胞によって、これまでの通常の手術や医薬品では治療が困難であった臓器や組織の欠損による傷病の治療方法が画期的に変わるであろうという大きな期待がにわかに高まりました。

　そして、再生医療等の具体的な推進を図るため、同じ年の11月、「再生医療等の安全性の確保等に関する法律」（同法では「再生医療等安全確保法」と略称しているが、本書では「再生医療等安全法」と略称）、及び「医薬品、医療機器等の品質、有効性及び安全性の確保等に関する法律」（同法では「医薬品医療機器等法」を略称としているが、本書では「薬機法」と略称）が公布されました。

　薬機法はこれまでは「薬事法」といい、医薬品、医薬部外品、化粧品及び医療機器の品質、有効性、安全性について規制する法律で、昭和35年に制定されました。その35年薬事法が改正され、これまで医薬品に準じて規制されてきた医療機器の承認許可等に関する規定が独立規定となるなど大幅に改正されるとともに、再生医療等製品が新たに規制対象に加えられました。それを機に、医薬品を中心としてきた「薬事法」の名称も改められることとなりました。

　本書は、その薬機法のうち再生医療等製品に関する規制・制度について解説したものです。再生医療等製品は、薬業界においてこれまで長く薬事法に関わってこられた方々には取りつきにくい部分があろうかと思います。一方、再生医療や遺伝子治療に関わってこられた方々にとっても、「薬事法」という法規はなじみの薄いものであったろうと思います。

　そこで本書では、医薬品と比較しつつ、再生医療等製品に関する諸規定について、表、図などを用いてできるだけやさしく解説することを試みました。再生医療等製品に直接関わる方々ばかりでなく、医薬品や医療機器等に係わる方々にも、ご活用いただけるものと存じます。

平成27年2月
編者

もくじ

第1章 再生医療って何だ

1 再生医療って何だ？ ………………………………………………………………… 9
  - iPS 細胞　9
  - 人の身体は 60 兆個の細胞でできている　9
  - 人の体内に存在する幹細胞　10
  - 受精卵から万能細胞「ES 細胞」を作製　11
  - iPS 細胞の開発　11
  - 万能細胞を利用した再生医療の実際　13

2 遺伝子治療って何だ？ ……………………………………………………………… 15
  - 遺伝子組換え医薬品の登場　16
  - 遺伝子治療　17

第2章 再生医療等に関する二つの法律

1 再生医療等に関する二つの法律 …………………………………………………… 20
  - 「再生医療等」とは何か　21
  - 「再生医療等製品」とは何か　22

2 再生医療等安全法とはどんな法律か ……………………………………………… 23
  1）再生医療等技術の分類　24
  2）再生医療等提供基準の策定　26
  3）再生医療等を実施する手続き　27
  4）特定細胞加工物の製造の許可等　28
  5）その他の再生医療等の安全確保、適正な提供のための措置　31

3 薬機法とはどのような法律か ……………………………………………………… 31
  1）薬機法の目的　31
  2）薬機法の規制対象　32
    (1) 医薬品の定義　33
    (2) 医薬部外品の定義　34
    (3) 化粧品の定義　35
    (4) 医療機器の定義　35
  3）医薬品等の品質、有効性及び安全性の確保のための仕組み　36
  4）その他の薬機法の役割　37
    (1) 医療上特にその必要性が高い医薬品、医療機器及び再生医療等製品の研究

開発の促進　37
　（2）指定薬物の規制に関する措置　38

第3章　製造販売承認と許可

1　再生医療等製品 ………………………………………………………… 39
　1）再生医療や細胞治療に使用する細胞加工製品　40
　　（1）体細胞　40
　　（2）体性幹細胞　40
　　（3）胚性幹細胞　40
　　（4）人工多能性幹細胞　41
　2）遺伝子治療用製品　42
　　■ベクター　42
2　製造販売承認と許可 …………………………………………………… 43
3　再生医療等製品の製造販売承認 ……………………………………… 44
　1）製造販売の承認　44
　2）申請に必要な資料　45
　　■ GLPとGCP　47
　　■ GLP基準の概要　48
　　　a）治験　50
　　　b）治験計画の届出　51
　　　c）治験の実施の基準　51
　　　d）治験の管理の基準　52
　　　e）治験中の副作用等の報告　52
　　■ GCP基準の概要　53
　3）製造販売承認の審査　57
　　■ 審査の実施　58
　　■ 薬事・食品衛生審議会による審査　58
　　■ 薬事・食品衛生審議会　59
　　■ 審査事項　59
　4）条件および期限付き承認　62
　5）「希少疾病用再生医療等製品」の優先審査　65
　6）特例承認　65
4　製造販売業と製造業 …………………………………………………… 66
　1）製造販売業と製造業とは　66
　　■ 許可申請の都道府県知事の経由　68
　2）製造販売業の許可　68

(1) 医薬品、医薬部外品、化粧品及び再生医療等製品の品質管理の基準（GQP）に適合していること　69
- ■ GQPとGCTP　69

(2) 再生医療等製品の製造販売後安全管理の方法が、厚生労働省令で定める基準に適合していること　70

(3) 製造販売業の申請者が、薬機法第五条第三号イからへまでのいずれかに該当するものでないこと　70
- ■ 再生医療等製品総括製造販売責任者の設置　71
- ■ 再生医療等製品総括製造販売責任者の基準　72

3）製造業の許可　73
- ■ 製造業の許可の要件　74
- ■ 再生医療等製品の製造所の構造設備基準　74
- ■ 包装等区分の製造所の構造設備　75
- ■ 再生医療等製品製造管理者の設置　75

5　外国における再生医療等製品の特例承認と外国製造業者の認定 …………… 76
- ■ 再生医療等製品製造販売業者の選任　77
- ■ 再生医療等製品外国製造業者の認定　77

6　企業合併や相続の際の製造販売承認の「承継制度」………………………… 78

7　再生医療等安全法による「特定細胞加工物」の製造販売 …………………… 80

第4章　製造と製造販売

1　製造の管理、品質の管理 ……………………………………………………… 82
　1）製造販売業者における再生医療等製品の品質の管理　83
- ■ GQP　83

　2）製造業における製造管理及び品質の管理　85
- ■ GCTP　86

2　再生医療等製品に関する記録及び保存 ……………………………………… 90

3　再生医療等製品を輸入する際の届け出 ……………………………………… 90

4　再生医療等製品の国家検定 …………………………………………………… 91

5　不良再生医療等製品の製造・販売の禁止 …………………………………… 92

第5章　再生医療等製品の販売

1　再生医療等製品の販売業の許可 ……………………………………………… 93
- ■ 販売業の許可の要件　95

2　再生医療等製品の販売業の営業所の管理 ……………………………………… 96
　　1）管理者の設置　96
　　2）販売業者の遵守事項　97

第6章　再生医療等製品の表示・添付文書

1　直接の容器、包装等への記載義務 ……………………………………………… 98
2　再生医療等製品の添付文書の記載事項 ……………………………………… 101
　　1）再生医療等製品の添付文書の記載要領　103
　　（1）添付文書の目的　103
　　（2）添付文書作成の基本原則　103
　　■ 記載項目及び記載順序　103
　　■ 記載要領　104
3　添付文書届出制度 ……………………………………………………………… 107
　　■ 機構による添付文書等記載事項の届出の受理　108
4　不正表示品の販売の禁止 ……………………………………………………… 109
5　再生医療等製品の広告規制 …………………………………………………… 110

第7章　製造販売後の安全対策

1　再生医療等製品の有効性・安全性等に関する情報と提供 ………………… 112
2　厚生労働大臣への副作用・感染症に関する報告義務 ……………………… 114
　　1）製造販売業者の報告義務　114
　　■ 施行規則で定める厚生労働大臣への報告事項　115
　　■ 医薬品医療機器総合機構における情報の整理、調査　116
　　2）医療関係者の報告義務　117
3　危害の防止のための措置 ……………………………………………………… 117
　　1）製造販売業者等の対策　117
　　2）厚生労働大臣の措置　118
4　感染症に関する定期報告 ……………………………………………………… 119
　　■ 感染症定期報告事項　120
　　■ 厚生労働大臣の措置　120
5　再生医療等製品の販売記録の作成と保存、情報提供 ……………………… 121
　　1）製造販売承認取得者における記録と保存、情報提供　121
　　■ 記録及び保存の委託　123
　　2）販売業者における記録と保存、情報提供　123

3）医療機関における記録と保存、情報提供　124
　　　■ 指定再生医療等製品に関する記録事項　124
6　製造販売後安全管理の基準（GVP）････････････････････････････････　126
7　再生医療等製品の使用についてのインフォームド・コンセント ･･･････　131

第8章　再生医療等製品の再審査及び再評価

1　再生医療等製品の再審査制度 ････････････････････････････････････　133
　　1）再審査期間　133
　　2）申請に必要な資料とGPSP　135
　　　■ GPSP基準　136
　　3）再審査の実施　139
2　再生医療等製品の再評価 ･･････････････････････････････････････　141
　　1）再評価の範囲の公示　141
　　2）再評価の申請　141
　　3）再評価の実施　142

資料：医薬品、医療機器等の品質、有効性及び安全性の確保等に関する
　　　法律（抜粋） ･･　154
資料：再生医療等の安全性の確保等に関する法律 ･････････････････････　185

さくいん ･･　198

第1章 再生医療って何だ

1.再生医療って何だ？

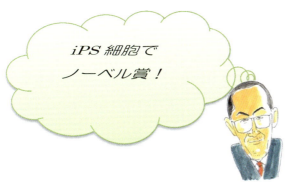

2012年秋、東日本大震災の余韻もまだ冷めやらぬ日本に明るいニュースが飛び込んできました。京都大学の山中伸弥教授がiPS細胞の開発でノーベル医学生理学賞を受賞することとなった、というニュースです。

日本中がこの話題で沸き返りました。

■iPS細胞

日本語では「人工多能性幹細胞」
英語で"induced pluripotent stem cells" i P S はその頭文字を取った略称です。

マスコミは、
「……iPS細胞の開発は医療革命……」
「……iPS細胞の開発は、ワクチンや抗生物質の発明を超える……」
などと書き立てました。

「iPS細胞」は、人の体の組織や臓器のほぼすべてを再生できる、人工的に作りだした"幹細胞"、万能細胞です。"万能細胞"とは一体何なのか、何がそんなに凄いのか。万能細胞で何が可能なのか。

〜〜まずそこから見ていくことにしましょう〜〜

■人の身体は60兆個の細胞でできている

人の身体は、父親と母親の遺伝子を受け継いだ、たった1個の受精卵からスタートします。受精卵が、1個から2個、そして4個、8個……と細胞分裂を繰り返し、37週程の間に40回以上の分裂を繰り返して3兆個となり、新生児となります。そしてその後も分裂は続き、60兆個の細胞で構成される成人となります。この60兆の「体細胞」が、200数十種の細胞へと専門分化しており、心臓、肺、胃、肝臓、腸、骨、血液、脳、神経、皮膚、筋肉、目など、全ての臓器や組織を形造っています。

スタート時点での受精卵は、正に人のあらゆる臓器、組織を作りだす「万能細胞」、「多能性幹細胞」です。しかし、何十回か分裂を繰り返し、身体の臓器や組織に分化した後、ほとんどの細胞はそれ以上分裂することができなくなります。

でも、人の皮膚の表面にある「表皮細胞」は、数十日経つと新しい細胞と入れ替わっています。これは古い表皮細胞がはげ落ち、新しい表皮細胞が再生しているからです。けがをして皮膚を傷つけても、一定の時間が経つと皮膚が再生し、傷口はふさがれます。骨折してもしばらくすると骨折部位はつながり治癒します。

ということは、皮膚は皮膚を、骨は骨を再生する能力があることになります。

実は60兆の体細胞の中には、組織、細胞を再生する能力を持った「幹細胞」と呼ばれる細胞があります。

■人の体内に存在する幹細胞

人の身体には、身体の場所ごとに限定された再生能力を持つ「幹細胞」があります。「体性幹細胞」と呼ばれています。「成体幹細胞」、「組織幹細胞」とも呼ばれます。

「幹細胞」の「幹」は、木の幹、英語では「Stem」です。木の幹からは、枝や葉が生えてきます。その幹のように分化する能力を持った細胞であることから、「幹細胞」（Stem Cell）と呼ばれています。

体性幹細胞には様々な種類のものがあり、10種類以上が知られています。主なものとしては次のようなものがあります。

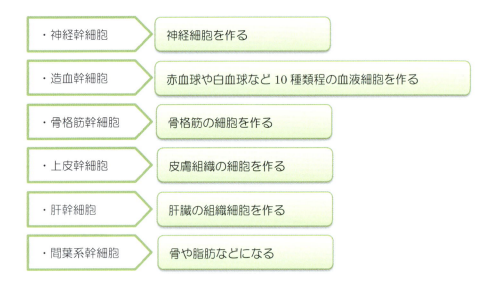

幹細胞は、出産した胎児のへその緒から採血した血液からも取り出すことができます。取り出した幹細胞は「臍帯血幹細胞」と呼ばれています。

■受精卵から万能細胞「ES細胞」を作製

　1981年7月、ケンブリッジ大学遺伝学部門のマーティン・エバンス博士とマシュー・カウフマン博士が、マウスの子宮内の初期胚の内側にある細胞を取り出し、試験管の中で培養することに成功しました。

　受精卵は細胞分裂を繰り返し、身体の臓器や組織に分化していきますが、数回の細胞分裂を行った初期の頃に「胚」と呼ばれる過程を経ます。この胚（embryo）から取り出した細胞が、胎盤以外のあらゆる細胞に分化していく能力がある「万能細胞」であることが確認されました。この細胞は、「ES細胞」（Embryo Stem Cell）、「胚性幹細胞」と名付けられました。

　そして、1998年、ウィスコンシン大学マディソン校のジェームズ・トムソン博士らは、ヒトの胚からES細胞を単離し、培養する技術を初めて開発しました。

　人の受精卵からのES細胞の取り出しに成功したことから、急速に「再生医療」への期待が高まりました。交通事故などによる骨髄や神経の損傷、インスリン分泌能力を失った糖尿病、心筋細胞の損傷による心筋梗塞、筋繊維が損傷した筋ジストロフィー等の様々の疾患の治療の可能性が高まりました。

　しかし、人の身体の中にある幹細胞は種類が少なく、身体の外で増殖、維持するのが難しいこと、そしてES細胞の場合、受精卵を使用することから生命倫理的な問題があること、さらに、他の人から作成したES細胞を使用した場合、拒絶反応があること、などのネックがありました。

　そんな中、1997年、イギリスのイアン・ウィルマット博士は、羊から乳腺細胞を取り出し、その細胞を予め核を取り除いた卵子の中に入れ込み、はじめに乳腺細胞を取り出した羊と全く同じ遺伝情報を持った羊を誕生させることに成功しました。

　乳腺細胞は既に乳腺に分化してしまい、他の組織には分化できないはずでしたが、卵子の中の何らかの物質によって乳腺細胞が「受精卵」と同じ状態に戻り、羊を「再生」したのです。世界を驚かせた「クローン羊ドリー」の誕生でした。

　分化を終え、それ以上細胞分裂できないはずの細胞が再び受精卵のような多能性を取り戻す、このニュースは世界の研究者たちに強いインパクトを与えました。

■iPS細胞の開発

　ES細胞のように、人の受精卵を使用することなく、人工的に多能性を持った「幹細胞」を作ることはできないか。世界中の研究者がこの問題に取り組む中、2006年8月10日、アメリカの学術雑誌「CELL」（細胞に関する研究論文の専門誌）の電子版に、京都大学山中伸也教授が、マウスの皮膚細胞から多能性細胞を作製することに成功した、という研究論文を発表しました。

そして2007年11月20日には、人の皮膚細胞からiPS細胞を作製（リプログラミング）することに成功したことを「CELL」に発表しました。その同じ日、前出のES細胞の単離、培養に成功したウィスコンシン大のジェームズ・トムソン博士も、英国の学術雑誌「Science」に同様の研究結果を発表しました。

　細胞分裂を終えた皮膚細胞にどのようにして万能性を復活させるのか、山中教授が最初にiPS細胞を作り出した手法は概ね次のようなものでした。

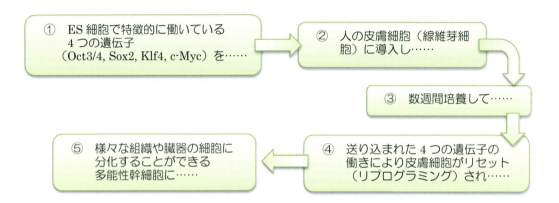

① ES細胞で特徴的に働いている4つの遺伝子（Oct3/4, Sox2, Klf4, c-Myc）を……
② 人の皮膚細胞（線維芽細胞）に導入し……
③ 数週間培養して……
④ 送り込まれた4つの遺伝子の働きにより皮膚細胞がリセット（リプログラミング）され……
⑤ 様々な組織や臓器の細胞に分化することができる多能性幹細胞に……

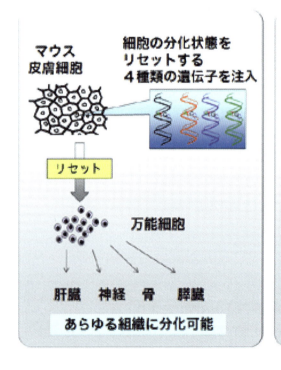

■万能細胞を利用した再生医療の実際

（以下は、内閣府の資料から引用したものです。）

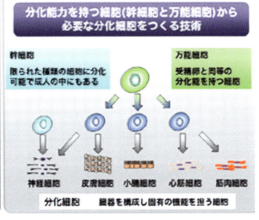

ES細胞やiPS細胞、体性幹細胞などを利用して、現時点で、どのような再生医療が行われているのか、あるいは今後のどのような再生医療が期待されるのでしょうか。

例1　角膜損傷の治療

　角膜損傷の治療は、角膜を移植するというのが通常の医療ですが、ドナー不足、拒絶反応等の大きな問題があります。我が国で開発されたのは、本人の口腔粘膜の一部あるいは角膜の縁を取ってきて、温度感受性の高分子膜の上できれいな層をつくる方法です。この培養方法を用いて、角膜を人工的に作り、薬剤等の副作用で混濁した角膜と入れ替えるという技術が我が国で開発されました。これまで14例の患者さんに適用され、90％以上の成功率でした。

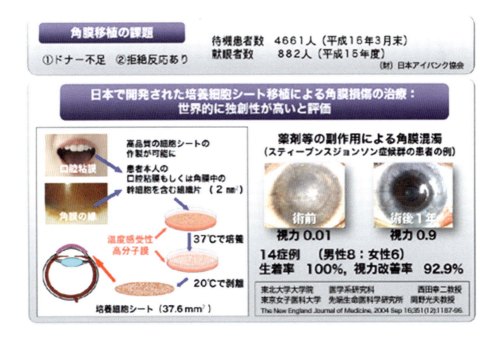

例2　動脈硬化症の治療

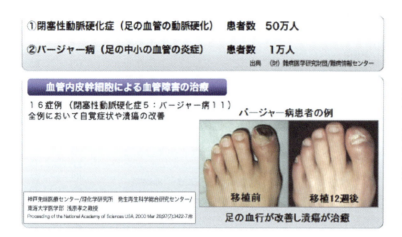

足の血管が詰まって強い痛みで歩行が困難になる病気として足の血管の動脈硬化症やバージャー病といった病気があります。こういう患者さんに対して血管になる幹細胞を注入します。十六例が既に実施され、その一例を御紹介しますと、移植前は親指に潰瘍ができておりますが、移植十二週後には、きれいに回復しました。このような検討も始められています。

例3　脊椎損傷の治療

交通事故等で毎年 5,000 人以上の方が脊髄損傷という大変悲惨な事故に至ります。この治癒を目的としてマーモセットという霊長類を使った神経幹細胞の移植の検討がなされており、自発運動の回復というかなりの成果を収めています。

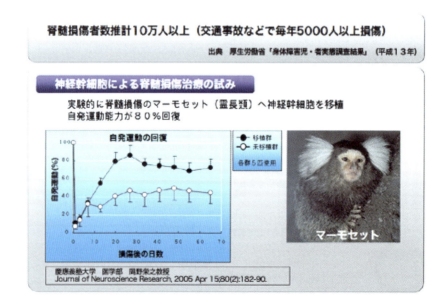

例4　心筋梗塞の治療

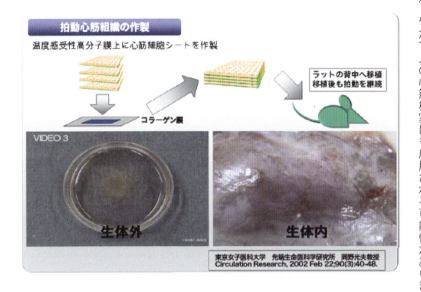

心筋細胞に関しても研究成果が出ています。これは心筋梗塞の治療を目指して心筋細胞を層状に重ねて培養します。これをシャーレの上に乗せると心筋が一つの塊として心臓のように同調しながら動きます。これを動物の背中の皮膚の下に埋めたところ、一体の塊として動かすことに成功しました。まだ動物実験の段階ですが、やがて人の心筋梗塞にも応用される可能性があります。

2.遺伝子治療って何だ？

　さて、再生医療では、ES細胞やiPS細胞等、「細胞加工物」が利用されるのですが、この「細胞加工物」を利用した医療として「遺伝子治療」があります。
　再生医療も遺伝子治療の一つと言えますが、再生医療は、「病気や怪我などで失われた機能を、ES細胞やiPS細胞等を用いて回復させることを目的とした治療」です。
　これに対し、「遺伝子治療」は、厚生労働省及び文部科学省が策定した「遺伝子治療臨床研究に関する指針」では、次のように定義されています。

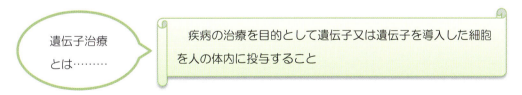

遺伝子治療とは………　疾病の治療を目的として遺伝子又は遺伝子を導入した細胞を人の体内に投与すること

　遺伝子治療は、その機能を発揮できていない異常な遺伝子を取り払い正常な遺伝子に置き換える、あるいは必要な遺伝子が欠損している場合、その遺伝子を外部から補てんすることで疾患を治療しようというものです。

1953年、ジェームズ・ワトソン（James Watson）とフランシス・クリック（Francis Crick）という二人の生化学者によって、遺伝子は二本のDNA鎖がつながって"二重らせん構造"をなしていることが提唱されました。遺伝物質DNA、デオキシリボ核酸は、アデニン（A）、チミン（T）、グアニン（G）、シトシン（C）の4つの塩基からなっており、この4つの塩基の組み合わせ、配列によって遺伝情報が決まる、つまり、人の体を構成するタンパク質のうち、どのタンパク質を生成するか決まっていることが次第に分かってきました。

そして、遺伝子組換え技術が開発され様々な分野で利用する動きが始まりました。

■遺伝子組換え医薬品の登場

遺伝子組換えとは、ある細胞のDNAを酵素などを用いて一部を切断し、その切断した部分に、別の細胞から採取したDNAの一部を組み込んで新たなDNAを作る技術です。

この遺伝子組換え技術を利用して、医療医薬分野や農林水産業分野等でいろいろな技術が開発されました。食品産業では、植物の新品種の開発や品種改良、生産工程の効率化などに利用されるようになりました。

医療分野でも、遺伝子の組み換え技術を利用して、1980年代後半から微生物や動物の培養細胞によって作られる「バイオ医薬品」が実用化されました。

遺伝子組み換え技術により最初に造られた医薬品はインスリンです。糖尿病の患者は継続的にインスリンを投与する必要がありますが、インスリンは人工的に合成することは困難です。そこで、ウシやブタのインスリンを作る遺伝子がヒトと似ていることから、それらのインスリンから人に施用可能なインスリン製剤を作ることができました。しかし異種の動物のインスリンですから免疫的な問題がありました。

そこで、遺伝子組み換え技術により、正常にインスリンを分泌するヒトの遺伝子を切り出し、大腸菌のDNAに組み込みました。大腸菌に組み込まれた正常なヒトインスリン遺伝子は大腸菌の中で働き、ヒトインスリンを作るようなります。この大腸菌を大量に培養し、遺伝子組換えヒトインスリンを作り出すことが可能になりました。

現在では、腎性貧血の治療薬に使われる「エリスロポエチン（EPO）」、免疫力を亢進させ、がんの化学療法を補助したり、C型肝炎の治療に使用される「インターフェロン（IFN）」、「ヒト成長ホルモン（hGH）」など、多くの医薬品が遺伝子組み換えで作られています。

バイオ医薬品は現在、約230種類が市販され、がん、心筋梗塞、糖尿病、AIDS、パーキンソン病、多発性硬化症など様々な病気に対して使用されています。

~遺伝子組み換えのモデル（インターフェロンの場合）~

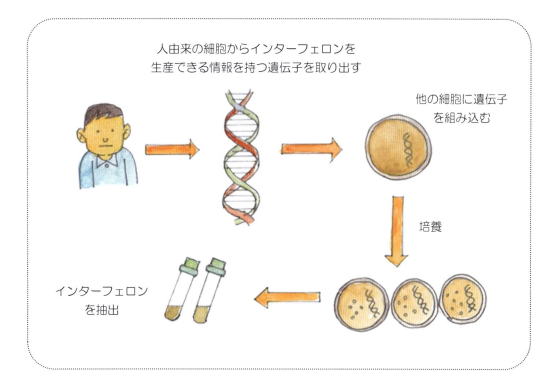

■遺伝子治療

　遺伝子治療は最初、遺伝性疾患と呼ばれる遺伝子に異常がみられる患者さんを対象に試みられました。DNAの塩基配列に異常があり、ある種のタンパク質が作れないことで起こる病気は、遺伝子レベルでの治療が可能ではないか、と考えたのです。

　1990年、アデノシンデアミナーゼ（ADN）欠損症による重い免疫不全患者に対して、米国で最初の遺伝子治療が行われました。アデノシンデアミナーゼという酵素は、ヒトの免疫の中心となるリンパ球の生成に関連する酵素ですが、これが欠損していると、リンパ球が欠乏状態となり、免疫不全症となり重症の複合感染症に罹患してしまいます。このADN欠損症の患者に、組み換え遺伝子を利用してADN遺伝子を導入したリンパ球を患者に投与することにより治療しました。1995年には、日本でも北海道大学で同じ病気の男児の患者に対して遺伝子治療が行われ成功しました。

　その後、遺伝子治療の対象は先天性免疫不全に加え、がん、動脈硬化、肝硬変、血管系の疾患、心臓病などにも試みられるようになりました。

☆体内遺伝子治療⇒（遺伝子ベクターを体内に直接投与して治療）

☆体外遺伝子治療⇒（遺伝子ベクターを患者自己細胞に導入し、身体に戻してやる治療）

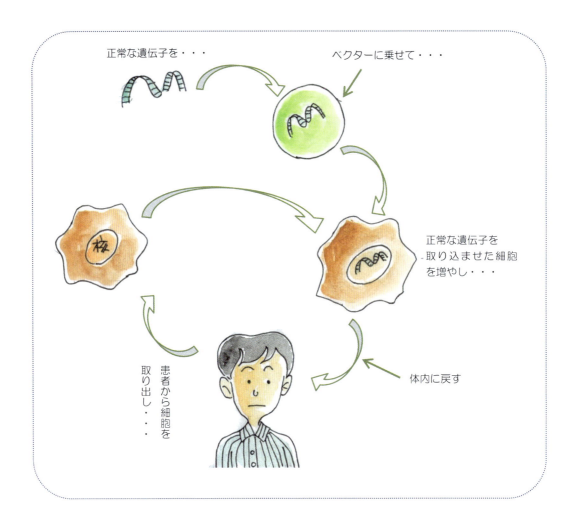

なお、有効性が報告されている遺伝子治療としては以下のものがあります。

- 造血幹細胞遺伝子治療
- 副腎白質ジストロフィー（造血幹細胞遺伝子治療）
- レーバー先天性黒内障（網膜下投与）
- パーキンソン病（脳内投与）
- 血友病B（静脈内投与）

こうした有益な成果の一方、遺伝子組換えなどの技術は、人間や家畜、その他の生物への未知の影響が生じるかもしれないこと、他の野生動物に悪い影響を与えるかもしれないことなどが懸念されました。遺伝子治療においても、死亡事故が発生するなどの問題も起こりました。何よりも、人の生命の基本である遺伝子を人為的に操作することが倫理的に問題ではないかという批判も大きくなりました。

　そこで、米国食品医薬品局（FDA）は「遺伝子治療・細胞治療指針」を、米国国立衛生研究所（NIH）は「組換えDNA研究指針」を、欧州医薬品庁（EMA）は「遺伝子導入用医薬品指針」を策定、我が国でも、厚生労働省・文部科学省が「ヒトゲノム・遺伝子解析研究に関する倫理指針」、「遺伝子治療臨床研究に関する指針 」等の指針を策定しています。

　また、平成15年には、生物の多様性の確保を図るため、遺伝子組換え生物等の使用等の規制に関する措置を講ずるため、「遺伝子組換え生物等の使用等の規制による生物の多様性の確保に関する法律」（いわゆる「カルタヘナ法」）が制定されました。この法律は、遺伝子組み換え技術に係る主として食用、肥料に係る研究についての許可制などを定めた法律です。

　そして、平成26年11月25日、再生医療等については「再生医療等の安全の確保に関する法律」（再生医療等安全法）が、また、再生医療等製品については「医薬品、医療機器等の品質、有効性及び安全性等の確保に関する法律」（薬機法）が、同時施行されました。

　次章以降で、医薬品の規制制度と比較しつつ、再生医療等製品の規制について詳細にみてゆくこととします。

第2章 再生医療等に関する二つの法律

1.再生医療等に関する二つの法律

平成 25 年 11 月の臨時国会で、再生医療等に係わる二つの法律が制定されました。

① 再生医療等の安全性の確保等に関する法律 → この法律は、法律名の通り、「再生医療等」の医療技術に関する法律です。この本では、以下「再生医療等安全法」という略称を用います。

② 医薬品、医療機器等の品質、有効性及び安全性の確保等に関する法律 → この法律は、これまでの「薬事法」を、「医薬品、医療機器等の品質、有効性及び安全性の確保等に関する法律」と改称し、医療機器に関する規定の改正と、「再生医療等製品」を新たに規制対象物に追加する等の改正を行ったものです。

同法では、略称を「医薬品医療機器等法」としていますが、本書では、さらに短縮して「薬機法(やっきほう)」と略称しますので、ご了承ください。

～～まず、この二つの法律の目的を比べてみてみましょう～～

再生医療等安全法

（目的）
第一条　この法律は、再生医療等に用いられる再生医療等技術の安全性の確保及び生命倫理への配慮（以下「安全性の確保等」という。）に関する措置その他の再生医療等を提供しようとする者が講ずべき措置を明らかにするとともに、特定細胞加工物の製造の許可等の制度を定めること等により、再生医療等の迅速かつ安全な提供及び普及の促進を図り、もって医療の質及び保健衛生の向上に寄与することを目的とする。

薬機法

（目的）
第一条　この法律は、医薬品、医薬部外品、化粧品、医療機器及び再生医療等製品（以下「医薬品等」という。）の品質、有効性及び安全性の確保並びにこれらの使用による保健衛生上の危害の発生及び拡大の防止のために必要な規制を行うとともに、医療上特にその必要性が高い医薬品、医療機器及び再生医療等製品の研究開発の促進のために必要な措置を講ずることにより、保健衛生の向上を図ることを目的とする。

再生医療等安全法には「再生医療等に用いられる再生医療等技術」、そして、薬機法には「再生医療等製品」という言葉が出てきます。つまり、両法とも「再生医療等」に係わる法律ですが、それぞれ次のような目的を持っています。

○再生医療等安全法　医療機関において行われる、「再生医療等技術」という新たな「医療技術」の安全性の確保と生命倫理への配慮を図るために必要な規制等を定める法律

○薬機法　「再生医療等製品」という「物」の品質、有効性及び安全性の確保等を図るために必要な規制等を定める法律

■「再生医療等」とは何か

その「再生医療等」とは、法律上は何を意味するのかをみてみましょう。

再生医療等安全法では、「再生医療等技術」について次のように定義しています。

> 再生医療等安全法
>
> 第二条　この法律において「再生医療等技術」とは、再生医療等技術を用いて行われる医療（医薬品、医療機器等の品質、有効性及び安全性の確保等に関する法律（昭和三十五年法律第百四十五号。以下「医薬品医療機器等法」という。）第八十条の二第二項に規定する治験に該当するものを除く。）をいう。
>
> 2　この法律において「再生医療等技術」とは、次に掲げる医療に用いられることが目的とされている医療技術であって、細胞加工物（細胞加工物として再生医療等製品（医薬品医療機器等法第二十三条の二十五又は第二十三条の三十七の承認を受けた再生医療等製品をいう。第四項において同じ。）のみを当該承認の内容に従い用いるものを除く。）を用いるものであって、その安全性の確保等に関する措置その他のこの法律で定める措置を講ずることが必要なものとして政令で定めるものをいう。
>
> 一　人の身体の構造又は機能の再建、修復又は形成
>
> 二　人の疾病の治療又は予防

「再生医療等」とは、「再生医療等技術」を用いて行う医療であり、その「再生医療等技術」とは、「細胞加工物」（次ページ）を用いて「人の身体の構造又は機能の再建、修復又は作製、人の疾病の治療又は予防」を行う技術、と定義されています。ただし、薬機法で定められている治験（製造販売承認を受けるために行うデータ収集のための臨床試験）は除外されています。

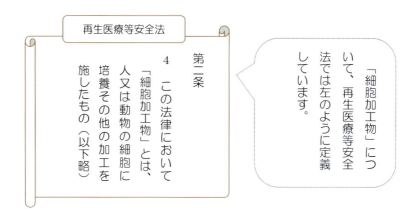

「細胞加工物」について、再生医療等安全法では左のように定義しています。

再生医療等安全法
第二条 4 この法律において「細胞加工物」とは、人又は動物の細胞に培養その他の加工を施したもの（以下略）

再生医療等技術は「政令で定めるものをいう」（第2条第2項に）とありますが、政令（再生医療等安全法施行令）と省令（同施行規則）の規定から整理すると、概ね次のようになります。

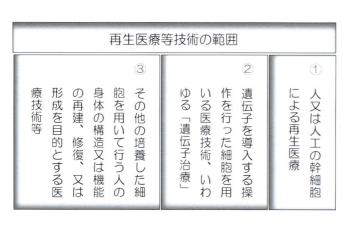

再生医療等技術の範囲
① 人又は人工の幹細胞による再生医療
② 遺伝子を導入する操作を行った細胞を用いる医療技術、いわゆる「遺伝子治療」
③ その他の培養した細胞を用いて行う人の身体の構造又は機能の再建、修復、又は形成を目的とする医療技術等

なお、一般的な輸血、造血幹細胞移植（急性白血病治療における骨髄、末梢血、臍帯血から得た幹細胞移植）及び生殖補助医療（不妊治療）については、再生医療等技術の範囲から除くこととされています。

■「再生医療等製品」とは何か

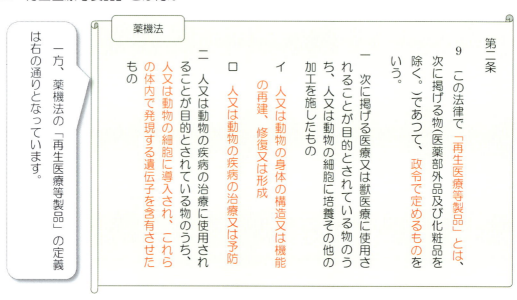

薬機法
第二条 9 この法律で「再生医療等製品」とは、次に掲げる物（医薬部外品及び化粧品を除く。）であって、政令で定めるものをいう。
一 次に掲げる医療又は獣医療に使用されることが目的とされている物のうち、人又は動物の細胞に培養その他の加工を施したもの
　イ 人又は動物の身体の構造又は機能の再建、修復又は形成
　ロ 人又は動物の疾病の治療又は予防
二 人又は動物の疾病の治療に使用されることが目的とされている物のうち、人又は動物の細胞に導入され、これらの体内で発現する遺伝子を含有させたもの

一方、薬機法の「再生医療等製品」の定義は右の通りとなっています。

薬機法における「再生医療等製品」は、次のように整理できます。

再生医療等製品
① 人又は動物の身体の構造又は機能の再建、修復、形成、又は、人又は動物の疾病の治療又は予防に使用することを目的としたもの ② 人又は動物の細胞に培養その他の加工を施したもの ③ 人または動物の細胞に導入され、これらの体内で発現する遺伝子を含有させたもの

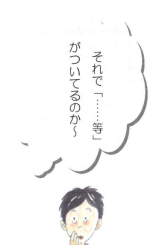

それで「……等」がついてるのか～

「再生医療等」という語に、「等」がついているのは、再生医療等安全法でも、薬機法でも、幹細胞などによる「再生医療」だけでなく、「遺伝子治療」なども含んでいるからなのですね。

なお、薬機法は、人用の医薬品や医療機器だけでなく、動物用医薬品や動物用医療機器についても規制対象としており、再生医療等製品についても動物用再生医療等製品も規制対象としていることから、上記のように「人又は動物」という規定となっています。

2.再生医療等安全法とはどんな法律か

再生医療等安全法とはどのような法律でしょうか。

前述したように、薬機法が、「再生医療等製品」という「物」を規制対象としてその品質、有効性及び安全性を確保するための規制を定めることを目的としているのに対し、再生医療等安全法は、医療機関において、再生医療や遺伝子治療という最先端の「医療技術」を実施する場合の、安全の確保や生命倫理への配慮を図るために新たに制定された法律です

一般に、医療機関で行われる健康保険が適用されるような医療技術は、一定の臨床実績があり、医学的に診療行為としての評価が定まり、広く普及し、定着しているものです。しかし、医療機関で行われる診療行為の全てがそうではありません。臨床研究段階の全く新しい医療技術、医療機器、医薬品が使用される場合もあります。治療方法がない疾患に対する場合、あるいは従来より優れた治療法であると考えられる技術や製品である場合などです。アフリカのリビア等で発生している「エボラ出血熱」では、未だワクチン等の治療法がないことから、未承認の抗ウィルス剤が使用されていると伝えられています。

本来、そうした医師の先進的な診療や研究者が行う臨床研究については自由が原則であり、国が関与したり指示することはほとんどありません。

しかし、再生医療等技術はいわばスタートしたばかりであり、まだ安全性等に関する十分な知見が得られていない分野です。さらには、再生医療等は、生命の根源である細胞や遺伝子、時には受精卵にまで及ぶ生命倫理に係わる医療技術であることから、法が整備される以前から、国は、「ヒト幹細胞を用いる臨床研究に関する指針」（告示）、「医療機関における自家細胞・組織を用いた再生・細胞医療の実施について」（厚生労働省医政局長通知）等を出してきました。

今回の再生医療等安全法では、これまでの指針等を踏まえて制定されました。

再生医療等安全法の規制の仕組みを一口で言えば、「再生医療技術をそのリスク等に応じて、医療機関が実施に移すまでの手順、及び安全や倫理等に関する措置等を定めたもの」であるといえます。

1）再生医療等技術の分類

人工幹細胞による再生医療は、現時点ではまだ緒に就いたばかりであり、臨床研究中か、多くが今後の公的な承認を得るための治験の段階です。また、遺伝子治療も実績ができつつありますが、まだまだその有効性、安全性は完全には確立されていないものが多いといってよいでしょう。再生医療や遺伝子治療は発がん性等のおそれがなお懸念されています。

しかし、これまでの手術や医薬品では治療が困難であった疾患や傷害に対する有用性が期待される再生医療等を余りに厳しく規制するだけでは、今後の進歩、発展は困難になるでしょう。そこで、再生医療等安全法は、安全性についてまだ十分な知見が得られていない臨床研究も含め、その安全を確保し、及び生命倫理や医療倫理に対する配慮等の措置について定めることで、その促進、普及を図ることを目的としています。

まず、再生医療等安全法では、再生医療等技術を、「人の生命及び健康に与える影響の程度に応じて、「三つの区分」に分類しています。

再生医療等安全法

第二条

5　この法律において「第一種再生医療等技術」とは、人の生命及び健康に与える影響が明らかでない又は相当の注意をしても人の生命及び健康に重大な影響を与えるおそれがあることから、その安全性の確保等に関する措置を講ずることその他のこの法律で定める措置を講ずることが必要なものとして厚生労働省令で定める再生医療等技術をいい、「第一種再生医療等」とは、第一種再生医療等技術を用いて行われる再生医療等をいう。

6　この法律において「第二種再生医療等技術」とは、相当の注意をしても人の生命及び健康に影響を与えるおそれがあることから、その安全性の確保等に関する措置その他のこの法律で定める措置を講ずることが必要なものとして厚生労働省令で定める再生医療等技術（第一種再生医療等技術に該当するものを除く。）をいい、「第二種再生医療等」とは、第二種再生医療等技術を用いて行われる再生医療等をいう。

7　この法律において「第三種再生医療等技術」とは、第一種再生医療等技術及び第二種再生医療等技術以外の再生医療等技術をいい、「第三種再生医療等」とは、第三種再生医療等技術を用いて行われる再生医療等をいう。

〜〜まとめてみましょう〜〜

> 法律では、次のように分類しています。

第一種再生医療等技術とは

人の生命及び健康に与える影響が明らかでない又は相当の注意をしても人の生命及び健康に重大な影響を与えるおそれがあることから、その安全性の確保等に関する措置を講ずることが必要なものとしてこの法律で定める措置を講ずることが必要なものとして厚生労働省令で定める再生医療等技術をいう。

> 再生医療等安全法施行規則では、次のように区分しています。

第一種再生医療等技術の範囲

一　人の胚性幹細胞、人工多能性幹細胞又は人工多能性幹細胞様細胞を用いる医療技術
二　遺伝子を導入する操作を行った細胞を用いる医療技術
三　動物の細胞を用いる医療技術
四　投与を受ける者以外の人の細胞を用いる医療技術

第二種再生医療等技術とは

相当の注意をしても人の生命及び健康に影響を与えるおそれがあることから、その安全性の確保等に関する措置を講ずることが必要なものとしてこの法律で定める措置を講ずることが必要なものとして厚生労働省令で定める再生医療等技術（第一種再生医療等技術に該当するものを除く。）をいう。

第二種再生医療等技術の範囲

第二種再生医療等技術は、次のいずれかに該当する医療技術とする。
一　培養した幹細胞を用いる医療技術
二　一に掲げる医療技術以外であって、培養した細胞を用いる医療技術のうち人の身体の構造又は機能の再建、修復又は形成を目的とする医療技術
三　一又は二に掲げる医療技術以外のものであって細胞の相同利用ではない医療技術

第三種再生医療等技術とは

第一種再生医療等技術及び第二種再生医療等技術以外の再生医療等技術をいう。

<u>第一種再生医療等技術</u>とは、まだ人に対する応用実績が不十分で、どんな影響が出るかわからない、あるいは、人の生命、健康に予期しない重大な影響があるかもしれないという、まだ安全性が確立していない医療技術ということになります。iPS細胞等、人工多能性細胞が想定されています。

　<u>第二種再生医療等技術</u>は、一定の応用実績はあり、人への影響も分かっているが、その人への影響を完全に防止することはできない段階の医療技術です。人の身体に自然に備わっている体性幹細胞が想定されています。

　<u>第三種再生医療等技術</u>は、応用実績もあり、安全性について重大な懸念はない、という段階に至っている医療技術、ということです。通常の体細胞の移植術が想定されています。

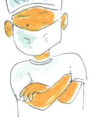

2）再生医療等提供基準の策定

　厚生労働大臣は、厚生労働省令で、「再生医療等提供基準」を定めることとされています。（第3条）

「再生医療等提供基準」では、次のことが定められます。

〔1〕再生医療等を提供する病院又は診療所が有すべき人員及び構造設備その他の施設に関する事項

〔2〕再生医療等に用いる細胞の入手の方法並びに特定細胞加工物の製造及び品質管理の方法に関する事項

〔3〕その他、再生医療等技術の安全性の確保等に関する措置に関する事項

〔4〕再生医療等に用いる細胞を提供する者及び再生医療等（研究として行われる場合その他の厚生労働省令で定める場合に係るものに限る。）を受ける者に対する健康被害の補償の方法に関する事項

〔5〕その他再生医療等の提供に関し必要な事項

3）再生医療等を実施する手続き

再生医療等安全法では、第一種～第三種の三つの区分にしたがって、再生医療等の実施に当たっての手続きが次のように定められています。

〔1〕再生医療等提供計画の提出（第4条）
① 再生医療等を提供しようとする病院又は診療所の管理者は、厚生労働省令で定めるところにより、あらかじめ、第一種再生医療等、第二種再生医療等及び第三種再生医療等のそれぞれにつき再生医療等の区分ごとに、「再生医療等提供計画」を厚生労働大臣に提出しなければならない。

② 再生医療等を提供しようとする病院又は診療所の管理者は、再生医療等提供計画を厚生労働大臣に提出しようとするときは、あらかじめ、当該再生医療等提供計画が再生医療等提供基準に適合しているかどうかについて、第一種再生医療等及び第二種再生医療等については「特定認定再生医療等委員会」、第三種再生医療等については「認定再生医療等委員会」の意見を聴かなければならない。

〔2〕再生医療等提供計画の変更命令（第8条第1項、第9条）
　厚生労働大臣は、提出された第一種再生医療等提供計画に記載された第一種再生医療等が再生医療等提供基準に適合していないと認めるときは、その提出があった日から起算して90日以内（延長されることもある）に、再生医療等提供機関の管理者に対し、提供計画の変更その他必要な措置をとるべきことを命ずることができる。その間は、再生医療等提供機関は、提供計画に記載された第一種再生医療等を提供してはならない。

「認定再生医療等委員会」とは
　病院・診療所の開設者又は医学医術に関する学術団体その他の厚生労働省令で定める団体が設置する「再生医療等委員会」で、再生医療等の審査等業務を適切に実施する能力を有するか等の要件に適合しているものとして、厚生労働大臣の認定を受けたものをいう（第4条第1項第7号、第26条第1項第2号）。

「特定認定再生医療等委員会」とは
　認定再生医療等委員会のうち、所定の要件（第26条第4項各号）の全てに適合する、高度な審査能力と第三者性を有するものをいう（第7条）。

～～リスクに応じた手続の流れ～～

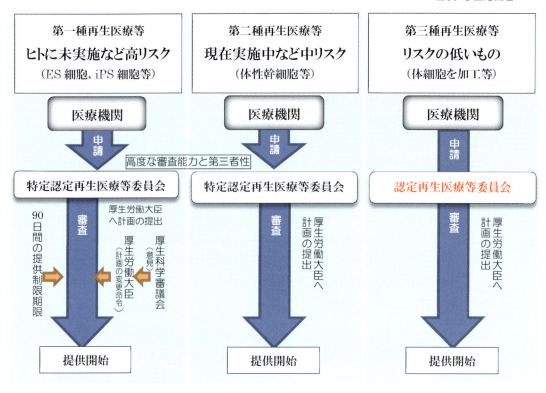

（注）：厚生労働大臣への提供計画の提出の手続を義務付ける。提供計画を提出せずに、再生医療等を提供した場合は、罰則が適用される。

4）特定細胞加工物の製造の許可等

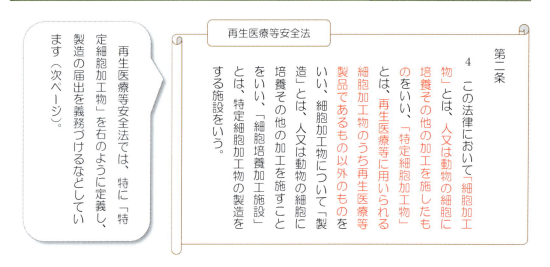

再生医療等安全法では、特に「特定細胞加工物」を右のように定義し、製造の届出を義務づけるなどしています（次ページ）。

再生医療等安全法

第二条　4　この法律において「細胞加工物」とは、人又は動物の細胞に培養その他の加工を施したものをいい、「特定細胞加工物」とは、再生医療等に用いられる細胞加工物のうち再生医療等製品であるもの以外のものをいい、細胞加工物について「製造」とは、人又は動物の細胞に培養その他の加工を施すことをいい、「細胞培養加工施設」とは、特定細胞加工物の製造をする施設をいう。

後の章でご紹介するように、薬機法で定められる「再生医療等製品」は、治験によって一定の効能効果、性能、安全性が確認され、厚生労働大臣の諮問機関である薬事・食品衛生審議会で審査、評価を受け、承認されるものです。

しかし、医療機関等で行われる再生医療等では、もちろん承認された「再生医療等製品」を購入して使用する場合もありますが、それ以外にも、患者の自己細胞を使用したり、他のドナーから急遽提供を受けた細胞を使用したりと、有効性や安全性に関する評価を受けていない細胞加工物を使用することもあります。そして、その細胞加工物は、病院など医療機関が自分で製造する場合と、他の施設に委託して製造する場合が考えられます

そこで再生医療等安全法では、そのような再生医療等製品以外の細胞加工物を、「特定細胞加工物」とし、その製造について、次のように定めています。

再生医療等安全法

（特定細胞加工物の製造の許可）
第三十五条　**特定細胞加工物の製造をしようとする者**（第四十条第一項の規定に該当する者を除く。）は、厚生労働省令で定めるところにより、細胞培養加工施設ごとに、**厚生労働大臣の許可**を受けなければならない。

（特定細胞加工物の製造の届出）
第四十条　**細胞培養加工施設**（病院若しくは診療所に設置されるもの、医薬品医療機器等法第二十三条の二十二第一項の許可（厚生労働省令で定める区分に該当するものに限る。）を受けた製造所に該当するもの又は移植に用いる造血幹細胞の適切な提供の推進に関する法律第三十条の臍帯血供給事業の許可を受けた者が臍帯血供給事業の用に供するものに限る。以下この条において同じ。）において**特定細胞加工物の製造をしようとする者**は、厚生労働省令で定めるところにより、細胞培養加工施設ごとに、次に掲げる事項を**厚生労働大臣に届け出**なければならない。

（以下略）

つまり、整理すると次のようになります。

（1）次の細胞培養加工施設で「特定細胞加工物」を製造する場合、その特定細胞加工物を製造しようとする者は、細胞培養加工施設ごとに厚生労働大臣に届け出なければならない。

　・病院又は診療所が設置した細胞培養加工施設

　・「薬機法」により許可を受けた再生医療等製品の製造所（第3章参照）

　・「移植に用いる造血幹細胞の適切な提供の推進に関する法律」により許可を受けた臍帯血供給事業者

（2）(1)以外の施設に委託して製造する場合、その委託を受けて製造をしようとする者は、細胞培養加工施設ごとに、厚生労働大臣の許可を受けなければならない。

> **注**　「移植に用いる造血幹細胞の適切な提供の推進に関する法律」とは
> 　　急性白血病等の治療において移植手術に用いる造血幹細胞の適切な提供について定めるとともに、骨髄・末梢血幹細胞提供あっせん事業及び臍帯血供給事業について必要な規制及び助成を行うこと等を目的とする法律。「臍帯血供給事業者」とは、同法の許可を受けて臍帯血の採取等の事業を行う者です。

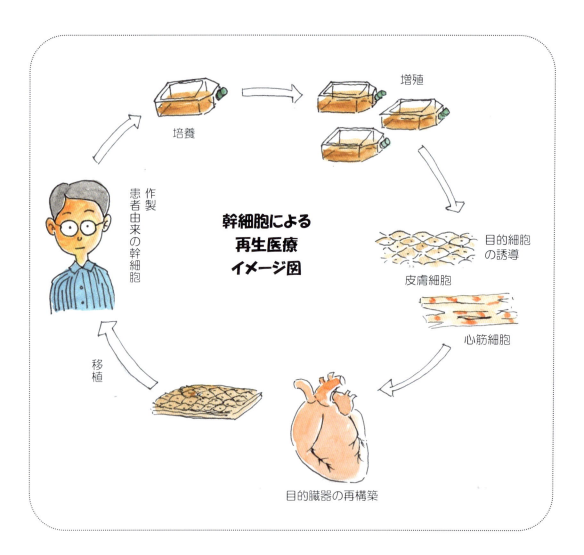

幹細胞による再生医療イメージ図

5）その他の再生医療等の安全確保、適正な提供のための措置

（1）再生医療等の実施に当たっては、インフォームド・コンセントをとる。

（2）再生医療等実施中の疾病等の発生は、厚生労働大臣へ報告。厚生労働大臣は、厚生科学審議会の意見を聴いて、必要な措置をとる。

（3）安全性確保等のため必要なときは、改善命令を実施。

（4）厚生労働大臣は、定期的に再生医療等の実施状況について把握し、その概要について公表。

3. 薬機法とはどのような法律か

次に、薬機法とはどのような法律でしょうか。その再生医療等製品に関する規定は次章以降で詳しく見てゆきますので、ここでは、医薬品を中心として法の全体像を見ていくことにします。

1）薬機法の目的

まず、薬機法の目的です。第1条は、この章のはじめに登場しましたが、もう一度見てみましょう。

> **薬機法**
>
> （目的）
> 第一条　この法律は、医薬品、医薬部外品、化粧品、医療機器及び再生医療等製品(以下「医薬品等」という。)の品質、有効性及び安全性の確保並びにこれらの使用による保健衛生上の危害の発生及び拡大の防止のために必要な規制を行うとともに、医療上特にその必要性が高い医薬品、医療機器及び再生医療等製品の研究開発の促進のために必要な措置を講ずることにより、保健衛生の向上を図ることを目的とする。

薬機法は、従前は、「薬事法」といっていました。薬事法という法律名が使用されるようになったのは、昭和18年のことですから、今から70年も前のことです。当時の薬事法（旧々）は、その法律名通り、「医薬品」を規制する法律でした。戦後の昭和23年に薬事法（旧々）に替わって薬事法（旧）が制定され、さらに、昭和35年に薬事法（旧）に替わって薬機法へとつながる薬事法（現）が制定されました。その35年薬事法では、医薬品だけでなく、医療機器や医薬部外品、化粧品が規制対象に加えられました。それから約半世紀後の平成26年、薬事法が薬機法と改称されたわけです。

そのような経過をたどってきた薬機法ですが、前ページの条文にあるように、その役割としては次の三つが挙げられています。

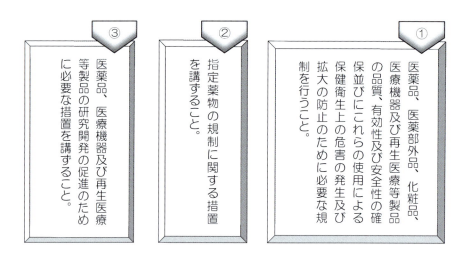

再生医療等製品については、①の「品質、有効性及び安全性の確保並びにこれらの使用による保健衛生上の危害の発生及び拡大の防止」及び③の「研究開発の促進のために必要な措置」にかかる規定が適用され、医薬品の規制とほぼ同様の規制がなされています。

2）薬機法の規制対象

「薬機法の目的」の項でみたように、薬機法の規制対象物は、次のようなものです。

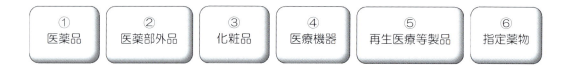

①から⑤は、いずれも、傷病の治療や予防、診断、日常的な健康・衛生管理のために使用されるものです。次ページで、順にそれらの定義を見ていきましょう。

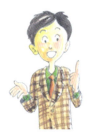

（1）医薬品の定義

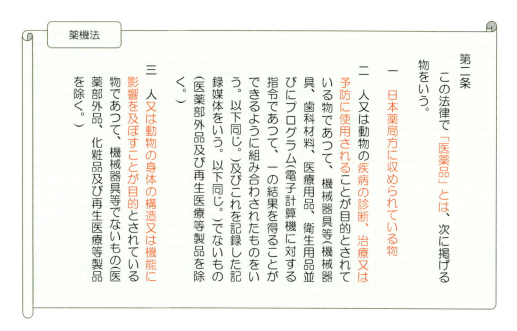

薬機法

第二条　この法律で「医薬品」とは、次に掲げる物をいう。
一　日本薬局方に収められている物
二　人又は動物の疾病の診断、治療又は予防に使用されることが目的とされている物であつて、機械器具、歯科材料、医療用品、衛生用品並びにプログラム（電子計算機に対する指令であつて、一の結果を得ることができるように組み合わされたものをいう。以下同じ。）及びこれを記録した記録媒体をいう。以下同じ。）でないもの（医薬部外品及び再生医療等製品を除く。）
三　人又は動物の身体の構造又は機能に影響を及ぼすことが目的とされている物であつて、機械器具等でないもの（医薬部外品、化粧品及び再生医療等製品を除く。）

　「日本薬局方」とは、日本で汎用され、若しくは標準的な医薬品およそ1,700品目を収載し、その品質や規格を定めている公定規格書です。また、医薬品の標準的な試験法等を定めています。この公定の規格書「日本薬局方」に収載されているものは、医薬品です。

　次に、医薬品とは、「人又は動物の疾病の診断、治療又は予防に使用されることが目的とされている物」です。抗生物質や鎮痛剤、鎮静剤、抗潰瘍剤等の疾病の治療に使用される物、ワクチンのように疾病の予防に使用される物、そして疾病の診断に使用される物です。

　そして「人又は動物の身体の構造又は機能に影響を及ぼすことが目的とされている物」も該当します。例えば、疾患とはいえない脱毛や肥満に対して、発毛やダイエットを目的として使用する物であれば、それは医薬品に該当することとなります。危険ドラッグも、「幻覚作用」などの人の神経作用を目的として販売されるのであれば、そのような作用が本当にあっても無くても医薬品に該当することになります。

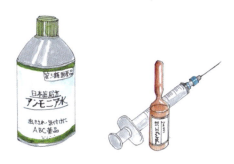

（2）医薬部外品の定義

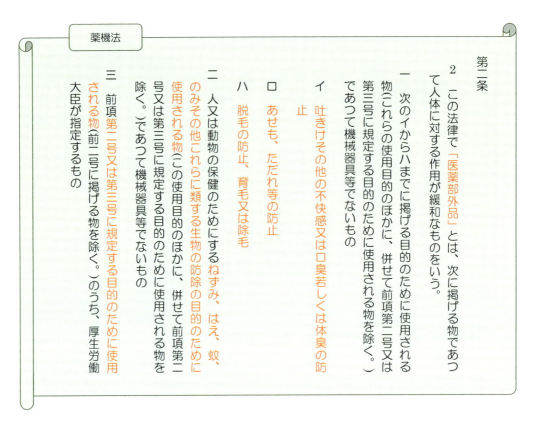

薬機法

第二条
2　この法律で「医薬部外品」とは、次に掲げる物であつて人体に対する作用が緩和なものをいう。
一　次のイからハまでに掲げる目的のために使用される物（これらの使用目的のほかに、併せて前項第二号又は第三号に規定する目的のために使用される物を除く。）であつて機械器具等でないもの
　イ　吐きけその他の不快感又は口臭若しくは体臭の防止
　ロ　あせも、ただれ等の防止
　ハ　脱毛の防止、育毛又は除毛
二　人又は動物の保健のためにするねずみ、はえ、蚊、のみその他これらに類する生物の防除の目的のために使用される物（この使用目的のほかに、併せて前項第二号又は第三号に規定する目的のために使用される物を除く。）であつて機械器具等でないもの
三　前項第二号又は第三号に規定する目的のために使用される物（前二号に掲げる物を除く。）のうち、厚生労働大臣が指定するもの

　医薬部外品とは、まず、「吐きけその他の不快感又は口臭若しくは体臭の防止」、「あせも、ただれ等の防止」、「脱毛の防止、育毛又は除毛」に使用される物です。薬用歯磨き、薬用せっけん、デオドラントや口中清涼剤、ヘアトニック、天花粉、発毛剤等、体外で使用されるものです。いわゆる「薬用化粧品」は、医薬部外品です。

　殺虫剤、殺鼠剤なども医薬部外品です。明らかに疾病の治療を目的とする物や、作用的に強い物である場合は、医薬品に該当することもあります。

　そして定義の「三」は、本来、医薬品に該当する物ですが、作用が緩和であること等から医薬部外品扱いとされている物です。栄養ドリンク剤、含嗽剤、消化剤などがあります。

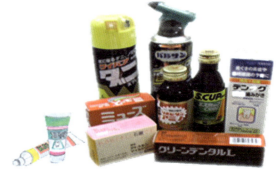

（3）化粧品の定義

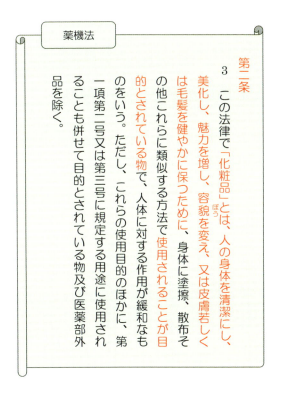

化粧品とは、「人の身体を清潔にし、美化し、魅力を増し、容貌を変え、又は皮膚若しくは毛髪を健やかに保つために、身体に塗擦、散布その他これらに類似する方法で使用されることが目的とされている物」です。「魅力」という言葉が出てくる法律は、この法律ぐらいのものでしょう。

口紅、ファンデーション、香水等々多様です。また、前述した薬用の石鹸とか、薬用歯磨き以外の普通の石鹸、歯磨きは化粧品です。

化粧品は、基本的には薬理作用は持たず、一定の薬理作用（殺菌消毒作用など）を持つ物は、医薬部外品、場合によっては医薬品になります。化粧品は「身体に塗擦、散布その他これらに類似する方法で使用される」ものであり、飲食されるものはありません。

（4）医療機器の定義

医療機器の定義は、意外にも医薬品とほぼ同じで、「人若しくは動物の疾病の診断、治療若しくは予防に使用されること、又は人若しくは動物の身体の構造若しくは機能に影響を及ぼすことが目的とされている機械器具等」です。「機械器具等」は、前出の医薬品の定義の中に出てきます。次の通りです。

＜機械器具等＞

「機械器具、歯科材料、医療用品、衛生用品並びにプログラム（電子計算機に対する指令であって、一の結果を得ることができるように組み合わされたものをいう）」。

ここで、目に付くのは「プログラム」です。MRIやCTなどの電子医療機器を動かすためのプログラムは医療機器に該当します。

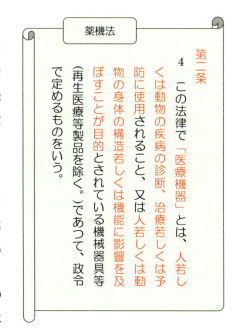

なお、⑤の再生医療等製品については、本章のP14で解説ずみです。

また、⑥の指定薬物については、本章末で記述します。

3）医薬品等の品質、有効性及び安全性の確保のための仕組み

薬機法は、以上のような、医薬品、医薬部外品、化粧品、医療機器、そして再生医療等製品の品質、有効性、性能、安全性等の確保のために必要な規定、制度を定めている法律です。

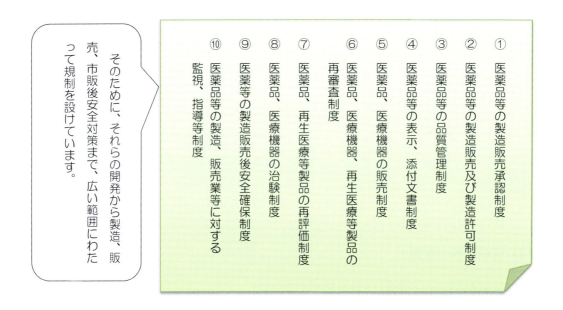

そのために、それらの開発から製造、販売、市販後安全対策まで、広い範囲にわたって規制を設けています。

① 医薬品等の製造販売承認制度
② 医薬品等の製造販売及び製造許可制度
③ 医薬品等の品質管理制度
④ 医薬品等の表示、添付文書制度
⑤ 医薬品、医療機器の販売制度
⑥ 医薬品、医療機器、再生医療等製品の再審査制度
⑦ 医薬品、再生医療等製品の再評価制度
⑧ 医薬品、医療機器の治験制度
⑨ 医薬等の製造販売後安全確保制度
⑩ 医薬品等の製造、販売業等に対する監視、指導等制度

以上が、薬機法全体のおおよその構成です。再生医療等製品は、「医薬品等」の『等』に含まれるので、上記の規制・制度のほとんどが適用されています。一口で言えば、医薬品の規制制度にほぼ準じていると考えてよいでしょう。

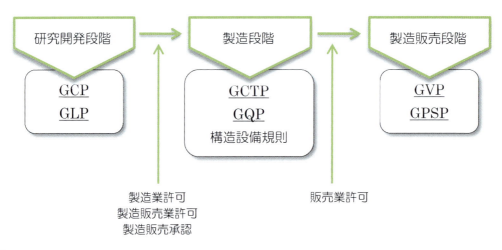

4) その他の薬機法の役割

(1) 医療上特にその必要性が高い医薬品、医療機器及び再生医療等製品の研究開発の促進

疾病の中には、その発生が極めて希なものがあります。そうした疾病には、有効な治療法も、医薬品や医療機器もないものがほとんどです。そうした疾患を対象とする医薬品や医療機器等は、患者も少なく、開発経費に見合う経済的効果が小さく、また、開発研究に困難を伴うことから、製薬企業や医療機器メーカーも開発を躊躇するのが実情です。そのため、それらの医薬品や医療機器は、英語でOrphan Drug、Orphan Deviceと呼ばれています。日本語では、「希少疾病用医薬品」、「希少疾病用医療機器」といいます。再生医療等製品についても今後同様な状況におかれることもあるでしょう。

薬機法では、これらについて次のように定義しています。

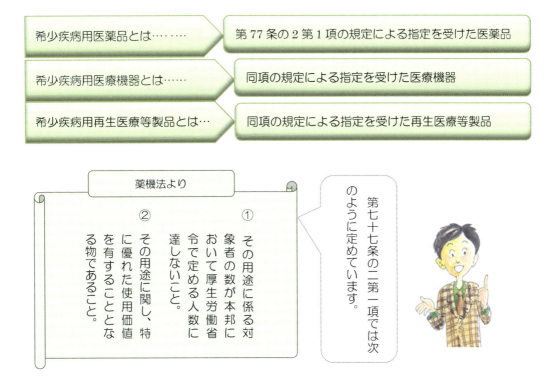

薬機法では、そのような医薬品、医療機器、再生医療等製品を、薬事・食品衛生審議会の意見を聴いて、希少疾病用医薬品、希少疾病用医療機器又は希少疾病用再生医療等製品として指定し、その承認審査の優先、特別承認等の規定を設けています。

（2）指定薬物の規制に関する措置

　最近、「危険ドラッグ」が大きな社会問題となっています。麻薬や大麻成分、覚醒剤等に化学構造や薬理作用がよく似た薬物を、乾燥したハーブ等にまぶし、「合法ドラッグ」「合法ハーブ」等と称して販売、若者が濫用して交通事故を起こすなどの問題が多発しました。こうした麻薬及び向精神薬取締法、覚せい剤取締法、大麻取締法等が適用されない薬物、「危険ドラッグ」を薬機法で規制しています。

　薬機法では、精神神経作用を持つため濫用されやすい薬物について、厚生労働大臣が指定し、その製造や販売、所持、使用などを規制しています。

　次章以降、薬機法による再生医療等製品に関する規制の内容を詳細に見てゆくことといたします。

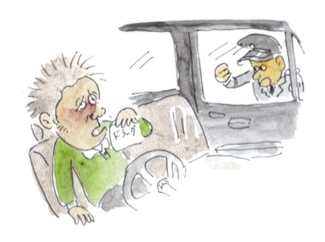

第3章 製造販売承認と許可

1.再生医療等製品

第2章で、再生医療等製品の薬機法第2条の定義についてみました。
定義では「再生医療等製品」として次の二つの区分を挙げています。

~~再生医療等製品とは~~

②遺伝子治療用製品
人又は動物の細胞に導入され、これらの体内で発現する遺伝子を含有させたもの

①細胞加工製品
人又は動物の細胞に培養その他の加工を施したもの

再生医療等製品の「等」は、細胞加工製品(細胞、組織の再生、修復に使用する「再生医療製品」、がん免疫細胞療法における活性化リンパ球のような「細胞治療製品」)や「遺伝子治療用製品」を含んでいます。薬機法施行令では、その範囲を次のように定めています。

【薬機法施行令】

(再生医療等製品の範囲)
第一条の二
法第二条第九項の再生医療等製品は、別表第二のとおりとする。

別表第2(第1条の2関係)

ヒト細胞加工製品
- 一 ヒト体細胞加工製品(次号及び第四号に掲げる物を除く。)
- 二 ヒト体性幹細胞加工製品(第四号に掲げる物を除く。)
- 三 ヒト胚性幹細胞加工製品
- 四 ヒト人工多能性幹細胞加工製品

動物細胞加工製品
- 一 動物体細胞加工製品(次号及び第四号に掲げる物を除く。)
- 二 動物体性幹細胞加工製品(第四号に掲げる物を除く。)
- 三 動物胚性幹細胞加工製品
- 四 動物人工多能性幹細胞加工製品

遺伝子治療用製品
- 一 プラスミドベクター製品
- 二 ウイルスベクター製品
- 三 遺伝子発現治療製品(前二号に掲げる物を除く。)

注:細胞治療製品は、物によっては医薬品あるいは医療機器に分類される。

1）再生医療や細胞治療に使用する細胞加工製品

細胞加工製品については、次の四つの区分(別表第2、P31)を挙げています

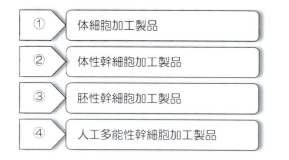
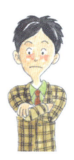

（1）体細胞

　体細胞は、身体の臓器や組織に分化し終わった細胞です。基本的にそれ以上細胞分裂し、分化することはありません。

（2）体性幹細胞

　体細胞の中には、能力は限定されていますが、再生能力を残している細胞があります。これを体性幹細胞と呼んでいます。例えば次のような体性幹細胞が知られています。

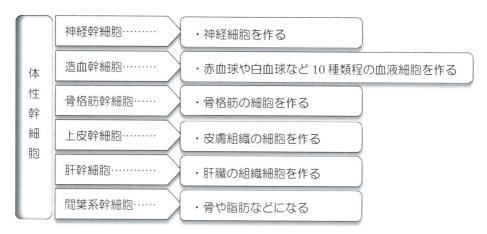

（3）胚性幹細胞

　胚性幹細胞とは、ES細胞（Embryo Stem cell）です。ES細胞は、受精卵から作られます。受精卵は細胞分裂を繰り返し1週間ほどで100個ぐらいの細胞の塊になります。この状態を「胚」と呼びます。この胚からさらに細胞分裂が繰り返され、やがて臓器、組織に分化してゆくわけですが、その初期の「胚」の段階の細胞を取り出し、培養したものがES細胞です。

ES 細胞は、胎盤を除く全ての臓器、組織に分化する能力を備えています。このため「万能細胞」と呼ばれています。

（4）人工多能性幹細胞

人工多能性幹細胞、すなわち、Induced Pluripotent Stem cell、iPS 細胞です。ES 細胞が、受精卵から作製されるのに対し、iPS 細胞は、分化を終えてしまった組織細胞、臓器細胞から作られます。iPS 細胞も胎盤を除く全ての臓器、組織の細胞に分化できる能力を持っており、やはり「万能細胞」と呼ばれています。

	定義	長所	短所
iPS細胞（人工多能性幹細胞）	◆体の細胞に特定の遺伝子を導入し作製された細胞。がん化等の課題あり。	○体中のあらゆる細胞になれる能力を持つ。○自己複製能がある。○自分自身と同じ遺伝子情報を持った多能性幹細胞を手に入れることが可能。（自家細胞であれば、拒絶反応を考慮する必要がない。）○受精卵を壊して作るES細胞と比べて、倫理的問題が少ない。	○腫瘍化の可能性等、未知のリスクがある。
ES細胞（胚性幹細胞）	◆受精卵から作製された細胞。倫理面の課題あり。	○体中のあらゆる細胞になれる能力を持つ。○自己複製能がある。	○ヒトとして成長しうる可能性を持つ受精卵を壊して作製することから、倫理的な問題がある。○受精卵由来の他人の細胞であるため、拒絶反応がありうる。○腫瘍化の可能性がある。
体性幹細胞	◆生物が元々持つ細胞。限定された種類の細胞にしか分化しない。	○自家細胞であれば、拒絶反応を考慮する必要がない。○元々有している細胞であるため、腫瘍化の可能性は低い。	○特定の系列の細胞にしか分化できない。
体性幹細胞以外の体細胞	◆生物が元々持つ細胞。特定の種類の細胞に分化したものであり、それ以外の細胞にはならない。	○自家細胞であれば、拒絶反応を考慮する必要がない。○元々有している細胞であり、分化しきっているため、腫瘍化の可能性は極めて低い。	○分化して異なる細胞にはならない。

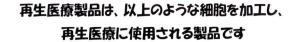

再生医療製品は、以上のような細胞を加工し、再生医療に使用される製品です

2）遺伝子治療用製品

遺伝子治療用製品としては、次の三つがあげられています。

①プラスミドベクター製品……… ・プラスミドをベクターとした細胞加工物です

②ウイルスベクター製品………… ・ウイルスをベクターとした細胞加工物です

③遺伝子発現治療製品
（①及び②に掲げる物を除く）……… ・その他、遺伝子発現治療製品です。

■ベクター

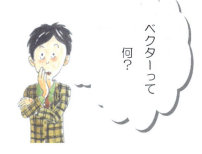

遺伝子治療は、健康なヒトから取り出した正常な遺伝子を、患者の細胞の核のDNAに組み込み、その細胞を特殊な方法で培養して増やし、もとの患者の身体に戻す方法ですが、その際、患者の細胞に正常な遺伝子を取り込ませるための道具が必要です。

異常な遺伝子を正常な遺伝子と入れ替える、あるいは、ある欠損している遺伝子を補う、というのなら、内服薬や注射薬のように、正常な遺伝子を身体にそのまま入れてやればよさそうに思

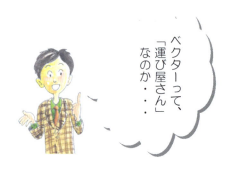

えますが、実は、遺伝子を直接身体に投与しても、細胞の中に入り込んだり、異常な遺伝子と入れ替わったりはしません。遺伝子は、細胞の核内に送り込まれないと働くことができないからです。そこで細胞の核の中に正常な遺伝子を持ちこむ"運び屋"が必要になります。その運び屋を「ベクター」といいます。

遺伝子治療用のベクターは、現在二種類に大別されています。

①ウイルスベクター ……… ☆レトロウイルス ☆アデノウイルス 等

②非ウイルスベクター …… ☆プラスミド ☆バクテリアベクター 等

<ウイルス>

　ウイルスと言えばいろいろな感染症が思い浮かびます。

　ウイルスは、インフルエンザや今問題となっているエボラ出血熱のような感染症緒の原因となります。ところが、ウイルスは単独では自己複製できない、つまり増殖できません。

　では、どのようにして自己を増やし、病気を感染させることができるのでしょうか。ウイルスは、ヒトや動物の細胞に入り込みます。そして、その細胞内のエネルギーを利用して増殖し、増殖したウイルスがさらに周囲の細胞に入り込んでいく、という形で次々に感染していくのです。

　このウイルスの増殖の機構を利用し、目的とする遺伝子をウイルスに組み込んで、ウイルスベクターを患者から採取したリンパ球など目的細胞に入れてやる、あるいは、遺伝子を組み込ませたウイルスベクターを直接体内に投与する、というわけです。それでは、ウイルスに感染して感染症が発生してしまうのではないか、と心配になります。しかし、例えば、アデノウイルスは、「風邪症候群」を起こす主要病原ウイルスとされていますが、遺伝子治療でベクターとして利用する場合は、病原性の遺伝子を取り除き、増殖、感染しないよう加工されています。

<プラスミド>

　プラスミドは、細胞内に存在するDNA分子の一種で、大腸菌などの細菌や酵母の核外に存在し、細胞分裂によって娘細胞へ引き継がれ、自律的に増殖する能力をもっています。遺伝子治療では、その機能を利用して種々の細胞で遺伝子発現を起こさせるためにベクターとして利用されています。

2. 製造販売承認と許可

　医薬品、医療機器もそうですが、再生医療等製品は人の傷病の治療に使用される「物」ですから、その物について、効能、効果又は性能があるのか、安全性に問題はないのか、データに基づく確認が必要です。開発した企業がそれを確認するのは当然ですが、それだけではなく、第三者による公正かつ科学的な評価が必要です。

　一方、実際に販売される製品は、当初の設計通り製造され、期待通りの効能効果、性能を発揮できるものでなければなりません。そのためには再生医療等製品の製造、販売に携わる者が、必要な製造技術や品質管理、安全管理の能力をもち、また製造設備や機器等を有している「者」でなければなりません。

　そこで薬機法では、再生医療等製品という「物」については「製造販売承認」という形で、そして、再生医療等製品を製造する「者」については「製造販売業許可」及び「製造業許可」という形で評価する制度を設けています。両方評価されなければ、製品を製造したり販売したりできません。

3. 再生医療等製品の製造販売承認

1）製造販売の承認

では、薬機法の規定にしたがって、再生医療等製品が承認申請され、厚生労働省の審査を受け、承認されるまでの流れを見ていきましょう。

まず、再生医療等製品の製造販売承認については、薬機器法に次のように規定されています。

医薬品についても、法第 14 条により同様の規定がなされています。

再生医療等製品を「製造販売」しようとする者は、品目ごとに厚生労働大臣に「製造販売承認」の申請をし、その審査を受けなければなりません。

> 薬機法
> （再生医療等製品の製造販売の承認）
> 第二十三条の二十五　再生医療等製品の製造販売をしようとする者は、品目ごとにその製造販売についての厚生労働大臣の承認を受けなければならない。

> ところで、薬機法には、「製造販売」という語が絶えず出てきます。この「製造販売」という語を、薬機法では次のように定義しています。

> 薬機法
> 第二条
> 13　この法律で「製造販売」とは、その製造（他に委託して製造する場合を含み、他から委託を受けて製造をする場合を除く。以下「製造等」という。）をし、又は輸入をした医薬品（原薬たる医薬品を除く。）、医薬部外品、化粧品、医療機器若しくは再生医療等製品を、それぞれ販売し、貸与し、若しくは授与し、又は医療機器プログラム（医療機器のうちプログラムであるものをいう。以下同じ。）を電気通信回線を通じて提供することをいう。

このように、薬機法の「製造販売」とは、「再生医療等製品を、自ら製造し、あるいは他の企業に委託製造し、若しくは輸入（つまり外国で製造）し、販売し、又は授与すること」をいう、と定義されています。留意していただきたいのは、「製造販売」の中には「輸入販売」も含まれているということです。また、「販売、若しくは授与」とされていますが、「授与」とは無償で、再生医療等製品を

他に譲渡することを指しています。医薬品の場合、例えば「臨床サンプル」として、製薬企業が医師や薬剤師に無償提供したり、薬局や薬店で試供品を一般消費者に配ることが少なくありません。その「無償」での授与も「業」として、つまり営業行為として行われる場合は薬機法の規制対象となるということです。同様に、再生医療等製品でも業としての「無償授与」も規制の対象となっているわけです。本書では、しばしば、「販売」とだけ記載しますが、この場合「授与」も含んでいると理解して下さい。

2）承認申請に必要な資料

厚生労働大臣に、再生医療等製品の製造販売承認を申請する際には、効能効果や性能、安全性等について審査を受けるために必要な資料を提出しなければなりません。提出資料は右のように定められています。

これに基づき、厚生労働省令（薬機法施行規則）では、次のように定めています。

薬機法

第二十三条の二十五（再掲）

3 第一項の承認を受けようとする者は、厚生労働省令で定めるところにより、申請書に臨床試験の試験成績に関する資料その他の資料を添付して申請しなければならない。この場合において、当該資料は、厚生労働省令で定める基準に従って収集され、かつ、作成されたものでなければならない。

薬機法施行規則

（承認申請書に添付すべき資料等）
第百三十七条の二十三
法第二十三条の二十五第三項（同条第九項において準用する場合及び法第二十三条の二十六第五項の規定により読み替えて適用される場合を含む。次項において同じ。）の規定により第百三十七条の二十一第一項又は第百三十七条の二十一第一項の申請書に添付しなければならない資料は、申請に係る再生医療等製品の構成細胞、導入遺伝子の種類、投与経路、構造、性能等に応じ、次に掲げる資料とする。

一 起原又は発見の経緯及び外国における使用状況等に関する資料
二 製造方法並びに規格及び試験方法等に関する資料
三 安定性に関する資料
四 効能、効果又は性能に関する資料
五 体内動態に関する資料
六 非臨床安全性に関する資料
七 臨床試験等の試験成績に関する資料
八 リスク分析に関する資料
九 法第六十五条の三に規定する添付文書等記載事項に関する資料

これらの資料項目は、医薬品とほぼ同様です。

(一)について　その再生医療等製品の開発の経緯、外国での使用状況等について文書で説明し、また参照した文献等が求められます。

(二)について　製造方法、規格、及び試験方法に関する資料です。再生医療等製品は、"細胞加工物"ですから、加工の際に使用した遺伝子等の残存等、医薬品以上にその純度、品質の均質性の確認が必要です。

(三)について　気温、湿度、日光等による品質への影響、保存条件等による安定性のデータが要求されます。"細胞加工物"は生物学的製剤の一種ですから、医療機関における保存方法等に関する重要な資料です。

(四)について　効能効果、性能に関する試験は、動物等を用いた試験、$in\ vitro$（試験管内試験）で確認され、効能効果、性能が認められてはじめて、人による臨床試験を実施する意味があります。

(五)について　体内投与される再生医療等製品の場合は、体内における代謝、分布、排泄等の資料が要求されます。

(六)について　動物による安全性試験は「非臨床試験」と呼ばれています。人による臨床試験に入る前に、動物により慎重な安全性試験が必要です。再生医療等製品の場合は、特に発がん性の問題が指摘されています。

(七)について　人による再生医療等製品の使用試験、臨床試験に関する資料です。

(八)について　リスク分析に関する資料については、リスク対策計画（申請する再生医療等製品の治験等で特定されたハザードや潜在的なハザードについて、製造販売後に分析、評価するリスク分析の実施体制及び計画）、製造販売後使用成績調査計画等について記載することとされています。

(九)について　薬機法では、再生医療等製品の添付文書記載事項のうち使用上の注意などの記載内容についてあらかじめ及び変更する際には厚生労働大臣に届け出るよう定めています（第65条の4）。

　以上のような資料が全ての再生医療等製品に必要とは限りません。再生医療等製品の構成細胞、導入遺伝子の種類、投与経路、構造、性能等に応じて必要な資料は決まります。

なお、再生医療等製品の製造販売承認申請資料については、以下により詳細な説明がなされています。

> 平成 26 年 8 月 12 日 薬食機参発 0812 第 5 号 各都道府県衛生主管部（局）長宛、厚生労働省大臣官房参事官（医療機器・再生医療等製品審査管理担当）通知、「再生医療等製品の製造販売承認申請に際し留意すべき事項について」

■GLP と GCP

薬機法施行規則

（申請資料の信頼性の基準）
第百三十七条の二十五（抜粋）
法第二十三条の二十五第三項後段に規定する資料は、再生医療等製品の安全性に関する非臨床試験の実施の基準に関する省令、再生医療等製品の臨床試験の実施の基準に関する省令及び再生医療等製品の製造販売後の調査及び試験の実施の基準に関する省令に定めるもののほか、次に掲げるところにより、収集され、かつ、作成されたものでなければならない。

一 当該資料は、これを作成することを目的として行われた調査又は試験において得られた結果に基づき正確に作成されたものであること。（以下、略）

これは、申請資料を収集作成するときに従わなければならない「厚生労働省令で定める基準」（薬機法第二十三条の二十五）のことを言っている規定です。

承認申請資料のうち、再生医療等製品の効能効果や性能、安全性を確認するための最も重要な、また慎重を要する試験データは、「非臨床試験データ」と「臨床試験データ」です。そこで、「厚生労働省令で定める基準」として、次の 2 つの基準が定められています。

| 再生医療等製品の安全性に関する非臨床試験の実施の基準に関する省令（厚生労働省令第 88 号平成 26 年 7 月 30 日） | 再生医療等製品の臨床試験の実施の基準に関する省令（厚生労働省令第 89 号平成 26 年 7 月 30 日） |

再生医療等製品の安全性に関する非臨床試験の実施の基準（GLP）

これは、非臨床試験を適正に実施するための手順、管理方法等について定めたもので、GLP（Good Laboratory Practice）と呼ばれています。医薬品についても同趣旨の「医薬品の安全性に関する非臨床試験の実施の基準」が省令で定められています。

■GLP 基準の概要

〔1〕趣旨

再生医療等製品の承認申請資料のうち非臨床安全性に関する資料の信頼性を確保するために、試験の実施、データの収集及び作成について定める基準。

〔2〕組織及び人

① 試験施設の運営及び管理について責任を有する者「運営管理者」を定めること。

② 運営管理者は、次に掲げる業務を行わなければならない。

 i 試験ごとに、「試験責任者」を指名すること。

 ii 「信頼性保証部門」を置き、「信頼性保証部門責任者」を指名すること。

 iii 施設及び機器等が標準操作手順書及び試験計画書に従って使用されていることを確認すること。

 iv 試験計画書に従ってその試験を適切に実施されていることを確認すること。

 v 試験施設で行われる全ての試験について、試験委託者等の氏名、試験責任者の氏名、試験系、試験の種類、試験開始の日付、試験の進捗状況、最終報告書の作成状況等を被験物質ごとに記載した「主計画表」を作成し、保存すること。

〔3〕試験設備

① 動物を用いた試験を行う試験施設は、飼育施設、飼料、補給品等を保管する動物用品供給施設その他必要な施設設備を有していること。

② 試験施設は、被験物質等の取扱区域、試験操作区域その他の試験を適切に実施するために必要な区分された区域を有していること。

③ 資料保存施設を有していること。

〔4〕標準操作手順書の整備

次に掲げる事項に関する実施方法及び手順を記載した標準操作手順書を作成すること。

① 被験物質及び対照物質の管理
② 施設設備又は機器の保守点検及び修理
③ 動物飼育施設の整備
④ 実験動物の飼育及び管理
⑤ 実験動物の一般症状等の観察
⑥ 試験の操作、測定、検査及び分析
⑦ ひん死の動物及び動物の死体の取扱い
⑧ 動物の剖検及び死後解剖検査
⑨ 標本の採取及び識別
⑩ 病理組織学的検査
⑪ 生データの管理
⑫ 信頼性保証部門が行う業務
⑬ 試験従事者の健康管理
⑭ その他必要な事項

〔5〕試験計画書の作成

　試験責任者は、試験ごとに、所定の事項(GLP 第 15 条の第 1 号から第 11 号まで)を記載した試験計画書を作成し、運営管理者の承認を受けること。

〔6〕試験の実施

① 試験は、試験責任者の指導監督の下に、試験計画書及び標準操作手順書に従って適切に実施すること。

② 全ての生データを、その記入者及び日付とともに、適切に記録すること。

〔7〕記録の作成、保存

① 運営管理者は、試験関係資料を資料保存施設において適切に保存すること。

② 運営管理者は、資料保存施設に「資料保存施設管理責任者」を置き、管理させること。

〔8〕最終報告書の作成

　試験責任者は、試験ごとに、最終報告書を作成すること。

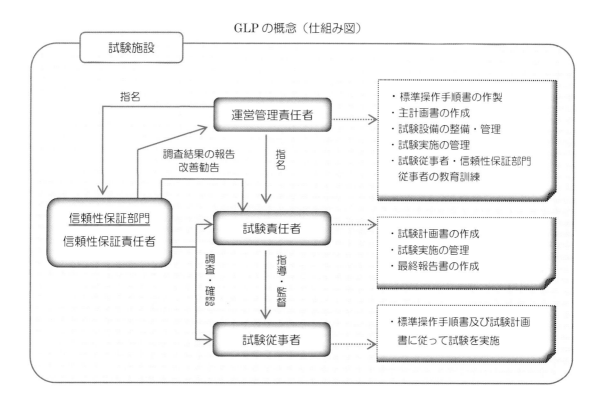

GLP の概念（仕組み図）

再生医療等製品の臨床試験の実施の基準（GCP）

医薬品や医療機器、再生医療等製品の臨床試験は、薬機法では「治験」と呼ばれています。「治験」については、右のように定義されています。つまり「治験」とは、「医薬品、医療機器、再生医療等製品の承認を受けるのに必要なデータを集めるための臨床試験の実施」をいいます。この臨床試験の実施の基準が、厚生労働省令で定める基準、つまりGCPです。

治験は、人に使用したことのない医薬品や医療機器、そし再生医療等製品を初めて人に使用する試験です。したがって、科学的、医学的に適切に行われるべきことは当然として、もう一つ「倫理的な実施」が求められます。

> 薬機法
>
> 第二条 17　この法律で「治験」とは、第十四条第三項（同条第九項及び第十九条の二第五項において準用する場合を含む。）、第二十三条の二の五第三項（同条第十一項及び第二十三条の二の十七第五項において準用する場合を含む。）又は第二十三条の二十五第三項（同条第九項及び第二十三条の三十七第五項において準用する場合を含む。）の規定により提出すべき資料のうち臨床試験の試験成績に関する資料の収集を目的とする試験の実施をいう。

1947年、スウェーデンのヘルシンキにおいて、世界医師会が開かれ、第二次世界大戦中のナチスの医師による人体実験に対する反省から、「Declaration of Helsinki」が採択されました。医薬品や医療機器等の人による試験の倫理的規範です。GCPはそうしたヘルシンキ宣言の趣旨を受け継いでいると言えます。

薬機法では、治験について次のように定めています。

a) 治験

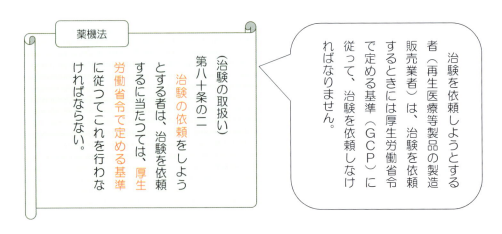

> 薬機法
>
> （治験の取扱い）
> 第八十条の二　治験の依頼をしようとする者は、治験を依頼するに当たっては、厚生労働省令で定める基準に従ってこれを行わなければならない。

治験を依頼しようとする者（再生医療等製品の製造販売業者）は、治験を依頼するときには厚生労働省令で定める基準（GCP）に従って、治験を依頼しなければなりません。

b）治験計画の届出

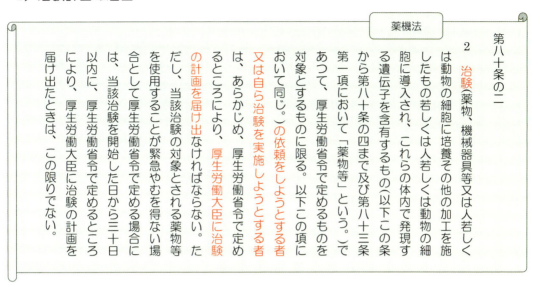

第八十条の二

2　治験（薬物、機械器具等又は人若しくは動物の細胞に培養その他の加工を施したもの若しくは人若しくは動物の細胞に導入され、これらの体内で発現する遺伝子を含有するもの（以下この条から第八十条の四まで及び第八十三条第一項において「薬物等」という。）であつて、厚生労働省令で定めるものを対象とするものに限る。以下この項において同じ。）の依頼をしようとする者又は自ら治験を実施しようとする者は、あらかじめ、厚生労働省令で定めるところにより、厚生労働大臣に治験の計画を届け出なければならない。ただし、当該治験の対象とされる薬物等を使用することが緊急やむを得ない場合として厚生労働省令で定める場合には、当該治験を開始した日から三十日以内に、厚生労働省令で定めるところにより、厚生労働大臣に治験の計画を届け出たときは、この限りでない。

　治験を実施する場合は、あらかじめ厚生労働大臣に治験の計画を届け出なければなりません。

　緊急の場合は、治験を開始してから30日以内に届け出すればよいことされています。この、緊急の場合とは、難病で他に治療法がなく、まだ未承認の医薬品や再生医療等製品を緊急に使用しなければならないような場合、それを治験として実施する場合（将来、承認申請のデータとして利用しようとする場合）等が該当します。

　なお、治験届をした後、30日を経過した後でなければ治験を依頼したり、実施することはできません（第80条の2第3項）。その間に、治験計画の内容について、厚生労働省が計画の変更の指示など何らかの措置を取る場合があるためです。そのために、厚生労働大臣は、医薬品医療機器総合機構に調査を行わせることができます（第80条の3）。

c）治験の実施の基準

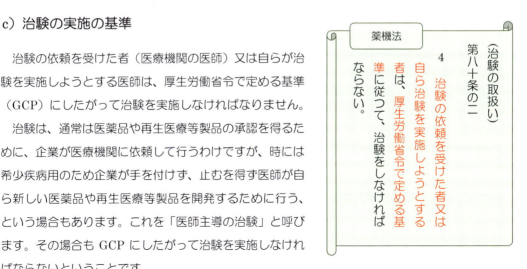

（治験の取扱い）
第八十条の二

4　治験の依頼を受けた者又は自ら治験を実施しようとする者は、厚生労働省令で定める基準に従つて、治験をしなければならない。

　治験の依頼を受けた者（医療機関の医師）又は自らが治験を実施しようとする医師は、厚生労働省令で定める基準（GCP）にしたがって治験を実施しなければなりません。

　治験は、通常は医薬品や再生医療等製品の承認を得るために、企業が医療機関に依頼して行うわけですが、時には希少疾病用のため企業が手を付けず、止むを得ず医師が自ら新しい医薬品や再生医療等製品を開発するために行う、という場合もあります。これを「医師主導の治験」と呼びます。その場合もGCPにしたがって治験を実施しなければならないということです。

d）治験の管理の基準

> **薬機法**
>
> （治験の取扱い）
> 第八十条の二
> 5　治験の依頼をした者は、厚生労働省令で定める基準に従つて、治験を管理しなければならない。

治験を依頼した者は、依頼しっぱなしにするのではなく、医療機関における治験の実施状況を、厚生労働省令で定める基準に従って管理しなければなりません。

e）治験中の副作用等の報告

> **薬機法**
>
> 第八十条の二
> 6　治験の依頼をした者又は自ら治験を実施した者は、当該治験の対象とされる薬物等について、当該薬物等の副作用によるものと疑われる疾病、障害又は死亡の発生、当該薬物等の使用によるものと疑われる感染症の発生その他の治験の対象とされる薬物等の有効性及び安全性に関する事項で厚生労働省令で定めるものを知つたときは、その旨を厚生労働省令で定めるところにより厚生労働大臣に報告しなければならない。この場合において、厚生労働大臣は、当該報告に係る情報の整理又は当該報告に関する調査を行うものとする。

治験中に、再生医療等製品によると疑われる何らかの疾病、障害、死亡、感染症等が発生した場合、厚生労働大臣への報告が義務づけられています。

「臨床試験の実施の基準」（GCP）には、次のような基準が定められています。

- ○治験の準備に関する基準
  - ・治験の依頼をしようとする者による治験の準備に関する基準
  - ・自ら治験を実施しようとする者による治験の準備に関する基準
- ○治験の管理に関する基準
  - ・治験の依頼をしようとする者による治験の準備に関する基準
  - ・自ら治験を実施しようとする者による治験の準備に関する基準
- ○治験を行う基準
- ○治験を依頼しようとする者の治験を依頼する基準
- ○再審査等の資料の基準

■GCP 基準の概要

〔1〕趣旨

再生医療等製品の承認申請資料のうち、再医療等製品の臨床試験の実施に係るものの基準を定める。

〔2〕治験の準備に関する基準

・治験の依頼をしようとする者による治験の準備に関する基準

① 業務手順書（治験実施計画書の作成、実施医療機関及び治験責任医師の選定、被験製品の管理、被験製品の不具合に関する情報等（以下「不具合情報等」という。）等の収集、記録の保存その他の治験の依頼及び管理に係る業務に関する手順書）を作成すること。

② 被験製品の品質、安全性、効能、効果及び性能に関する試験その他治験の依頼をするために必要な試験を実施すること。

③ 実施医療機関、治験責任医師を選定すること。

④ 治験実施計画書を作成すること。

⑤ 被験製品の構成細胞、導入遺伝子、品質、安全性、効能、効果、性能その他の被験製品に関する治験製品概要書を作成すること。

⑥ 事前に、治験実施計画書等を治験実施機関の長に提出すること。

⑦ 実施医療機関治験と契約を締結すること。

⑧ あらかじめ、治験に係る被験者に生じた健康被害の補償のために、保険契約の締結その他の必要な措置を講じておくこと。

・自ら治験を実施しようとする者による治験の準備に関する基準

① 業務手順書（治験実施計画書の作成、被験製品の管理、不具合情報等の収集、記録の保存その他の治験の実施の準備及び管理に係る業務に関する手順書）を作成すること

② 被験製品の品質、安全性、効能、効果及び性能に関する試験その他治験の依頼をするために必要な試験を終了していること。

③ 治験実施計画書を作成すること。

④ 被験製品の構成細胞、導入遺伝子、品質、安全性、効能、効果又は性能その他の被験製品に関する治験製品概要書を作成すること。

⑤ 実施医療機関の長への文書の事前提出し、あらかじめ、治験実施計画書、被験製品概要書等に関する文書を実施医療機関の長に提出し、治験の実施の承認を得ること。

⑥ あらかじめ、治験に係る被験者に生じた健康被害の補償のために、保険契約の締結その他の措置を講じておくこと。

〔3〕治験の管理に関する基準

・治験依頼者による治験の管理に関する基準

① 被験製品の容器又は被包に、治験用である旨、構成細胞、導入遺伝子又は識別記号、貯蔵方法、有効期間等を表示すること。

② 被験製品に添付する文書、その治験製品又はその容器若しくは被包には、予定される販売名、効能、効果又は性能、用法、用量又は使用方法を期しないこと。

③ 被験製品の製造年月日、製造方法、製造数量等の製造に関する記録及び治験製品の安定性等の品質に関する試験の記録を作成すること。

④ 効果安全性評価委員会を設置することができる。

⑤ 被験製品の品質、有効性及び安全性に関する事項その他の治験を適正に行うために必要な情報を収集し、及び検討するとともに、実施医療機関の長に対し、これを提供すること。

⑥ 被験製品について、副作用によるものと疑われる疾病、障害又は死亡、感染症等に関する事項を知ったときは、その発現症例一覧等を当該被験製品ごとに、治験計画を届け出た日等から起算して1年ごとに、その期間の満了後3か月以内に治験責任医師及び実施医療機関の長に通知すること。被験製品概要書から予測できないものを知ったときは、直ちにその旨を治験責任医師及び実施医療機関の長に通知すること。

⑦ モニタリングに関する手順書を作成し、当該手順書に従ってモニタリングを実施すること。

⑧ 実施医療機関がこの省令、治験実施計画書又は治験の契約に違反することにより適正な治験に支障を及ぼしたと認める場合、治験を中止すること。

⑨ 治験を終了し、又は中止したときは、総括報告書を作成すること。

⑩ 被験製品に係る再生医療等製品について文書、記録等を、製造販売の承認の日又は治験の中止若しくは終了の後3年を経過した日のうちいずれか遅い日までの期間適切に保存すること。

・自ら治験を実施する者による治験の管理に関する基準

① 被験製品の容器又は被包に次に掲げる事項を邦文で、治験用である旨、治験を実施する者の氏名及び職名、構成細胞、導入遺伝子、製造番号又は製造記号、貯蔵方法、有効期間等を記載すること。

② 被験製品に添付する文書、その被験製品又はその容器若しくは被包には、予定される販売名、効能、効果又は性能、用法、用量又は使用方法を記載してはならない。

③ 被験製品に関する製造年月日、製造方法、製造数量等の製造に関する記録及び被験製品の安定性等の品質に関する試験の記録等を作成すること。

④ 被験製品の品質の確保のために必要な構造設備を備え、かつ、適切な製造管理及び品質管理の方法が採られている製造所において製造された被験製品を用いて治験を実施すること。

⑤ 治験の調整業務を治験調整医師又は治験調整委員会に委嘱する場合には、その業務の範囲、手順その他必要な事項を記載した文書を作成すること。

⑥ 効果安全性評価委員会を設置することができる。

⑦ 被験製品の品質、有効性及び安全性に関する事項その他の治験を適正に行うために必要な情報を収集し、及び検討するとともに、実施医療機関の長に対し、これを提供すること。

⑧ 被験製品についての副作用等に関する事項を知ったときは、直ちにその旨を実施医療機関の長に通知すること。

⑨ モニタリングに関する手順書を作成し、治験審査委員会の意見を踏まえて、モニタリングを実施させること。

⑩ 実施医療機関がこの省令又は治験実施計画書に違反することにより適正な治験に支障を及ぼしたと認める場合には、治験を中止すること。

⑪ 治験を終了し、又は中止したときは、総括報告書を作成すること。

⑫ 治験に関する記録を、被験製品提供者が被験製品に係る再生医療等製品についての製造販売の承認を受ける日又は治験の中止若しくは終了の後3年を経過した日のうちいずれか遅い日までの期間適切に保存しなければならない。

〔4〕治験を行う基準

① 実施医療機関の長は、治験を行うことの適否その他の治験に関する調査審議を次に掲げるいずれかの験審査委員会に行わせなければならない。

　ⅰ　実施医療機関の長が設置した治験審査委員会

　ⅱ　一般社団法人又は一般財団法人が設置した治験審査委員会

　ⅲ　特定非営利活動法人が設置した治験審査委員会

　ⅳ　医療関係者により構成された学術団体が設置した治験審査委員会

　ⅴ　学校法人（医療機関を有するもの）が設置した治験審査委員会

　ⅵ　独立行政法人通則法（平成十一年法律第百三号）第二条第一項に規定する独立行政法人（医療の提供等を主な業務とするもの）が設置した治験審査委員会

　ⅶ　国立大学法人（医療機関を有するものに限る。）が設置した治験審査委員会

　ⅷ　地方独立行政法人（医療機関を有するものに限る。）が設置した治験審査委員会

② 実施医療機関の長は、当該実施医療機関において治験を行うことの適否について、あらかじめ、治験審査委員会の意見を聴くこと。

③ 実施医療機関の長は、予め文書により当該治験審査委員会の設置者との契約を締結すること。

④ 治験審査委員会を設置した者は、手順書及び委員名簿並びに会議の記録及びその概要、契約に関する資料等を、被験製品に係る再生医療等製品についての製造販売の承認を受ける日（又は治験の中止若しくは終了の後3年を経過した日のうちいずれか遅い日）までの期間保存すること。

⑤ 実施医療機関の長は、記録保存責任者を置きかなければならない。

　記録保存責任者は、治験に関する記録を被験製品に係る再生医療等製品についての製造販売の承認を受ける日（又は治験の中止若しくは終了の後3年を経過した日のうちいずれか遅い日）までの期間保存しなければならない。

⑥ 治験責任医師等は、倫理的及び科学的観点から健康状態、症状、年齢、同意の能力等を十分に考慮し、被験者となるべき者を選定すること。

⑦ 治験責任医師等は、治験実施計画書に従って正確に症例報告書を作成すること。し、これに記名押印し、又は署名しなければならない。

⑧ 治験責任医師は、治験の実施状況の概要を、適宜、実施医療機関の長に文書により報告すること。

⑨ 治験責任医師は、治験製品の不具合等によると疑われる死亡その他の重篤な有害事象の発生を認めたとき又はその発生のおそれがあると認めたときは、直ちに実施医療機関の長に報告するとともに、治験依頼者に通知しなければならない。

⑩ 治験責任医師は、治験が中断され、又は中止されたときは、被験者に速やかにその旨を通知するとともに、適切な医療の提供その他必要な措置を講じること。

⑪ 治験責任医師は、あらかじめ治験の内容その他の治験に関する事項について当該者の理解を得るよう、文書により適切な説明を行い、文書により同意を得ること。

⑫ 治験責任医師等は、第七条第三項又は第十八条第三項に規定する治験においては、次の各号の全てに該当する場合に限り、被験者となるべき者及び代諾者となるべき者の同意を得ずに当該被験者となるべき者を治験に参加させることができる。ただし治験実施計画書に記載しなければならない

　　i　被験者となるべき者に緊急かつ明白な生命の危険が生じていること。

　　ii　現在における治療方法では十分な効果が期待できないこと。

　　iii　被験製品の使用により被験者となるべき者の生命の危険が回避できる可能性が十分にあると認められること。

　　iv　予測される被験者に対する不利益が必要な最小限度のものであること。

　　v　代諾者となるべき者と直ちに連絡を取ることができないこと。

　治験責任医師等は、前項に規定する場合には、速やかに被験者又は代諾者となるべき者に対して当該治験に関する事項について適切な説明を行い、当該治験への参加について文書により同意を得ること。

〔5〕再審査等の資料の基準　　　　　　これについては、第8章で説明します。

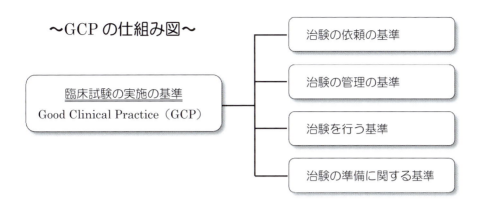

3）製造販売承認の審査

申請資料に基づいて厚生労働省で審査が行われます。薬機法では次のように定めています。

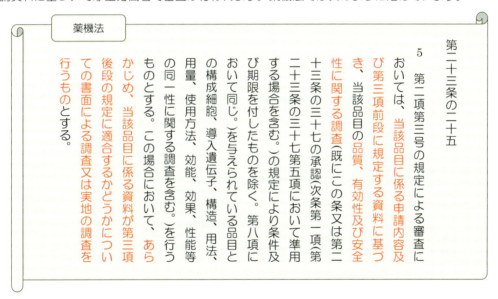

上の条文に、「あらかじめ、当該品目に係る資料が第 3 項後段の規定に適合するかどうかについての書面による調査又は実地の調査を行うものとする。」とあります。

「第 3 項後段の規定」とは、「厚生労働省令で定める基準に従って収集され、かつ、作成されたもの」を指しています。これは、前述したように、「GLP 基準、GCP 基準に適合しているもの」のことで、再生医療等製品の審査に先立ち、まず、安全性に関する非臨床試験データ、臨床試験データが、それぞれ GLP 基準、GCP 基準に従って試験が実施され、集められたものであるかを、書面で又は必要あれば研究所等に出向いて実地に調査する、ということです。GLP 基準、GCP 基準に適合するデータであることをまず確認するわけです。

■ 審査の実施

審査は、厚生労働大臣の権限で行うわけですが、薬機法では、次のように定めています。

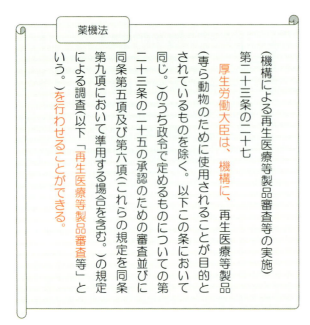

薬機法

（機構による再生医療等製品審査等の実施）
第二十三条の二十七　厚生労働大臣は、機構に、再生医療等製品（専ら動物のために使用されることが目的とされているものを除く。以下この条において同じ。）のうち政令で定めるものについての第二十三条の二十五の承認のための審査並びに同条第九項において準用する場合を含む。）の規定による調査（以下「再生医療等製品審査等」という。）を行わせることができる。

厚生労働大臣は、再生医療等製品の審査を、「機構」に行わせることができる、とされています。「機構」とは、「独立行政法人医薬品医療機器総合機構」のことです。

独立行政法人医薬品医療機器総合機構は、元々は医薬品の副作用等によって健康被害を受けた人に対する医療費等の給付義務を行っていた機関でしたが、現在では、医薬品、医療機器の承認審査、治験指導、安全対策業務などの実務も行う機関となっています。

この規定により、再生医療等製品の審査についても、「機構」が行うこととなっています。機構は、審査を終えた後、その結果を厚生労働大臣に通知することになります（第23条の27第5項）。

■ 薬事・食品衛生審議会による審査

また、申請された再生医療等製品が、新しいものである場合、厚生労働大臣の諮問機関である薬事・食品衛生審議会に諮問されることになります。医薬品、医療機器の場合も、有効成分が全く新しいものなどの場合は、薬事・食品衛生審議会に諮られることとなっています。

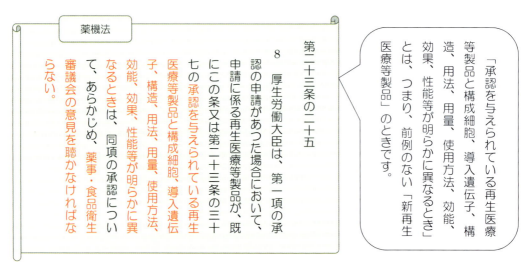

薬機法

第二十三条の二十五
8　厚生労働大臣は、第一項の承認の申請があった場合において、申請に係る再生医療等製品が、既にこの条又は第二十三条の三十七の承認を与えられている再生医療等製品と構成細胞、導入遺伝子、構造、効能、効果、用法、用量、使用方法、効能、効果、性能等が明らかに異なるときは、あらかじめ、薬事・食品衛生審議会の意見を聴かなければならない。

「承認を与えられている再生医療等製品と構成細胞、導入遺伝子、構造、用法、用量、使用方法、効果、性能等が明らかに異なるとき」とは、つまり、前例のない「新再生医療等製品」のときです。

■薬事・食品衛生審議会

　薬事・食品衛生審議会は、厚生労働省設置法で定められた審議会で、薬機法、食品衛生法の他、化学物質の審査及び製造等の規制に関する法律、エネルギーの使用の合理化等に関する法律、資源の有効な利用の促進に関する法律 、容器包装に係る分別収集及び再商品化の促進等に関する法律及び特定化学物質の環境への排出量の把握等及び管理の改善の促進に関する法律等の規定に基づいて、それぞれの法律で定められた事項を処理する審議会です。

　なお、各都道府県には、薬機法に係る薬局の許可等の事務を処理するため「地方薬事審議会」が設置されています。

■審査事項

　再生医療等製品の審査は、どのような事項について行われるのでしょうか。次の規定は再生医療等製品の審査事項を定めたものです。

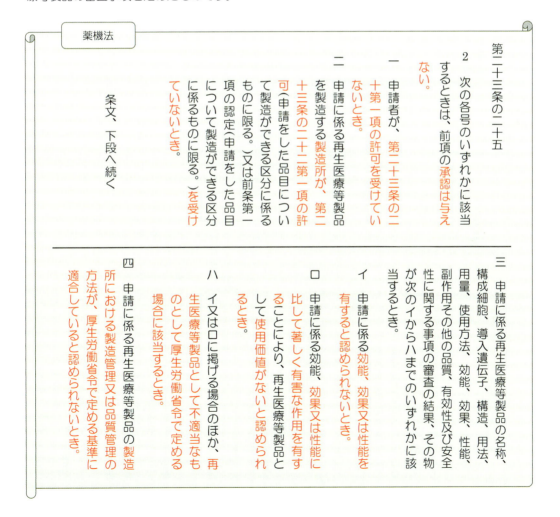

> 薬機法
>
> 第二十三条の二十五
>
> 2　次の各号のいずれかに該当するときは、前項の承認は与えない。
>
> 一　申請者が、第二十三条の二十第一項の許可を受けていないとき。
>
> 二　申請に係る再生医療等製品を製造する製造所が、第二十三条の二十二第一項の許可（申請をした品目について製造ができる区分に係るものに限る。）又は前条第一項の認定（申請をした品目について製造ができる区分に係るものに限る。）を受けていないとき。
>
> 条文、下段へ続く
>
> 三　申請に係る再生医療等製品の名称、構成細胞、導入遺伝子、構造、用法、用量、使用方法、効能、効果、性能、副作用その他の品質、有効性及び安全性に関する事項の審査の結果、その物が次のイからハまでのいずれかに該当するとき。
>
> 　イ　申請に係る効能、効果又は性能を有すると認められないとき。
>
> 　ロ　申請に係る効能、効果又は性能に比して著しく有害な作用を有することにより、再生医療等製品として使用価値がないと認められるとき。
>
> 　ハ　イ又はロに掲げる場合のほか、再生医療等製品として不適当なものとして厚生労働省令で定める場合に該当するとき。
>
> 四　申請に係る再生医療等製品の製造所における製造管理又は品質管理の方法が、厚生労働省令で定める基準に適合していると認められないとき。

第一号について　第一号は、その再生医療製品等の承認申請者が、製造販売業の許可（法第23条の20第1項）を受けていないときは、承認しないということです。

第二号について　第二号は、その再生医療等製品の製造所が、製造業の許可（法第23条の22第1項）若しくは外国製造業者の認定（法第23条の24第1項）を受けていないときは、承認しないということです。「外国製造業者の認定」については後で説明します。

第四号について　第四号は、再生医療等製品の製造所における製造管理又は品質管理の方法が「厚生労働省令で定める基準」に適合していないときは、承認しないということです。この基準は、「再生医療等製品の製造管理及び品質管理の基準に関する省令」（Good Gene, Cellular and Tissue-based Products Practice、Good Cell/Tissue Practice、GCTP）として定められています。承認申請者は、製造管理又は品質管理の方法がGCTPに適合しているかどうかの調査（再生医療等製品適合性調査）受けなければならず、承認申請時に厚生労働大臣に調査申請書を提出しなければなりません。なお、承認を受け、製造販売業許可を受けた後も、5年ごとに適合性調査を受けなければなりません。

　これら第一号、第二号、及び第四号については、後の「製造販売業許可及び製造業許可」の項で改めて詳しく説明します。

第三号について　第三号は、再生医療等製品という「物」の審査についての規定です。審査は、再生医療等製品の「名称、構成細胞、導入遺伝子、構造、用法、用量、使用方法、効能、効果、性能、副作用その他の品質、有効性及び安全性に関する事項」について、次の三つの点から行われます。

① 効能、効果又は性能を有すると認められるか

② 効能、効果又は性能と比較して著しく有害な作用を有していないか

③ 再生医療等製品としては、不適当なものとして厚生労働省令で定める場合に該当しないか

①は、医薬品でも同じですが、効能効果若しくは性能と有害作用の方が勝るようでは、再生医療等製品を使用する意味がありません。いわゆるリスク・ベネフィットを評価する、ということです。

②は、「著しく不適当」の判断基準等は、ここでは定められていません。品目ごとに判断するということです。

③の場合は、薬機法施行規則で次のように規定されています。「再生医療等製品の性状又は品質が保健衛生上著しく不適当な場合」（施行規則第百三十七条の二十二）。ただし、「保健衛生上著しく不適当」の判断基準等は、ここでは定められていません。品目ごとに判断するということです。

承認審査の流れ図（I）

＊本図は、おおよその流れをイメージしたものです。

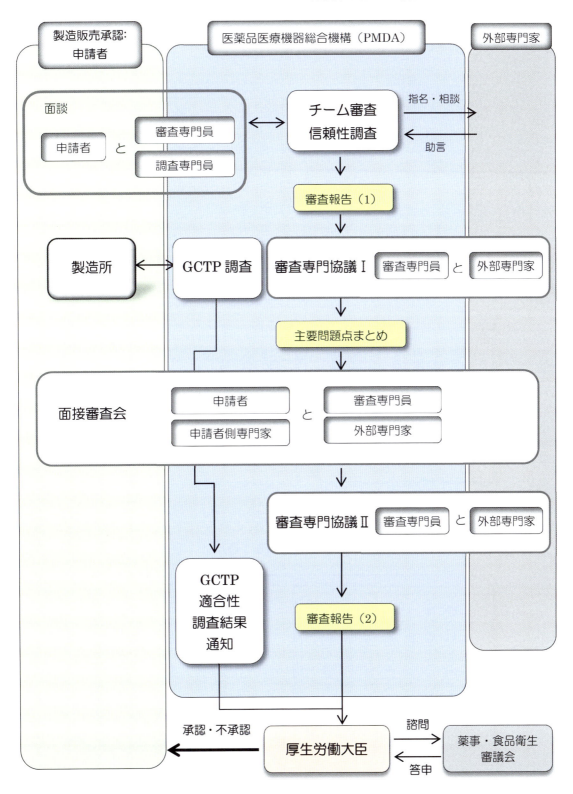

4）条件及び期限付き承認

再生医療等製品には「条件及び期限付き承認」という制度が設けられています。このような制度は医薬品にはありません。次の条文を見てください。

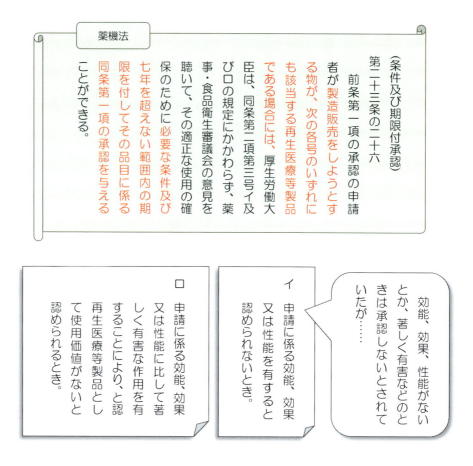

しかし、この規定にかかわらず承認を与えることがあるというのです。それは、次のような三つの要件のいずれにも該当する場合です（法第24条の26第1項）。

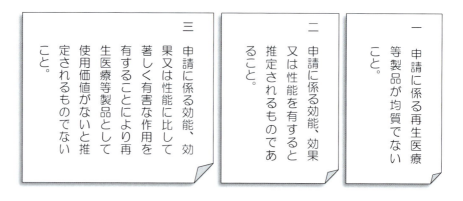

第一に 再生医療等製品は、生きた細胞の加工物、一種の生物学的製剤ですから化学薬品のように常に一定した品質規格を持つ、ということはなかなか難しい場合が少なくありません。したがって、まず、再生医療等製品が均質でないこと、が第一。

次に 均質でないことから、有効性にもバラツキが出てしまい、その証明には多くの症例と時間が必要ですが、有効性の確定に至らずとも推定できればよいということが第二。医薬品の場合は、明確に証明されない限り承認されることはありません。

それから そして第二と同様に、著しく有害な作用がある、例えば、発がん性の確率が高いなどリスクの方が効果効能等のメリットを上回ってしまうと推定されものではないことが第三です。

以上に該当する場合は、薬事・食品衛生審議会の意見を聴いて、「承認」されることになります。

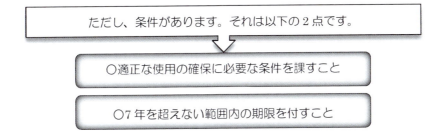

ただし、条件があります。それは以下の 2 点です。
○適正な使用の確保に必要な条件を課すこと
○7 年を超えない範囲内の期限を付すこと

まず、「7 年を超えない範囲内の期限」の方から説明しましょう。

この「条件・期限付き承認」は、7 年を限度とする「有効期限付き」承認です。次の規定にあるように、「条件・期限付き承認」を得た再生医療等製品については、その 7 年の範囲で定められた期間内に、改めて、もう一度承認を再申請して承認審査を受けなければなりません。なお、この 7 年は、特に必要があると認めるときは 3 年を超えない範囲で延長できることとなっています。

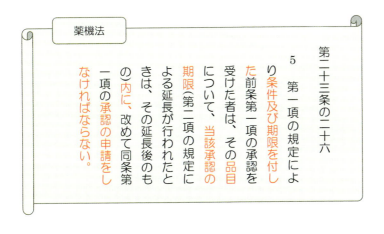

薬機法

第二十三条の二十六
5　第一項の規定により条件及び期限を付した前条第一項の承認を受けた者は、その承認に係る品目について、当該承認の期限（第二項の規定による延長が行われたときは、その延長後のもの）の内に、改めて同条第一項の承認の申請をしなければならない。

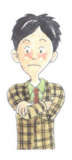

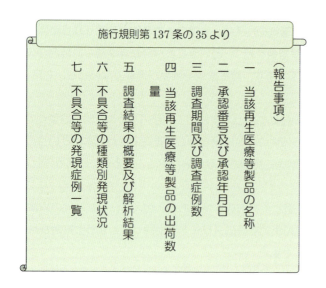

次に、「適正な使用の確保のために必要な条件」ですが、条件・期限付き再生医療等製品については、その承認の有効期限の期間中、「不具合等の使用の成績に関する調査その他厚生労働省令で定める調査」を行い、その結果を厚生労働大臣に1年ごとに左の事項について報告する義務が課されます。

施行規則第137条の35より

（報告事項）
一　当該再生医療等製品の名称
二　承認番号及び承認年月日
三　調査期間及び調査症例数
四　当該再生医療等製品の出荷数量
五　調査結果の概要及び解析結果
六　不具合等の種類別発現状況
七　不具合等の発現症例一覧

この"再"申請を円滑に行うことができるようにするために、薬機法では、その「再生医療等製品」を取り扱う医師などに対し、資料の収集に協力するよう努めることと定めています。

以上の再生医療等製品の承認審査の流れを図示すると、以下のようになります。

～承認審査の流れ図（Ⅱ）～

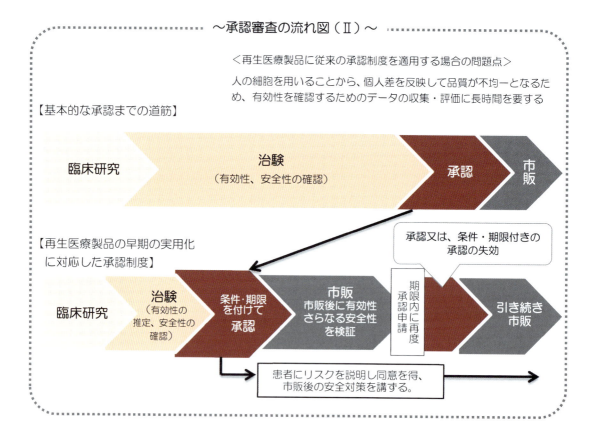

5）「希少疾病用再生医療等製品」の優先審査

再生医療等製品は、これまで難病とされてきた疾病や手術の不可能な疾患に対する先進的な治療法です。例えば遺伝子の欠損で起きるような難病は発生頻度も低く、このような希な疾患の治療製品は開発・販売しても採算が取れず、企業化に至らないことも少なくありません。そうした希少疾病用医薬品や医療機器、再生医療等製品の開発の促進も、薬機法の目的の一つです。医薬品の場合、希少疾病用医薬品を「オーファンドラッグ」（孤児になっている医薬品）と呼んでいます。

希少疾病用再生医療等製品については、厚生労働大臣は、他の申請品より優先的に審査を行うことができると定めています。

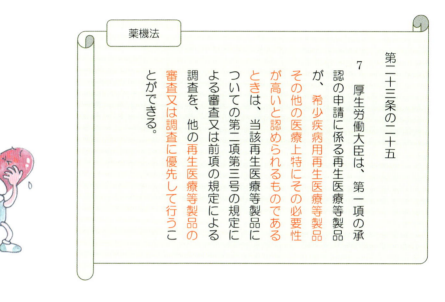

薬機法

第二十三条の二十五

7　厚生労働大臣は、第一項の承認の申請に係る再生医療等製品が、希少疾病用再生医療等製品その他の医療上特にその必要性が高いと認められるものであるときは、当該再生医療等製品についての第二項第三号の規定による審査を、他の再生医療等製品の審査又は調査に優先して行うことができる。

6）特例承認

希な疾患の治療薬でなくとも、他に治療法のない疾患に対する治療薬のように、一刻も早く臨床の現場に供給が期待される医薬品もあります。HIVの発生の初期の頃、日本国内には有効な治療薬がなく、海外で使用されていたHIV治療薬が緊急に輸入され、優先審査されたことがありました。そのような経験を踏まえて、薬機法では、「特例承認」の制度が設けられています。

再生医療等製品は、これまでの診療技術や医薬品では治療不可能であった疾患に対し、有用な治療法になるのではないかと大いに期待されています。そこで、再生医療等製品についても、医薬品と同様の「特例承認」制度が設けられています。

次ページで、関係の条文をみてみましょう。

> **薬機法**
>
> （特例承認）
> 第二十三条の二十八　第二十三条の二十五の承認の申請者が製造販売をしようとする物が、次の各号のいずれにも該当する再生医療等製品として政令で定めるものである場合には、厚生労働大臣は、同条第二項、第五項、第六項及び第八項の規定にかかわらず、薬事・食品衛生審議会の意見を聴いて、その品目に係る同条の承認を与えることができる。
>
> 一　国民の生命及び健康に重大な影響を与えるおそれがある疾病のまん延その他の健康被害の拡大を防止するため緊急に使用されることが必要な再生医療等製品であり、かつ、当該再生医療等製品の使用以外に適当な方法がないこと。
>
> 二　その用途に関し、外国（再生医療等製品の品質、有効性及び安全性を確保する上で本邦と同等の水準にあると認められる再生医療等製品の製造販売の承認の制度又はこれに相当する制度を有している国として政令で定めるものに限る。）において、販売し、授与し、又は販売若しくは授与の目的で貯蔵し、若しくは陳列することが認められている再生医療等製品であること。

4．製造販売業と製造業

1）製造販売業と製造業とは

　再生医療等製品を製造販売するためには、製造販売承認を受けなければなりませんが、その承認の要件として、再生医療等製品の製造販売業の許可及び製造業の許可を受けなければならない、とされています（第23条の25第2項第1号及び第2号）。

　その「製造販売業」と「製造業」の許可については次のように規定されています。

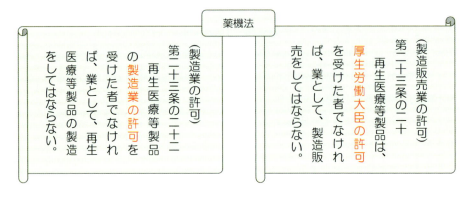

> **薬機法**
>
> （製造販売業の許可）
> 第二十三条の二十　再生医療等製品は、厚生労働大臣の許可を受けた者でなければ、業として、製造販売をしてはならない。
>
> （製造業の許可）
> 第二十三条の二十二　再生医療等製品の製造業の許可を受けた者でなければ、業として、再生医療等製品の製造をしてはならない。

「製造販売業」とは再生医療等製品を「製造販売する者」であり、「製造業」は、再生医療等製品を実際に「製造する者」です。

本章 P36 で、「製造販売」という語は次のように定義されている、と説明しました。

> 「製造販売」とは、「製造（他に委託して製造をする場合を含み、他から委託を受けて製造をする場合を除く。以下「製造等」という。）をし、又は輸入をした医薬品（原薬たる医薬品を除く。）、医薬部外品、化粧品、医療機器若しくは再生医療等製品を、それぞれ販売し、貸与し、若しくは授与し、又は医療機器プログラム（医療機器のうちプログラムであるものをいう。以下同じ。）を電気通信回線を通じて提供することをいう。」

つまり、製造販売には、次の三つの場合があります。

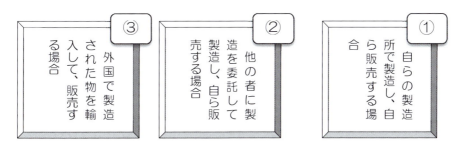

① 自らの製造所で製造し、自ら販売する場合
② 他の者に製造を委託して製造し、自ら販売する場合
③ 外国で製造された物を輸入して、販売する場合

いずれの場合であっても、製造販売承認を取得した者が、製造販売業の許可を受けなければなりません。

そして、製造販売業の許可を受けた者は、自ら製造する場合はもちろん、他に委託して製造した場合も、また輸入して販売する場合でも、その再生医療等製品の品質、有効性、安全性について、全てに責任を負うことが義務づけられています。もし不良品が出た場合、「委託して製造した物だから、うちは責任は取れない」という言い訳は、製造販売業者には許されない、ということです。「元売り業者」が製造物に対する責任を持つ、という考え方です。

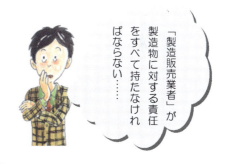

「製造販売業者」が製造物に対する責任をすべて持たなければならない……

平成 18 年の改正で、医薬品や医療機器等について、この考え方が取り入れられました。この「元売り」という考え方、厳しいようですが、実はこれにより、製薬メーカー等は、「製造の全てを他に委託できる」こととなりました。それまでは、製造承認を得て製造し販売する者が、「一貫製造」すべきであり、工程の一部しか外部委託はできませんでした。これに対し、外部委託で製造することを認める代わりに、品質や効能効果、安全性については、元売り業者が責任を取りなさいよ、ということです。

再生医療等製品についても同様です。再生医療等製品製造販売業者は、再生医療等製品を外部委託して製造し、又は輸入することができますが、そのかわり、品質、効能効果、性能、安全性等について責任を持たなければなりません。

その上で、薬機法では再生医療等製品の製造販売業、製造業の許可について、次のように定めています。これは、医薬品、医薬部外品、化粧品においても全く同じです。

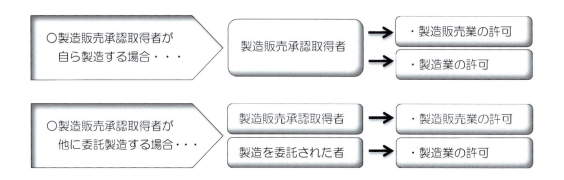

■許可申請の都道府県知事の経由

製造販売業の許可及びその更新、製造業の許可及び許可更新の申請は、製造販売業の場合は申請者の住所地、製造業の場合は製造所の所在地の都道府県知事を経由して行うこととされています（法第23条の41）。

2）製造販売業の許可

製造販売業の許可からみてみましょう。

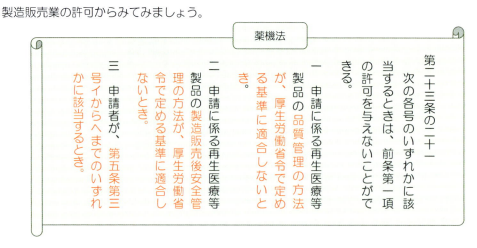

薬機法

第二十三条の二十一　次の各号のいずれかに該当するときは、前条第一項の許可を与えないことができる。
一　申請に係る再生医療等製品の品質管理の方法が、厚生労働省令で定める基準に適合しないとき。
二　申請に係る再生医療等製品の製造販売後安全管理の方法が、厚生労働省令で定める基準に適合しないとき。
三　申請者が、第五条第三号イからへまでのいずれかに該当するとき。

すなわち、「薬機法第23条の21」によれば、製造販売業の許可の要件は三つです。

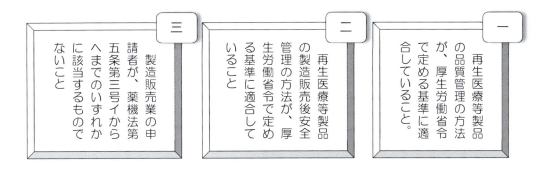

（1）医薬品、医薬部外品、化粧品及び再生医療等製品の品質管理の基準（GQP）に適合していること

　製造販売業の許可要件の第1は、品質管理基準に適合することです。

　「品質管理に関する基準」は、GQP省令で定められています。

　GQPは、Good Quality Practiceの頭文字をとって、そう呼ばれていますが、正式名称は「医薬品、医薬部外品、化粧品及び再生医療等製品の品質管理の基準に関する省令」（厚生労働省令平成16年第136号）です。

　これとよく似た名前の基準に、「再生医療等製品の製造管理及び品質管理の基準に関する省令」（平成26年厚生労働省令第93号）があります。「Good Gene, Cellular and Tissue-based Products Manufacturing Practice」（Good Cell/Tissue Practice）の頭文字をとって、GCTP基準と呼ばれています。

　これは、医薬品の、「医薬品及び医薬部外品の製造管理及び品質管理の基準に関する省令」（Good Manufacturing Practice、GMP省令）に相当する基準です。

■GQPとGCTP

　それでは、二つの基準は、どう違うのでしょう。

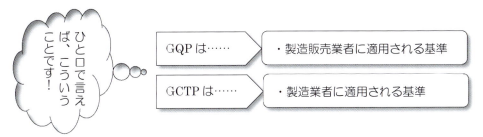

　前述したように、製造販売業者は、医薬品や再生医療等製品を外部委託して製造したり、輸入することができるわけですが、製品の品質に責任を持たねばなりません。そのため製造販売業者が、製造業者における製造工程等を管理するための基準として、「GQP基準」が制定されました。

　一方、「GCTP」の方は、製造業者自身が製造及び品質を管理するための基準です。同時にそれは、本章P52で説明したように、再生医療等製品の「承認要件」でもあります。

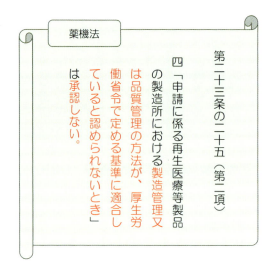

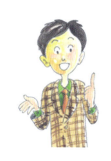

GQP 及び、GCTP の内容については次章で紹介します。

薬機法

第二十三条の二十五（第二項）

四　「申請に係る再生医療等製品の製造所における製造管理又は品質管理の方法が、厚生労働省令で定める基準に適合していると認められないとき」は承認しない。

（2）再生医療等製品の製造販売後安全管理の方法が、厚生労働省令で定める基準に適合していること

　二つ目の製造販売業許可の要件は、「製造販売後安全管理の方法」に関する基準です。

　この基準は、「医薬品、医薬部外品、化粧品、医療機器及び再生医療等製品の製造販売後安全管理の基準に関する省令」（平成 16 年厚生労働省令第 135 号）によって定められています。英語の Good Vigilance Practice の頭文字をとって GVP 省令と呼ばれています。

　GVP は、文字通り、再生医療等製品が製造販売後の安全性を管理するための製造販売業者が遵守すべき基準です。基準名からわかるように、既定の医薬品、医薬部外品、化粧品及び医療機器の GVP に再生医療等製品に関する規定を追加したものです。

　この GVP 基準に適合していることが、製造販売業許可の要件です。

　GVP の詳細については、「第 7 章：再生医療等製品の製造販売後安全対策」で、紹介することにします。

（3）製造販売業の申請者が、薬機法第五条第三号イからヘまでのいずれかに該当するものでないこと

　これは、製造販売業という企業体ではなく、製造販売業の許可申請者の個人的な資格を問うものです。「薬機法第第五条第三号イからヘ」とは、次ページのような規定です。

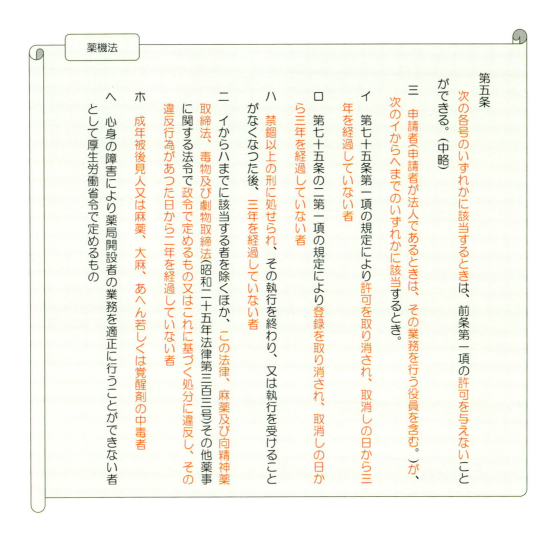

薬機法

第五条　次の各号のいずれかに該当するときは、前条第一項の許可を与えないことができる。（中略）

三　申請者申請者が法人であるときは、その業務を行う役員を含む。）が、次のイからヘまでのいずれかに該当するとき。

イ　第七十五条第一項の規定により許可を取り消され、取消しの日から三年を経過していない者

ロ　第七十五条の二第一項の規定により登録を取り消され、取消しの日から三年を経過していない者

ハ　禁錮以上の刑に処せられ、その執行を終わり、又は執行を受けることがなくなった後、三年を経過していない者

ニ　イからハまでに該当する者を除くほか、この法律、麻薬及び向精神薬取締法、毒物及び劇物取締法（昭和二十五年法律第三百三号）その他薬事に関する法令で政令で定めるもの又はこれに基づく処分に違反し、その違反行為があつた日から二年を経過していない者

ホ　成年被後見人又は麻薬、大麻、あへん若しくは覚醒剤の中毒者

ヘ　心身の障害により薬局開設者の業務を適正に行うことができない者として厚生労働省令で定めるもの

　上記の規定は、薬局の許可申請者に関する規定ですが、医薬品や再生医療等製品の製造販売業の許可申請者にも適用されます。

　薬機法違反を犯した者（イ、ロ）、何らかの法律違反を犯し禁錮以上の刑（死刑、懲役、禁錮）を科せられた者（ハ）、薬機法の他、麻薬及び向精神薬取締法等の薬事関係法規に違反した者（ニ）、その他成年被後見人や麻薬等の中毒者、心身の障害で業務を適正に行うことができない者として厚生労働省令で定めるもの（ホ、ヘ）には、製造販売業の許可は与えられません。

■再生医療等製品総括製造販売責任者の設置

　製造販売業者は、再生医療等製品の製造管理、品質管理から製造販売後の安全管理まで責任を負わなければなりませんが、これを適正に行わせるため、次ページのように定めています。

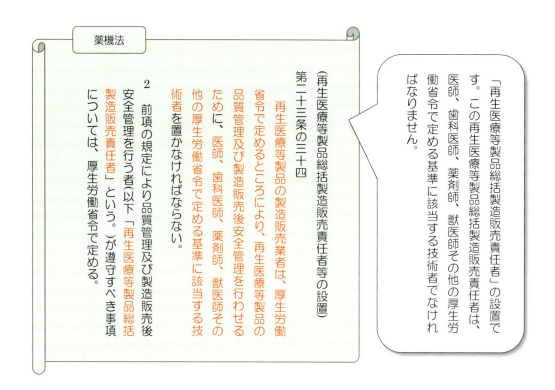

厚生労働省令で定める再生医療等製品の総括製造販売責任者の基準は次の通りです。

■再生医療等製品総括製造販売責任者の基準

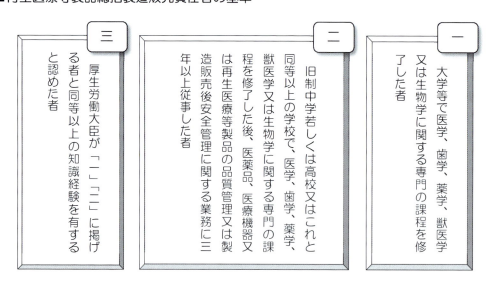

3）製造業の許可

次に再生医療等製品の製造業の許可です。

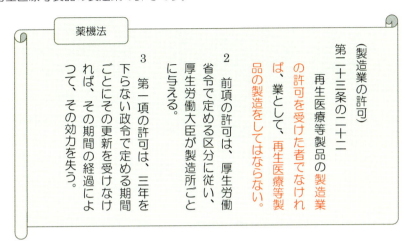

薬機法

（製造業の許可）
第二十三条の二十二　再生医療等製品の製造業の許可を受けた者でなければ、業として、再生医療等製品の製造をしてはならない。

2　前項の許可は、厚生労働省令で定める区分に従い、厚生労働大臣が製造所ごとに与える。

3　第一項の許可は、三年を下らない政令で定める期間ごとにその更新を受けなければ、その期間の経過によって、その効力を失う。

再生医療等製品の製造をするためには、製造所ごとに許可を受けなければなりません。

この製造所の許可権限は、厚生労働省の地方厚生局長に委任されています（薬機法施行規則第281条）。したがって、製造所の許可の申請は、地方厚生局に行うことになります。

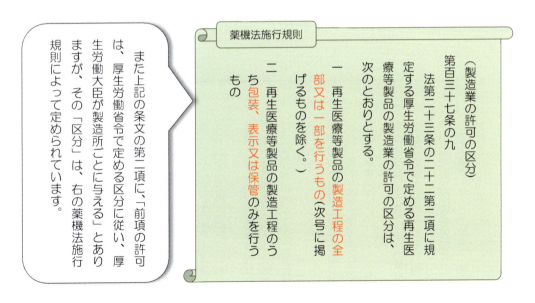

薬機法施行規則

（製造業の許可の区分）
第百三十七条の九　法第二十三条の二十二第二項に規定する厚生労働省令で定める再生医療等製品の製造業の許可の区分は、次のとおりとする。

一　再生医療等製品の製造工程の全部又は一部を行うもの（次号に掲げるものを除く。）

二　再生医療等製品の製造工程のうち包装、表示又は保管のみを行うもの

また上記の条文の第二項に、「前項の許可は、厚生労働省令で定める区分に従い、厚生労働大臣が製造所ごとに与える」とありますが、その「区分」は、右の薬機法施行規則によって定められています。

再生医療等製品を外国から輸入する場合、その製品を日本国内向け包装に替える、あるいは表示を日本語表記にする、などの行為は「製造」に含まれますが、既に日本向け包装になっており、表示、添付文書も日本語表記になっているため、単にその輸入した製品を保管するのみの場合も「製造」に該当するということです。

■製造業の許可の要件

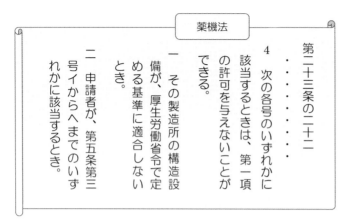

```
                    薬機法
第二十三条の二十二
‥‥‥‥
4  次の各号のいずれかに該当するときは、第一項の許可を与えないことができる。
一  その製造所の構造設備が、厚生労働省令で定める基準に適合しないとき。
二  申請者が、第五条第三号イからヘまでのいずれかに該当するとき。
```

製造業の許可の要件については、左の通りです。

左記二の要件は、製造販売業の場合と同じです。前述（P63）の（法第5条の条文を参照してください。申請者が、薬事法等の法令違反を犯し、一定以上の処分を受け一定以上の年月を経ていない場合は、製造業の許可は与えられません。

■再生医療等製品の製造所の構造設備基準

上記一の「厚生労働省令で定める基準」は、厚生労働省令により定められています。「薬局等構造設備規則」（平成26年7月30日厚生労働省令第87号）といいます。

薬局等構造設備規則は、薬局、店舗販売業（医薬品の小売販売業）、医療機器の販売業・貸与業・修理業、再生医療等製品の製造業・販売業の構造設備の基準を定める規則で、その第4節に再生医療等製品の製造所について定められています。ここではいくつか例として主な項目を挙げてみます。

○ 当該製造所の製品を製造するのに必要な設備及び器具を備えていること。

○ 製品等及び資材の混同及び汚染を防止し、円滑かつ適切な作業を行うのに支障のないよう配置されており、かつ、清掃及び保守が容易なものであること。

○ 作業所のうち、動物又は微生物を用いる試験を行う区域及び製品の製造に必要のない動物組織又は微生物を取り扱う区域は、当該製品の製造を行う他の区域から明確に区別されており、かつ、空気処理システムが別系統にされていること。

○ 作業所のうち、無菌操作を行う区域は、フィルターにより処理された清浄な空気を供し、かつ、適切な差圧管理を行うために必要な構造及び設備を有すること。

○ 作業所のうち、病原性を持つ微生物等を取り扱う区域は、適切な陰圧管理を行うために必要な構造及び設備を有すること。

○ 製造に使用する動物の飼育室と試験検査に使用する動物の飼育室をそれぞれ有していること。

○ 使用動物に抗原等を接種する場合には、接種室を有していること。この場合、接種室は動物の剖検室と分離されていること。

■ 包装等区分の製造所の構造設備

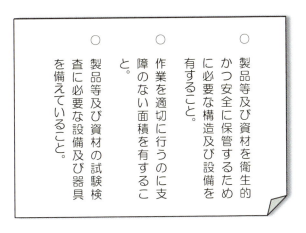
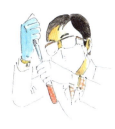

○ 製品等及び資材を衛生的かつ安全に保管するために必要な構造及び設備を有すること。
○ 作業を適切に行うのに支障のない面積を有すること。
○ 製品等及び資材の試験検査に必要な設備及び器具を備えていること。

■ 再生医療等製品製造管理者の設置

再生医療等製品の製造管理、品質管理を的確に行うために、薬機法では次のように、製造所ごとに「再生医療等製品製造管理者」を設置するよう定めています。

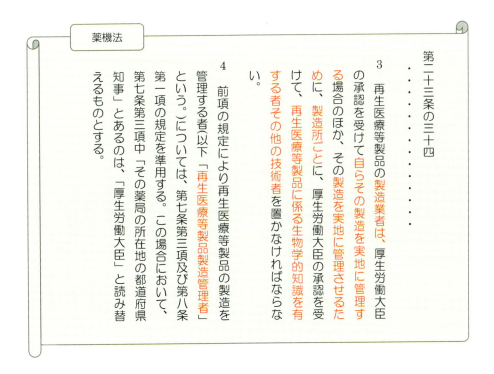

薬機法

第二十三条の三十四

3 再生医療等製品の製造業者は、厚生労働大臣の承認を受けて自らその製造を実地に管理する場合のほか、その製造を実地に管理させるために、製造所ごとに、厚生労働大臣の承認を受けて、再生医療等製品に係る生物学的知識を有する者その他の技術者を置かなければならない。

4 前項の規定により再生医療等製品の製造を管理する者（以下「再生医療等製品製造管理者」という。）については、第七条第三項及び第八条第一項の規定を準用する。この場合において、第七条第三項中「その薬局の所在地の都道府県知事」とあるのは、「厚生労働大臣」と読み替えるものとする。

5. 外国における再生医療等製品の特例承認と外国製造業者の認定

外国で製造された再生医療等製品を輸入して販売する場合について、薬機法では特例的な制度を定めています。

「輸入し、販売」する場合も、「製造販売」に当たることは、既に述べました。

そこで、外国の再生医療等製品のメーカーは、日本国内の企業にその製造販売権を譲り、若しくは自ら日本国内に事業所（日本支店等）を持って承認を受けることもできるのですが、薬機法では、左のように、外国の再生医療等製品の製造、販売に係る者が、「外国に居たまま」製造販売の承認を受けることができる、という制度を設けています。

> **薬機法**
>
> （外国製造再生医療等製品の製造販売の承認）
> 第二十三条の三十七　厚生労働大臣は、再生医療等製品であつて本邦に輸出されるものにつき、外国においてその製造等をする者から申請があつたときは、品目ごとに、その者が第三項の規定により選任した再生医療等製品の製造販売業者に製造販売をさせることについての承認を与えることができる。

医薬品についても同様の特例が設けられています。この制度ができる以前は、外国から医薬品を「輸入する」場合、日本国内の製薬企業、若しくは外国の製薬企業が国内に事業所（日本支店など）を設け、「輸入販売承認」を取ることとなっていました。しかし、「製造販売」に"輸入して販売する"ことが含まれるという形となり、この特例制度が設けられました。

製造販売承認は、その再生医療等製品を製造販売しようとする者、つまり製造販売業者が受けるべきですが、それが外国に事業所を持つものである場合、外国にいたまま承認を認めるのがこの特例制度です。

その場合の承認とは、「選任した再生医療等製品の製造販売業者に、その再生医療等製品を製造販売をさせることについての承認」です。

この外国特例承認の審査は、もちろん国内企業の承認申請と全く同じ審査を受けることとなります。外国特例承認の申請資料も全く同様の資料が必要であり、非臨床試験、臨床試験データは、GLP、GCP に適合するものでなければなりません。

> **薬機法**
>
> 第二十三条の三十七
> ・・・・・・
> 3　第一項の承認を受けようとする者は、本邦内において当該承認に係る再生医療等製品による保健衛生上の危害の発生の防止に必要な措置を採らせるため、再生医療等製品の製造販売業者を当該承認の申請の際選任しなければならない。

本章 P51 で、再生医療等製品の製造販売承認の要件として、次の事項をクリアしていなければならないと説明しました（第 23 条の 25 第 2 項）。

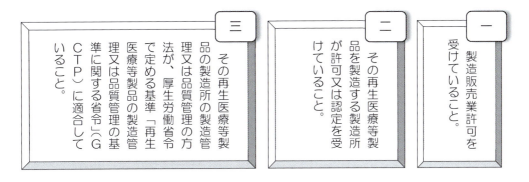

一　製造販売業許可を受けていること。

二　その再生医療等製品を製造する製造所が許可又は認定を受けていること。

三　その再生医療等製品の製造所の製造管理又は品質管理の方法が、厚生労働省令で定める基準「再生医療等製品の製造管理又は品質管理の基準に関する省令」（GCTP）に適合していること。

■再生医療等製品製造販売業者の選任

　本来なら、再生医療等製品の承認を得るためには、申請者が自ら「製造販売業許可」を受けなければなりません。製造販売承認取得者が外国にいたまま「製造販売業許可」を受けたのでは、日本国内で発生するかもしれない「再生医療等製品による保健衛生上の危害の発生」に対処することは困難であり、「元売り」としての責任を果たすことはできないからです。そこで、日本国内の他の者を、「製造販売業者」として「選任」し、その者に「製造販売業許可」を取らせる「選任製造販売業者」の制度が設けられました。選任製造販売業者は、その外国製造再生医療等製品の製造販売ができます。

■再生医療等製品外国製造業者の認定

　次に、もう一つ、外国にある再生医療等製品の「製造所」について、構造設備や専門技術を持った従業員が確保できているのか、その製造管理、品質管理が適切に行われていることを確認する必要があります。では、外国にある製造所についてどのようにそれをチェックするか、薬機法は右のように定めています。

　国内の製造所の場合は製造業の「許可」ですが、「再生医療等製品外国製造業者」の場合は、「認定」とされています。

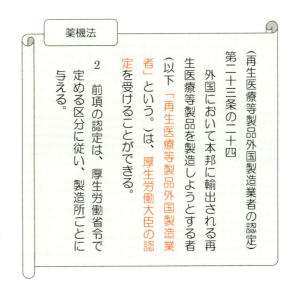

薬機法

（再生医療等製品外国製造業者の認定）
第二十三条の二十四　外国において本邦に輸出される再生医療等製品を製造しようとする者（以下「再生医療等製品外国製造業者」という。）は、厚生労働大臣の認定を受けることができる。
2　前項の認定は、厚生労働省令で定める区分に従い、製造所ごとに与える。

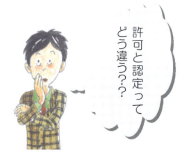

「許可」と「認定」はどう違うのでしょう。

「許可」は、法律上は、「法令などによって一般的に禁止されている行為を特定の場合に解除する行為のこと」とされています。日本では、薬機法により、医薬品や再生医療等製品を自由に作って販売することはできません。行政庁の許可を受けてはじめて製造することができます。しかし外国の製造所は、その所在する国の法令によっているわけですから、日本の法令によって許可するとかしないとか、その処置を決めることはできません。

しかし、外国の製造所が、日本の薬機法で定める構造設備規則とか GCTP 基準に適合しているかどうかを審査し、評価することはできます。「認定」は、「ある事項についての適合性を評価し、その業務を行う能力を公式に実証する」ということです。

そこで、薬機法では、外国の製造所については、「許可」に代えて、「認定」することとしているわけです。

以上から、外国において製造された再生医療等製品を製造販売する場合は、次のようなものが必要になります。

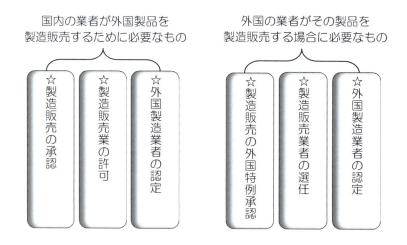

6. 企業合併や相続の際の製造販売承認の「承継制度」

競争の激しい資本主義社会では、企業の吸収、買収、合併は日常的に起きています。あるいは、個人企業では親から子への相続により、新たに法人を立ち上げるなども別に珍しいことではありません。経済がグローバル化している今日では、外資系の企業が日本に進出し、日本企業に与えていた販売権を取り戻し、外資企業自身で製造販売することも増えています。

そのような、医薬品や再生医療等製品の製造販売の主体が変わってしまった場合、「承認」はどうなってしまうのでしょうか。新たに製造販売をしようとする者が、改めて承認の取り直しをしなければならないのでしょうか。

薬機法では、そのような場合、「製造販売承認の承継制度」を設けています。

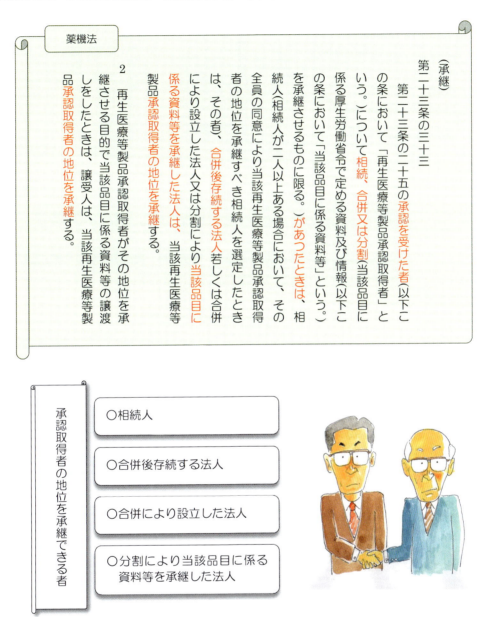

薬機法

（承継）
第二十三条の三十三　第二十三条の二十五の承認を受けた者（以下この条において「再生医療等製品承認取得者」という。）について相続、合併又は分割（当該品目に係る厚生労働省令で定める資料及び情報（以下この条において「当該品目に係る資料等」という。）を承継させるものに限る。）があったときは、相続人（相続人が二人以上ある場合において、その全員の同意により当該再生医療等製品承認取得者の地位を承継すべき相続人を選定したときは、その者。）、合併後存続する法人若しくは合併により設立した法人又は分割により当該品目に係る資料等を承継した法人は、当該再生医療等製品承認取得者の地位を承継する。

2　再生医療等製品承認取得者がその地位を承継させる目的で当該品目に係る資料等の譲渡しをしたときは、譲受人は、当該再生医療等製品承認取得者の地位を承継する。

承認取得者の地位を承継できる者
○相続人
○合併後存続する法人
○合併により設立した法人
○分割により当該品目に係る資料等を承継した法人

　この場合、承認申請の際に厚生労働省に提出した添付資料等の全てが製造販売承認の取得者から、承認を承継する者に、譲渡されなければなりません。
　承認を承継した者は、その旨を厚生労働大臣に届け出ることとされています。

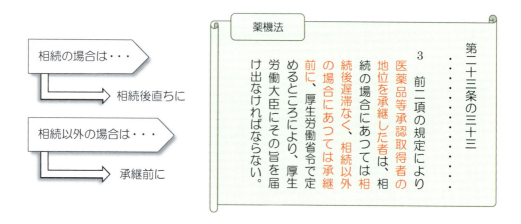

7.再生医療等安全法による「特定細胞加工物」の製造

第2章で、再生医療等安全法について説明したように、同法では、薬機法に基づく再生医療等製品の許可とは別に、「特定細胞加工物」の製造の許可制度について定めています。

右の条文を復習してみましょう。

> 特定細胞加工物を製造しようとする者は、厚生労働大臣の許可を受けなければならない、とされています。ただし、「第40条第1項の規定に該当する場合」は除くとされています。

【薬機法】

第二十三条の三十三
……………………
3　前二項の規定により医薬品等承認取得者の地位を承継した者は、相続の場合にあっては相続後遅滞なく、相続以外の場合にあっては承継前に、厚生労働省令で定めるところにより、厚生労働大臣にその旨を届け出なければならない。

【再生医療等安全法】

（特定細胞加工物の製造の許可）
第三十五条　特定細胞加工物の製造をしようとする者（第四十条第一項の規定に該当する者を除く。）は、厚生労働省令で定めるところにより、細胞培養加工施設ごとに、厚生労働大臣の許可を受けなければならない。

【再生医療等安全法】

（特定細胞加工物の製造の届出）
第四十条　細胞培養加工施設（病院若しくは診療所に設置されるもの、医薬品医療機器等法第二十三条の二十二第一項の許可（厚生労働省令で定める区分に該当するものに限る。）を受けた製造所に該当するもの又は移植に用いる造血幹細胞の適切な提供の推進に関する法律第三十条の臍帯血供給事業の許可を受けた者が臍帯血供給事業の用に供するものに限る。以下この条において同じ。）において特定細胞加工物の製造をしようとする者は、厚生労働省令で定めるところにより、次に掲げる事項を厚生労働大臣に届け出なければならない。（以下、略）

まず、再生医療等安全法では、「特定細胞加工物」を、次のように定義しています。

> 「特定細胞加工物」とは、再生医療等に用いられる細胞加工物のうち再生医療等製品であるもの以外のもの
>
> ――再生医療等安全法第二条より

　では、「再生医療等製品以外もの」とは何か、ということですが、病院や診療所で再生医療等を行う場合、メーカーから再生医療等製品を購入して使用する場合もありますが、病院、診療所内で、再生医療を受ける患者自身から細胞を採取して、あるいは他のドナーから細胞の提供を受けて、医療機関の中でそれを加工するか、もしくは他の研究所、製造所などに依頼して加工して使用することもあります。そのような細胞加工物は、未だ厚生労働省など第三者の評価を受けていないものであり、「特定細胞加工物」として再生医療等製品とは区別しているわけです。

　そこで、「特定細胞加工物」の製造については次のように整理できます。

① 特定細胞加工物を製造しようとする者は、細胞培養加工施設ごとに厚生労働大臣に届け出なければならない。
　　i 病院又は診療所が設置した細胞培養加工施設
　　ii 「医薬品医療機器等法」により許可を受けた再生医療等製品の製造所
　　iii 「移植に用いる造血幹細胞の適切な提供の推進に関する法律」により許可を受けた者が臍帯血供給事業の用に供するもの

② 右以外の施設に委託して製造する場合、その委託を受けて製造をしようとする者は、細胞培養加工施設ごとに厚生労働大臣の許可を受けなければならない。

　つまり、薬機法により「再生医療等製品の製造業」の許可を受けた製造所（上記①ⅱ）においては、厚生労働大臣に届け出ることにより、医療機関の委託を受けて「特定細胞加工物」を製造することができます。

第4章 製造と製造販売

1. 製造の管理、品質の管理

再生医療等製品の製造販売承認、そして製造販売業許可及び製造業許可を受け、いよいよ再生医療等製品の製造です。製品にとって最も重要なことは、「品質の確保」です。

そのために次の二つの制度が作られていることを前章で紹介しました。

①
「医薬品、医薬部外品、化粧品及び再生医療等製品の品質管理の基準に関する省令」
（平成16年厚生労働省令第136号）

（Good Quality Practice、GQP省令）

GQPは、製造販売業者に適用される基準

②
「再生医療等製品の製造管理及び品質管理の基準に関する省令」
（平成26年厚生労働省令第93号）

（Good Cell/Tissue Practice、GCTP省令）

GCTPは製造業者に適用される基準

GCTPについて　　GCTPの冒頭では次のように定めています。

○ 再生医療等製品の製造販売業者は、GCTPに基づいて製造業者に製造所における製造管理及び品質管理を行わせなければならない。

○ 再生医療等製品の製造業者は、GCTPに基づいて製造所における製造管理及び品質管理を行わなければならない。

〜GCTPは、製造販売の承認要件であり、かつ製造業者が順守すべき製造及び品質管理の基準〜

GQPについて　　一方、GQPは、製造販売業者が、製造業者がGCTPに基づいて製造管理及び品質管理を適切に行っているか監視することも含め、出荷後の不良品等が発生した場合の措置まで、再生医療等製品の品質管理の全般を定めた基準、と考えてよいでしょう。

次に、二つの基準の仕組みを見てゆきましょう。

1）製造販売業者における再生医療等製品の品質の管理

　薬機法第23条の21では、製造販売業の許可の基準として、「再生医療等製品の品質管理の方法が、厚生労働省令で定める基準に適合」しなければならない、と定めています。その基準が厚生労働省令で定められた「医薬品、医薬部外品、化粧品及び再生医療等製品の品質管理の基準」、Good Quality Practice（GQP）です。

　もともとGQPは、医薬品や医薬部外品等の品質管理の基準として作られていました。再生医療等製品の品質管理基準は、その既存のGQP基準に追加する形で制定されました。

　したがって基準は、「医薬品、医薬部外品、化粧品及び再生医療等製品の品質管理の基準に関する省令」で定められています(医療機器については、別に定められた基準に移行)。

〜〜〜以下は、GQPのうち、再生医療等製品に係る主な規定です〜〜〜

■GQP

【組織】
① 再生医療等製品製造販売業者は、品質管理業務の統括に係る部門として「品質保証部門」を置く。
② 品質保証部門には「品質保証責任者」を置く。
③ 再生医療等製品総括製造販売責任者は、品質保証責任者を監督する。
④ 品質保証部門は、販売に係る部門から独立していること。

【マニュアルの作成】
① 製造販売業者は、再生医療等製品の品目ごとに、製造販売承認事項その他品質に係る必要な事項を記載した「品質標準書」を作成する。
② 製造販売業者は、品質管理業務を適正かつ円滑に実施するため、次に掲げる手順に関する「品質管理業務手順書」を作成する。
ⅰ）市場への出荷の管理に関する手順
ⅱ）適正な製造管理及び品質管理の確保に関する手順
ⅲ）品質等に関する情報及び品質不良等の処理に関する手順
ⅳ）回収処理に関する手順
ⅴ）自己点検に関する手順
ⅵ）教育訓練に関する手順
ⅶ）医薬品の貯蔵等の管理に関する手順
ⅷ）文書及び記録の管理に関する手順
ⅸ）安全管理統括部門その他の品質管理業務に関係する部門又は責任者との相互の連携に関する手順
ⅹ）その他品質管理業務を適正かつ円滑に実施するために必要な手順

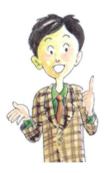

製造業者との取り決め

○ 製造販売業者は、製造業者等における製造管理及び品質管理の適正かつ円滑な実施を確保するため、製品の製造業者等と取り決めを行い、これを品質管理業務手順書等に記載しておく。

市場への出荷の管理

○ 「製造販売業者は、品質管理業務手順書等に基づき、製造管理及び品質管理の結果が適正に評価され、市場への出荷の可否の決定が適正かつ円滑に行われていることを確保するとともに、適正に当該決定が行われるまで医薬品を市場へ出荷してはならない。

適正な製造管理及び品質管理の確保

○ 製造販売業者は、品質管理業務手順書等に基づき、品質保証部門のあらかじめ指定した者に、製造業者等における製造管理及び品質管理が適正かつ円滑に実施されていることを定期的に確認し、その結果に関する記録を作成する。

品質等に関する情報、品質不良等の処理、回収等

○ 製造販売業者は、品質管理業務手順書等に基づき、品質保証責任者に、品質情報の検討、医薬品の品質、有効性及び安全性に与える影響並びに人の健康に与える影響の評価、原因を究明、所要の措置を講じさせる。

自己点検

○ 製造販売業者は、品質管理業務手順書等に基づき、あらかじめ指定した者に、品質管理業務について定期的に自己点検を行わせ、その結果の記録を作成する。

教育訓練

○ 製造販売業者は、あらかじめ指定した者に、教育訓練計画にしたがい、品質管理業務に従事する者に対する教育訓練を実施させ、その記録を作成させる。

= 参考 = **製造販売業における三役**

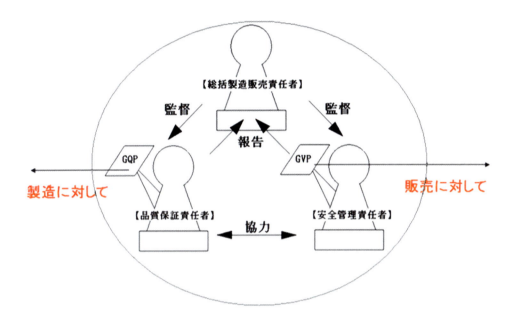

2) 製造業における製造管理及び品質の管理

再生医療等製品製造業者の重要な基準は、「再生医療等製品の製造管理及び品質管理の基準」GCTP（Good Gene, Cellular and Tissue-based Products Manufacturing Practice、Good Cell/Tissue Practice）です。

このGCTPは、右のように製造販売承認の要件の一つとなっていることも既に紹介しました。

そして、薬機法施行規則では、次ページのように、製造業者はGCTPに従って製造管理及び品質管理を行わなければならない、と定めています。

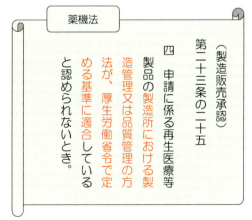

薬機法

（製造販売承認）
第二十三条の二十五
四　申請に係る再生医療等製品の製造所における製造管理又は品質管理の方法が、厚生労働省令で定める基準に適合しているものと認められないとき。

第4章 製造と製造販売

> **薬機法施行規則**
>
> （製造管理又は品質管理の方法の基準への適合）
> 第百三十七条の五十八 再生医療等製品の製造業者又は法第二十三条の二十四第一項の認定を受けた再生医療等製品外国製造業者（以下「認定再生医療等製品外国製造業者」という。）は、その製造所における製造管理又は品質管理の方法を、法第二十三条の二十五第二項第四号に規定する厚生労働省令で定める基準に適合させなければならない。

（吹き出し）この規定は、再生医療等製品外国製造業者にも適用されます。すなわち、GCTPは、再生医療等製品を外国から輸入する場合に、その製品の外国製造所にも適用される、ということです。

　そして、GCTPでは、「製造業者は、その製造管理及び品質管理を行うに当たっては、「品質リスクマネジメントの活用を考慮すること」としています。

　品質リスクマネジメントとは、GCTPでは、「製品の初期開発から製造販売が終了するまでの全ての過程で、製品の品質に対するリスクを考慮して、手順にしたがって評価、管理すること」だと定義しています。GCTPは、再生医療等製品の特性を踏まえて、まさに「品質リスクマネジメント」の手順を定めており、GCTPを遵守することが、「品質リスクマネジメントを活用する」ということに他なりません。

　では、次に、GCTPの仕組みを見ていきましょう。

■GCTP

> **組　織**
>
> ① 製造業者は、その製造所における「製造管理者」を配置する。
>
> ② その製造管理者の下に、「製造部門」（製造管理に係る部門）と「品質部門」（品質管理に係る部門）を置き、それぞれの部門に責任者を置く。
>
> 　「品質部門」は、「製造部門」から独立していなければならない。
>
> ③ 製造業者は、製造所の組織、規模及び業務の種類等に応じ、適切な人数の責任者を配置しなければない。

> マニュアルの作成

① 製造業者は、製品ごと、及び製造所ごとに、「製品標準書」を作成し、品質部門の承認を受ける。

② 製造業者は、製造所ごとに「衛生管理基準書」、「製造管理基準書」及び、「品質管理基準書」を作成し、保管しなければならない。

③ 製造業者は、製造所ごとに、次に関する「手順書」を作成し、保管しなければならない。

- 製造所からの出荷に関する手順
- バリデーション又はベリフィケーションに関する手順
- 製品の品質の照査に関する手順
- 製造に関する手順書等の変更の管理に関する手順
- 製造に関する手順書等からの逸脱した場合の管理に関する手順
- 品質等に関する情報、品質不良等の処理に関する手順
- 回収処理に関する手順
- 自己点検に関する手順
- 教育訓練に関する手順
- 文書、記録の管理に関する手順
- その他

> 構造設備の管理

① 作業室又は作業管理区域は、製品の種類、構造、特性及び製造工程に応じ、清浄の程度を維持管理できる構造及び設備を有すること。

② 製品の種類、構造及び製造工程に応じ、じんあい又は微生物による汚染を防止するのに必要な構造及び設備を有していること。

③ 無菌操作を行う区域は、フィルターにより処理された清浄な空気を供し、かつ、適切な差圧管理を行うために必要な構造設備を有すること。

④ 原料の秤量作業、製品の調製作業、製品の充填作業又は容器の閉塞作業を行う作業室は、当該作業室の職員以外の者の通路とならないように造られていること。

⑤ 作業所には、他から明確に区別された室において、次に掲げる設備を設けること。

  イ 細胞又は微生物等の貯蔵設備
  ロ 製造又は試験検査に使用する動物で微生物等を接種した後のものを管理する設備
  ハ 製造又は試験検査に使用する動物を処理する設備
  ニ 細胞又は微生物等を培地等に移植する設備
  ホ 細胞又は微生物等を培養する設備
  ヘ 培養した細胞又は微生物等の採取、不活化、殺菌等を行う設備
  ト 製造又は試験検査に使用した器具器械等について消毒を行う設備

製造管理・品質管理

- 製造業者は、製造部門に、手順書等に基づき、製造指図書を作成し、製造管理に係る業務を適切に行わせなければならない。
- 製造業者は、品質部門に、手順書等に基づき、製品の品質管理に関する業務を計画的に適切に行わせなければならない。

製品の品質の照査

- 製造業者は、あらかじめ指定した者に、定期的、又は随時、製品の照査を行わせる。その結果については、品質部門に報告し、確認を受ける。

製造所からの出荷の管理

- 製造業者等は、品質部門に、手順書等に基づき、製造管理及び品質管理の結果を適切に評価し、製品の製造所からの出荷の可否を決定する業務を行わせなければならない。

回収処理

- 製造業者等は、製品の品質等に関する理由により回収が行われるときは、あらかじめ指定した者に、手順書等に基づき、行わせなければならない。

バリデーション、ベリフィケーションについて

- 製造業者は、あらかじめ指定した者に、手順書に基づき、バリデーション又はベリフィケーションを行わせなければならない。
- 製造業者は、バリデーション又はベリフィケーションの結果、必要な場合は、あらかじめ指定した者に、手順書に基づき、製造管理又は品質管理に関し、改善等必要な処置をとり、記録を作成し、保管しなければならない。

☆バリデーション：

製造所の構造設備、手順、工程等の製造管理及び品質管理が、期待された結果を与えることを検証し、文書にすること。

☆ベリフィケーション：

製造手順等が期待される効果を与えることを確認し、文書とすること。

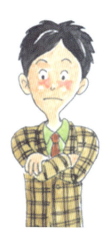

第4章 製造と製造販売

GQPとGCTPの流れ（イメージ図）

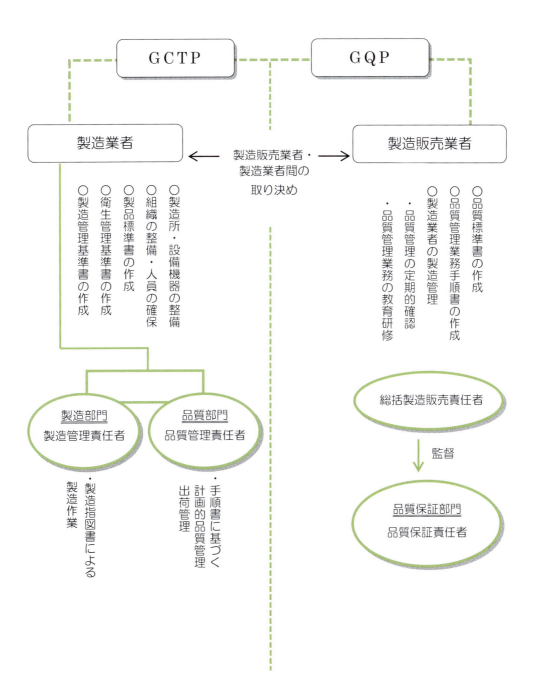

2. 再生医療等製品に関する記録及び保存

　再生医療等製品については、人の細胞等を利用するものであることから、血液製剤などと同様、原材料に由来する感染症等のおそれも否定できません。そこで、そうした事例が発生した場合に、速やかにその流通経路、販売先を追跡できるような体制が重要です。

　そこで、薬機法では、次のように、再生医療等製品の製造販売承認取得者(製造販売業者)、選任外国製造再生医療等製品製造販売業者に対し製造販売の記録とその保存について定めています。

　なお、この再生医療等製品の流通の追跡（トレーサビリティ）については、第7章で改めて説明します。

> **薬機法**
>
> （再生医療等製品に関する記録及び保存）
> 第六十八条の七
> 　再生医療等製品につき第二十三条の二十五の承認を受けた者又は選任外国製造再生医療等製品製造販売業者(以下この条及び次条において「再生医療等製品承認取得者等」という。)は、再生医療等製品を譲り受けた再生医療等製品の製造販売業者若しくは販売業者又は病院、診療所若しくは飼育動物診療施設の開設者の氏名、住所その他の厚生労働省令で定める事項を記録し、かつ、これを適切に保存しなければならない。

3. 再生医療等製品を輸入する際の届け出

　再生医療等製品を輸入し販売する場合も製造販売業の許可、製造業の許可が必要ですが、さらに、製造業者は、実際に再生医療等製品を輸入する場合、その製品を通関する時までに厚生労働大臣に届け出ることとされています。

　通関とは、税関の審査を受けることですから、再生医療等製品を輸入する都度、あらかじめ、厚生労働大臣に届け出しなければなりません。なお、「製造のため」とは、その製品の「包装、表示、若しくは保管」を含めています。（第3章 P65 参照）

> **薬機法施行規則**
>
> （製造のための再生医療等製品の輸入に係る届出）
> 第百三十七条の五十七
> 　製造のために再生医療等製品を、業として、輸入しようとする製造業者は、通関のときまでに、次に掲げる事項を厚生労働大臣に届け出なければならない。
> 　一　製造業者の氏名及び住所
> 　二　製造業の許可の区分、許可番号及び許可年月日
> 　三　輸入しようとする品目の名称
> 　四　当該品目を製造する製造所の名称及び所在地
> 　五　前号の製造所が受けている再生医療等製品外国製造業者の認定の区分、認定番号及び認定年月日

4.再生医療等製品の国家検定

　国家検定制度は、医薬品や医療機器が市場に出荷される前に、国の試験検査機関においてその品質等について検査する制度です。国家検定の対象は、厚生労働大臣が指定することとなっており、現在は、医薬品のうち、ワクチン、血液製剤などの生物学的製剤が、国家検定の対象に指定されています。

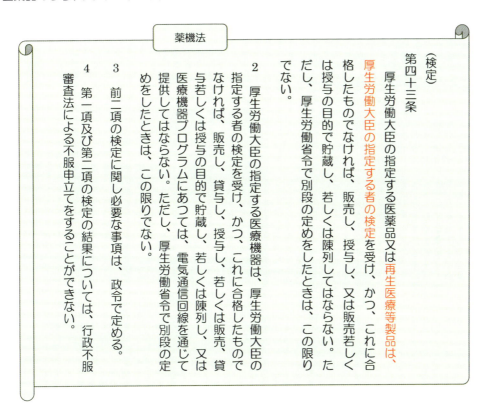

薬機法

（検定）
第四十三条　厚生労働大臣の指定する医薬品又は再生医療等製品は、厚生労働大臣の指定する者の検定を受け、かつ、これに合格したものでなければ、販売し、授与し、又は販売若しくは授与の目的で貯蔵し、若しくは陳列してはならない。ただし、厚生労働省令で別段の定めをしたときは、この限りでない。

2　厚生労働大臣の指定する医療機器は、厚生労働大臣の指定する者の検定を受け、かつ、これに合格したものでなければ、販売し、貸与し、授与し、若しくは貸与若しくは授与の目的で貯蔵し、若しくは陳列し、又は医療機器プログラムにあつては、電気通信回線を通じて提供してはならない。ただし、厚生労働省令で別段の定めをしたときは、この限りでない。

3　前二項の検定に関し必要な事項は、政令で定める。

4　第一項及び第二項の検定の結果については、行政不服審査法による不服申立てをすることができない。

　再生医療等製品についても、ヒトの細胞を利用することから品質の均質性を保つことが難しいことが指摘されていますので、国家検定の制度が採用されました。検定品目に指定された場合、検定に合格しなければ出荷できません。

　製造販売業者は、再生医療等製品のロットごとに、自家試験の記録を記載した書類を添えて国家検定申請書を検定機関に提出して検定を受けます。再生医療等製品の検定期間は、国立医薬品食品衛生研究所です（施行規則第197条の11）。

　国家検定に合格した製品については、「検定合格年月日」を表示することとなっています。また国立医薬品食品衛生研究所のホームページに、合格した再生医療等製品の名称、製造販売業者の名称、製造番号又は製造記号、検定合格年月日、検定合格年月日が公表されます。

5.不良再生医療等製品の製造・販売の禁止

以上のように、GQP、GCTP、そして国家検定制度などによって、再生医療等製品の品質の確保が図られています。その上で、薬機法では、品質に問題のある製品が流通することを防ぐため、次のような規定を設けています。

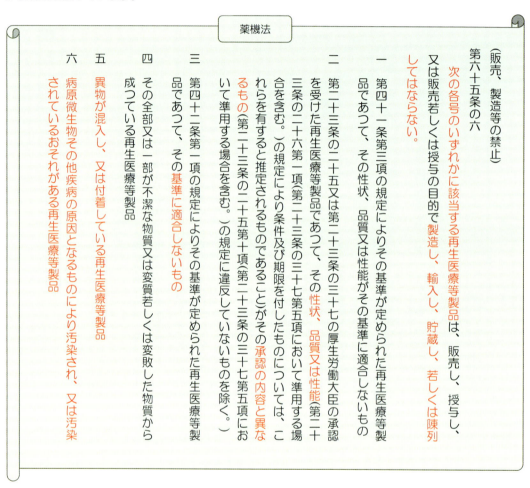

薬機法

（販売、製造等の禁止）
第六十五条の六
次の各号のいずれかに該当する再生医療等製品は、販売し、授与し、又は販売若しくは授与の目的で製造し、輸入し、貯蔵し、若しくは陳列してはならない。

一　第四十一条第三項の規定によりその基準が定められた再生医療等製品であって、その性状、品質又は性能がその基準に適合しないもの

二　第二十三条の二十五又は第二十三条の三十七の厚生労働大臣の承認を受けた再生医療等製品であって、その性状、品質又は性能（第二十三条の二十六第一項（第二十三条の三十七第五項において準用する場合を含む。この規定により条件及び期限を付したものについては、これらを有すると推定されるものであることがその承認の内容と異なるもの（第二十三条の二十五第十項（第二十三条の三十七第五項において準用する場合を含む。この規定に違反していないものを除く。）

三　第四十二条第一項の規定によりその基準が定められた再生医療等製品であって、その基準に適合しないもの

四　その全部又は一部が不潔な物質又は変質若しくは変敗した物質から成っている再生医療等製品

五　異物が混入し、又は付着している再生医療等製品

六　病原微生物その他疾病の原因となるものにより汚染され、又は汚染されているおそれがある再生医療等製品

再生医療等製品は先端医療製品であり未知の部分の多く、安全性確保についての注意が不可欠ですが、加えて、人や動物の細胞を原料として使用するものであるだけに、品質が均質でないことから起こる性能のバラツキ、そして病原微生物による感染症の発生等が最も警戒されるべき問題です。

第5章 再生医療等製品の販売

1. 再生医療等製品の販売業の許可

　GQPやGCTPなどによって、厳重な製造管理、品質管理の下に再生医療等製品が製造され、医療機関等に販売、出荷されていきます。

　薬機法では、「再生医療等製品の販売業の許可」を受けた者でなければ、業として、再生医療等製品を販売し、授与し、又は販売若しくは授与の目的で貯蔵し、若しくは陳列してはならない」と定められています。

　再生医療等製品の販売業の許可は、販売業者の営業所ごとに、都道府県知事から与えられます。

　ただし、次の場合は、製造販売業者又は製造業者は、販売業の許可を受けなくても販売等することができます（第40条の5第1項後段）。

> 薬機法
>
> （再生医療等製品の販売業の許可）
> 第四十条の五
> 　再生医療等製品の販売業の許可を受けた者でなければ、業として、再生医療等製品を販売し、授与し、又は販売若しくは授与の目的で貯蔵し、若しくは陳列してはならない。（以下略）

> 薬機法より
>
> ○ 再生医療等製品の製造販売業者がその製造等をし、又は輸入した再生医療等製品を再生医療等製品の製造販売業者、製造業者又は販売業者に販売等する場合
>
> ○ 厚生労働大臣が指定する再生医療等製品の製造販売業者がその製造等をし、又は輸入した当該再生医療等製品を医師、歯科医師若しくは獣医師又は病院、診療所若しくは飼育動物診療施設の開設者に販売等する場合
>
> ○ 再生医療等製品の製造業者がその製造した再生医療等製品を再生医療等製品の製造販売業者又は製造業者に、それぞれ販売等する場合

　つまり、再生医療等製品製造販売業者が、他の製造販売御者や製造業者、若しくは医療機関に直接販売する場合は、製造販売業者の許可の範囲の行為として認められるということです。

【薬機法】

第四十条の五
・・・・・・
5　第一項の許可を受けた者は、当該許可に係る営業所については、業として、再生医療等製品を、再生医療等製品の製造販売業者、製造業者若しくは販売業者又は病院、診療所若しくは飼育動物診療施設の開設者その他厚生労働省令で定める者以外の者に対し、販売し、又は授与してはならない。

製造業者が、製造販売業者や製造業者に販売する場合も、製造業の許可の範囲として認められます。

医薬品の場合、薬局、薬店（店舗販売業者）等は、一般人への小売販売が認められていますが、再生医療等製品の場合は小売販売は認められていません（左の規定）。ですから、「再生医療等製品販売業」とは、卸売販売業ということになります。

この第40条の5では、再生医療等製品の「販売業」としかありませんが、薬機法第68条の2第1項では、次のように「再生医療等製品卸売販売業者」について次のように定義しています。

☆再生医療等製品卸売販売業者とは

再生医療等製品の販売業者のうち、再生医療等製品の製造販売業者若しくは販売業者又は病院、診療所若しくは飼育動物診療施設の開設者に対し、業として、再生医療等製品を販売し、又は授与するものをいう。同項において同じ。

しかし、「再生医療等製品の販売業者のうち……」といっても、「再生医療等製品の販売業者」は、事実上、現行法では卸売行為しかできません。再生医療等製品の販売業者が再生医療等製品を販売できるのは、製造販売業者、製造業者、販売業者などの再生医療等製品の取扱い業者、病院、診療所、飼育動物診療施設（動物病院等）等の医療機関、及び厚生労働省令で定める者に限られています。

【薬機法施行規則より】

① 国、都道府県知事又は市町村長（特別区の区長を含む。）

② 研究施設の長又は教育機関の長であって研究又は教育を行うに当たり必要な再生医療等製品を使用するもの

③ 医薬品、医薬部外品、化粧品又は医療機器の製造業者であって製造に当たり必要な再生医療等製品を使用するもの

④ その他、厚生労働大臣が適当と認めるもの

製造販売業者や医療機関等以外の「厚生労働大臣の指定する者」については施行規則（第196条の3）で右のような者が指定されています。

実は、医薬品の場合も、「卸売販売業」については、再生医療等製品と同様に販売の相手先が限定されており、一般人への小売販売は認められていません。

■販売業の許可の要件

販売業の許可の要件は次の2点です。（法第40条の5第3項）

① その営業所の構造設備が、厚生労働省令で定める基準に適合していること

② 申請者が、第5条第3号イからへまでのいずれかに該当しないものであること

①の販売業の構造設備については、薬局等構造設備規則によって次のように定められています。

（再生医療等製品の販売業の営業所の構造設備）

第五条の二 再生医療等製品の販売業の営業所の構造設備の基準は、次のとおりとする。

一 採光、照明及び換気が適切であり、かつ、清潔であること。

二 常時居住する場所及び不潔な場所から明確に区別されていること。

三 冷暗貯蔵のための設備を有すること。ただし、冷暗貯蔵が必要な再生医療等製品を取り扱わない場合は、この限りでない。

四 取扱品目を衛生的に、かつ、安全に貯蔵するために必要な設備を有すること。

②の第五条第三号イからへとは、製造販売業の許可の項で説明したように、申請者が、薬機法等の法令違反を犯し、一定以上の処分を受け一定以上の年月を経ていない場合は、製造業の許可は与えられないという規定です。

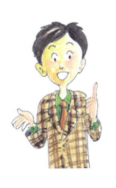

2.再生医療等製品の販売業の営業所の管理

1）管理者の設置

再生医療等製品の販売業者の営業所には、その販売の業務の管理（営業所での品質管理、情報管理、運搬時の品質管理等）をするために、販売業者は、許可を得た各営業所に「再生医療等製品営業所管理者」を配置しなければなりません。

「再生医療等製品営業所管理者」には次のいずれかに該当する者、とされています。
（施行規則第196条の4）

薬機法

（管理者の設置）
第四十条の六
前条第一項の許可を受けた者は、厚生労働省令で定めるところにより、再生医療等製品の販売を実地に管理させるために、営業所ごとに、厚生労働省令で定める基準に該当する者（以下「再生医療等製品営業所管理者」という。）を置かなければならない。

薬機法施行規則より

① 旧制中学若しくは高校又はこれと同等以上の学校で、薬学、化学又は生物学に関する専門の課程を修了した者
② 旧制中学若しくは高校又はこれと同等以上の学校で、薬学、化学又は生物学に関する科目を修得した後、再生医療等製品の販売又は授与に関する業務に三年以上従事した者
③ 再生医療等製品の販売又は授与に関する業務に五年以上従事した者
④ 都道府県知事が第一号から前号までに掲げる者と同等以上の知識経験を有すると認めた者

この再生医療等製品営業所管理者は、その営業所以外の場所で業として営業所の管理その他薬事に関する実務に従事する者であってはならないこと、ただし、その営業所の所在地の都道府県知事の許可を受けたときは、この限りでないとされています（法第40条の6第2項）。

2）販売業者の遵守事項

販売業者は、再生医療等製品の販売業務について、次のような事項を遵守するよう定められています。

① 必要な再生医療等製品の試験検査を、再生医療等製品営業所管理者に行わせなければならない。困難な場合は、他の試験検査設備又は登録試験検査機関を利用して試験検査を行うことができる。

② 再生医療等製品の適正管理のため、指針の策定、販売従事者に対する研修の実施その他次のような措置を講じなければならない。

  i 販売従事者から再生医療等製品の販売業者への事故報告の体制の整備

  ii 再生医療等製品の適正管理のための業務に関する手順書の作成及び当該手順書に基づく業務の実施

  iii 再生医療等製品の適正管理のために必要となる情報の収集その他再生医療等製品の適正管理の確保を目的とした改善のための方策の実施

③ 営業所の管理に関する事項を記録するための帳簿を整備し、最終の記載の日から3年間、保存しなければならない。

④ 試験検査、不良品の処理その他営業所の管理に関する事項を、前項の帳簿に記載すること。

⑤ 帳簿は、最終の記載の日から3年間、保存しなければならない。

⑥ 再生医療等製品を譲り受けたとき及び販売し、又は授与したときは、次に掲げる事項を書面に記載し、記載の日から3年間、保存しなければならない。

  i 品名

  ii 数量

  iii 譲受け又は販売若しくは授与の年月日

  iv 譲渡人又は譲受人の氏名

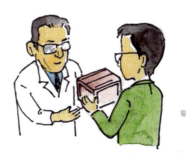

第6章 再生医療等製品の表示・添付文書

医薬品は、情報とセットになって初めて医薬品本来の価値を有する、としばしば言われます。再生医療等製品も全く同じでしょう。製品の本質や効能効果、性能、使用方法等の情報がなければ、医療機関において使用することは困難です。また、製品による副作用等使用に当たっての留意事項も不可欠です。

そこで、薬機法では、再生医療等製品の容器、包装等への表示、添付文書等による情報の記載を義務付けています。

1.直接の容器、包装等への記載義務

まず、容器包装への表示記載です。

医薬品の場合、錠剤やカプセルは、通常、直接ガラス容器等に入れられ、さらにそのガラス容器が外箱に入れられるなど二重、三重に包装されています。そこで、薬機法では、その「直接の容器」に、医薬品の名称、製造番号、内容量、製造販売業者の氏名等の記載を義務づけています。ただし、錠剤やカプセルの10錠、12錠ごとのPTP包装等のシートは「直接の容器」としては扱われず、それらシートの何枚かを入れたといった場合の外箱が「直接の容器」とされています。また、注射剤の場合、投与単位ごとのガラスアンプルも「直接の容器」の扱いはされず、10アンプル、20アンプル入り外箱が「直接の容器」とされています。

再生医療等製品についても、細胞シートの場合、個々のシートはフィルム等で包装して容器に封入し、外箱に入れるという形が通常でしょう。

そこで薬機法では、再生医療等製品の「直接の容器」等への記載事項を定めています。

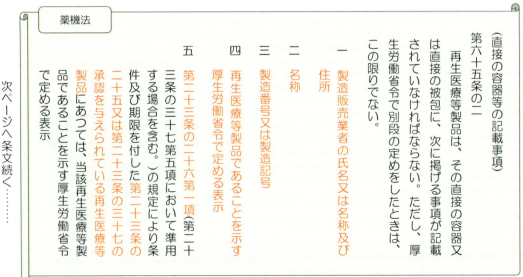

薬機法

（直接の容器等の記載事項）
第六十五条の二　再生医療等製品は、その直接の容器又は直接の被包に、次に掲げる事項が記載されていなければならない。ただし、厚生労働省令で別段の定めをしたときは、この限りでない。
一　製造販売業者の氏名又は名称及び住所
二　名称
三　製造番号又は製造記号
四　再生医療等製品であることを示す厚生労働省令で定める表示
五　第二十三条の二十六第一項（第二十三条の三十七第五項において準用する場合を含む。）の規定により条件及び期限を付した第二十三条の二十五又は第二十三条の三十七の承認を与えられている再生医療等製品にあっては、当該再生医療等製品であることを示す厚生労働省令で定める表示

次ページへ条文続く……

第6章 再生医療等製品の表示・添付文書

（前ページより条文続き）

六　厚生労働大臣の指定する再生医療等製品の指定にあつては、**重量、容量又は個数等の内容量**

七　**第四十一条第三項の規定**によりその基準が定められた再生医療等製品にあつては、その基準において直接の容器又は直接の被包に記載するように定められた事項

八　**第四十二条第一項の規定**によりその基準が定められた再生医療等製品にあつては、その基準において直接の容器又は直接の被包に記載するように定められた事項

九　**使用の期限**

十　前各号に掲げるもののほか、**厚生労働省令で定める事項**

～～記載事項を順に説明しましょう～～

一について　製造販売業者の氏名（通常法人名）、住所を記載します。製造業者名は記載義務事項にはなっていません。

二について　承認を得た再生医療等製品の名称（商品名）です。

三について　製造番号、製造記号。いわゆるロット番号。

四について　再生医療等製品であることを示す省令で定める事項ですが、薬機法施行規則第228条の2で次のように定めています。

薬機法施行規則より

① 再生医療等製品（指定再生医療等製品を除く。）にあつては、白地に黒枠、黒字をもって記載する「再生等」の文字

② 指定再生医療等製品にあつては、白地に黒枠、黒字をもって記載する「指定再生等」の文字

「指定再生医療等製品」は、厚生労働省告示第318号で指定しています

「医薬品、医療機器等の品質、有効性及び安全性の確保等に関する法律第六十八条の七第三項に規定する指定再生医療等製品は、再生医療等製品のうち、**マウス生細胞を含有するものとする。**」

法第六十八条の七第三項とは、医療機関において、**厚生労働大臣の指定する再生医療等製品**の使用の対象者（患者）の氏名、住所等を記録することを義務付けた規定ですが、その「厚生労働大臣の指定する再生医療等製品」が、すなわち「指定再生医療等製品」です。

第 6 章　再生医療等製品の表示・添付文書

五について　品質が均質でないこと等から、条件及び期限付承認を受けた再生医療等製品（法第 23 条の 26、法第 23 条の 37）で、次のように表示することとされています（施行規則第 228 条の 3）。

白地に黒枠、黒字をもって記載する「条件・期限付」の文字　→　**条件・期限付**

六について　医療機器と同様、厚生労働大臣の指定する品目のみの表示義務です。

七について　基準が定められた再生医療等製品について、その基準で記載するように定められた事項です。法第 41 条第 3 項に、次のような規定があります。

薬機法

第四十一条
3　厚生労働大臣は、医療機器、再生医療等製品又は体外診断用医薬品の性状、品質及び性能の適正を図るため、薬事・食品衛生審議会の意見を聴いて、必要な基準を設けることができる。

八について　保健衛生上特別の注意を要する再生医療等製品について、厚生労働大臣はその製法、性状、品質、貯法等について、基準を定めることできる（法第 42 条）とされています。

その基準によって記載すべき事項として定められている事項です。

薬機法

（医薬品等の基準）
第四十二条
厚生労働大臣は、保健衛生上特別の注意を要する医薬品又は再生医療等製品につき、薬事・食品衛生審議会の意見を聴いて、その製法、性状、品質、貯法等に関し、必要な基準を設けることができる。

+について　その他の「厚生労働省令で定める事項」については、次のように定められています（施行規則第228条の4）。

薬機法施行規則より

① 外国製造再生医療等製品特例承認取得者の場合は、その氏名及び住所地の国名並びに選任外国製造再生医療等製品製造販売業者の氏名及び住所

② 人の血液又はこれから得られた物を有効成分とする再生医療等製品及びこれ以外の人の血液を原材料（製造に使用する原料又は材料（製造工程において使用されるものを含む。以下同じ。）の由来となるものをいう。以下同じ。）として製造される指定再生医療等製品にあっては、原材料である血液又は非献血の別（原材料である血液が採取された国の国名及び献血又は非献血の別（原材料である血液が再生医療等製品を使用される者のみである場合を除く。）

③ 再生医療等製品の原料となる細胞を提供した者の氏名その他の適切な識別表示（当該再生医療等製品がその原料となる細胞を提供した者以外の者に使用される場合に限る。）

これらの表示事項は、もし製品が小さく、その直接の容器、包装が小さいため記載面積が狭くて書ききれない、あるいは明瞭に記載することが難しい場合、外箱など外部の容器に記載することで、直接の容器包装の記載の一部（施行規則第228条の5の特例規定による）を省略することができます。

2.再生医療等製品の添付文書の記載事項

次は添付文書です。

下の条文にあるように、「添付文書等記載事項」は、文書でなくても容器若しくは被包に記載されていればよいのですが、記載する情報量が多いため、医薬品などでは必ず文書（添付文書）に記載されています。

薬機法

（添付文書等の記載事項）
第六十五条の三　再生医療等製品は、これに添付する文書又はその容器若しくは被包（以下この条において「添付文書等」という。）に、当該再生医療等製品に関する最新の論文その他により得られた知見に基づき、次に掲げる事項（次条において「添付文書等記載事項」という。）が記載されていなければならない。ただし、厚生労働省令で別段の定めをしたときは、この限りでない。

次ページへ条文続く……

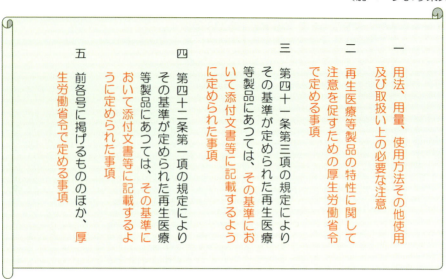

　一　用法、用量、使用方法その他使用及び取扱い上の必要な注意
　二　再生医療等製品の特性に関して注意を促すための厚生労働省令で定める事項
　三　第四十一条第三項の規定によりその基準が定められた再生医療等製品にあっては、その基準において添付文書等に記載するように定められた事項
　四　第四十二条第一項の規定によりその基準が定められた再生医療等製品にあっては、その基準において添付文書等に記載するように定められた事項
　五　前各号に掲げるもののほか、厚生労働省令で定める事項

　上記の「五」については、施行規則第228条の6に次のように定められています。

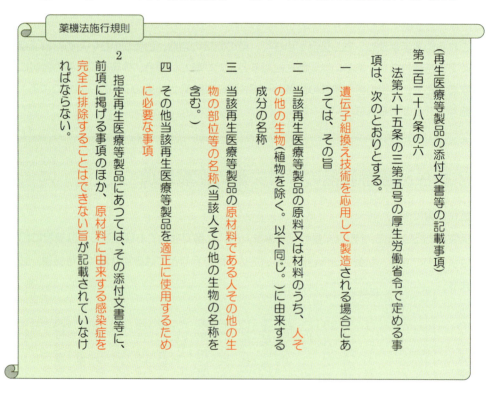

薬機法施行規則

（再生医療等製品の添付文書等の記載事項）
第二百二十八条の六　法第六十五条の三第五号の厚生労働省令で定める事項は、次のとおりとする。
　一　遺伝子組換え技術を応用して製造される場合にあっては、その旨
　二　当該再生医療等製品の原料又は材料のうち、人その他の生物（植物を除く。以下同じ。）に由来する成分の名称
　三　当該再生医療等製品の原材料である人その他の生物の部位等の名称（当該人その他の生物の名称を含む。）
　四　その他当該再生医療等製品に必要な事項
2　指定再生医療等製品にあっては、その添付文書等に、前項に掲げる事項のほか、原材料に由来する感染症を完全に排除することはできない旨が記載されていなければならない。

　以上のような法及び施行規則に基づいて、この添付文書の記載について、厚生労働省医薬局長通知により、「再生医療等製品の添付文書の記載要領」が示されています。同要領に従って見ていきましょう。

1）再生医療等製品の添付文書の記載要領

（1）添付文書の目的

　添付文書は、再生医療等製品の適用を受ける患者の安全を確保し適正使用を図るために、医師、歯科医師及び薬剤師等の医療従事者に対して必要な情報を提供することを目的しており、再生医療等製品の製造販売業者（外国特例承認取得者）が作成するものであること。

（2）添付文書作成の基本原則

① 添付文書は最新の論文その他により得られた知見に基づき作成されるものであり、かつ医療の現場に即した内容とし、随時改訂等の見直しを行うものであること。

② 添付文書に記載すべき内容は、原則として当該再生医療等製品が製造販売承認がなされた範囲で用いられる場合に必要とされる事項とすること。その場合以外であっても重要で特に必要と認められる情報については評価して記載すること。

③ 記載順序は、原則として「記載項目及び記載順序」（下記）に掲げるものに従うこと。

④ 再生医療等製品の特性として次の事項を含む注意事項等を記載すること。

　ⅰ）指定再生医療等製品にあっては、「指定再生医療等製品」、その他の再生医療等製品にあっては、「再生医療等製品」の文字。

　ⅱ）指定再生医療等製品にあっては、原材料に由来する感染症伝播のリスクを完全に排除することはできない旨、感染症の伝播を防止するために実施している安全対策の概要。

　ⅲ）再生医療等製品を取り扱う医師等の医療関係者は、当該製品の有効性及び安全性その他適正な使用のために必要な事項に関して、当該製品の使用の対象者に説明し、同意を得る必要性がある旨。

⑤ その他当該再生医療等製品を適正に使用するために必要な事項。

　　〜〜以上の原則に基づいて、次のような事項を記載することとされています〜〜

■記載項目及び記載順序

- ⅰ　作成又は改訂年月
- ⅱ　承認番号
- ⅲ　類別及び一般的名称等
- ⅳ　販売名
- ⅴ　警告
- ⅵ　禁忌・禁止
- ⅶ　形状、構造、成分、分量及び本質
- ⅶ.　効能、効果又は性能
- ⅸ　用法及び用量又は使用方法
- ⅹ　使用上の注意
- ⅺ　臨床成績
- ⅻ　原理・メカニズム
- ⅻ.　体内動態
- ⅹⅳ　貯蔵方法及び有効期間等
- ⅹⅴ　取扱い上の注意
- ⅹⅵ　承認条件及び期限
- ⅹⅶ　主要文献及び文献請求先
- ⅹⅷ　製造販売業者の氏名又は名称及び住所等

■記載要領

i 作成又は改訂年月

当該添付文書の作成又は改訂の年月及び版数を記載します。
添付文書は最新の論文その他により得られた知見に基づき作成されるものですから、どの時点で作成されたものかは、使用者にとっては重要な情報です。

ii 承認番号

承認番号を記載します。

iii 類別及び一般的名称等

承認時に付与された再生医療等製品の類別及び一般的名称を記載します。
再生医療等製品の類別については、薬機法施行令の別表第2に定められています。

別表第2より

■ヒト細胞加工製品
　一　ヒト体細胞加工製品（次号及び第四号に掲げる物を除く。）
　二　ヒト体性幹細胞加工製品（次号及び第四号に掲げる物を除く。）
　三　ヒト胚性幹細胞加工製品
　四　ヒト人工多能性幹細胞加工製品

■動物細胞加工製品
　一　動物体細胞加工製品（次号及び第四号に掲げる物を除く。）
　二　動物体性幹細胞加工製品（第四号に掲げる物を除く。）
　三　動物胚性幹細胞加工製品
　四　動物人工多能性幹細胞加工製品

■遺伝子治療用製品
　一　プラスミドベクター製品
　二　ウイルスベクター製品
　三　遺伝子発現治療製品（前二号に掲げる物を除く。）

　なお、一つの承認に係る再生医療等製品がコンビネーション製品（他の再生医療等製品、医薬品、医療機器との組み合わせ製品）であり、一般的名称が複数になる場合、承認書の一般的名称欄に記載した主構成体の一般的名称を記載するとともに、括弧書きで、承認書等の備考に記載されている副構成体の一般的名称等を記載します。
　また、原則として、「再使用禁止」と記載します。

iv 販売名

承認を受けた販売名を記載します。

v 警告

当該再生医療等製品を使用した場合の重篤な健康被害の発生に係る注意事項について記載します。

vi 禁忌・禁止

当該再生医療等製品を使用した場合の重篤な健康被害に係る禁忌等について記載します。

vii 形状、構造、成分、分量及び本質

当該再生医療等製品の全体的構造が容易に理解できるように、原則、イラストや写真等を構成体ごとに示すこと(単一の構成体であって、単に容器に充填されたものは省略して差し支えない)。各構成体については主成分及び体内に常在し得ない副成分の内容を記載します。

さらに、ヒト又は動物に由来する原料等(原料若しくは材料又はそれらの原材料)に関して、以下の事項を記載します。

1) 当該再生医療等製品の原料又は材料(製造工程において使用されるものを含む。以下同じ。)のうち、ヒト又は動物に由来する成分の名称
2) 当該再生医療等製品の原材料であるヒト又は動物の名称及び部位等の名称
3) ヒトの血液又はこれから得られた物を副成分とする場合及びこれ以外のヒトの血液を原料等として製造される場合にあっては、原料等である血液が採取された国の国名及び採血方法(献血又は非献血の別)

viii 効能、効果又は性能

承認を受けた効能、効果又は性能を記載します。

ix 用法及び用量又は使用方法

承認を受けた用法及び用量又は使用方法について記載すること。
製品の製造の都度、患者から細胞・組織を採取する場合にあっては、その採取方法についても小項目を作成し記載します。

| × | 使用上の注意 |

当該再生医療等製品の使用に当たって下記の一般的な注意事項を記載します。

1. 使用注意（次の患者には慎重に適用すること）
2. 重要な基本的注意
3. 相互作用（他の医薬品・医療機器等との併用に関すること）
   ① 併用禁忌（併用しないこと）
   ② 併用注意（併用に注意すること）
4. 不具合・副作用
   ① 重大な不具合・副作用
   ② その他の不具合・副作用
5. 高齢者への適用
6. 妊婦、産婦、授乳婦及び小児等への適用
7. 臨床検査結果に及ぼす影響
8. 過剰使用
9. その他の注意

また、薬機法第 68 条の 4 にインフォームド・コンセントの規定がありますが、この規定に基づき、「再生医療等製品を取り扱う医師等の医療関係者は、当該製品の有効性及び安全性その他適正な使用のために必要な事項に関して、当該製品の使用の対象者に説明を行い、同意を得て使用する必要性がある」旨を添付文書等に記載することとされています。

| xi | 臨床成績 |

承認申請時に用いられた臨床成績又は製造販売後臨床試験の結果等を記載します。

| xii | 原理・メカニズム |

当該再生医療等製品が効力又は性能を発揮すると考えられる原理・メカニズムを簡潔に記載します。

| xiii | 体内動態 |

当該再生医療等製品の生体内分布、生着期間又は効果持続期間等について知見を集積した場合は記載します。

| xiv | 貯蔵方法及び有効期間等 |

貯蔵方法及び有効期間について小項目を設けて記載します。

| xv | 取扱い上の注意 |

基準又は承認書の中で取扱い上の注意事項が特に定められているものについては、その注意を記載します。
指定再生医療等製品については、法第 68 条の 7 第 3 項及び第 4 項で、「指定再生医療等製品を取り扱う医師等の医療関係者は、当該製品の使用の対象者の氏名、住所等を記録し、医療機関等においてその記録を保存すること」とされています。そこで、添付文書に、その旨を記載することとされています。

| xvi | 承認条件及び期限 |

法第 23 条の 26 第 1 項の規定又は法第 79 条に基づき、承認条件が付された場合にその内容について記載すること。法第 23 条の 26 第 1 項の規定に基づく承認の期限についても記載します。

| xvii | 主要文献及び文献請求先 |

文献請求先の氏名又は名称、住所及び電話番号を記載します。

| xviii | 製造販売業者の氏名又は名称及び住所等 |

製造販売業者（選任製造販売業者を含む。）の氏名又は名称、住所及び電話番号を記載することとされています。

3. 添付文書届出制度

　添付文書は、その再生医療等製品の承認申請に使用した臨床試験データや非臨床試験データをベースとして作成されますので、基本的には、製造販売業者自身の責任において作成されるものです。これは、医薬品や医療機器でも同様です。
　しかし、添付文書には、効能効果や性能に関する事項だけでなく、副作用など安全性に係る情報や取り扱い上の注意などが含まれています。そうした安全性に係る事項については、厚生労働省によるチェックが必要である、との考え方から、平成 26 年改正において、「添付文書の届出」制度が設けられました。医薬品や医療機器についても同様の届出制度があります。

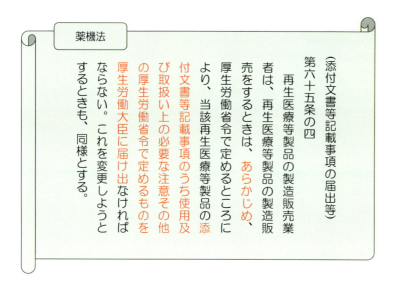
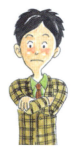

薬機法

（添付文書等記載事項の届出等）
第六十五条の四
　再生医療等製品の製造販売業者は、再生医療等製品の製造販売をするときは、あらかじめ、厚生労働省令で定めるところにより、当該再生医療等製品の添付文書等記載事項のうち使用及び取扱い上の必要な注意その他の厚生労働省令で定めるものを厚生労働大臣に届け出なければならない。これを変更しようとするときも、同様とする。

■医薬品医療機器総合機構（機構）による添付文書等記載事項の届出の受理

法第52条の3で………
『厚生労働大臣は、機構に、前条第1項の厚生労働大臣が指定する医薬品（専ら動物のために使用されることが目的とされているものを除く。次項において同じ。）についての同条第1項の規定による届出の受理に係る事務を行わせることができる。』
としています。

この規定に基づいて、「厚生労働省令で定める事項」として、薬機法施行規則で右のように定めています。

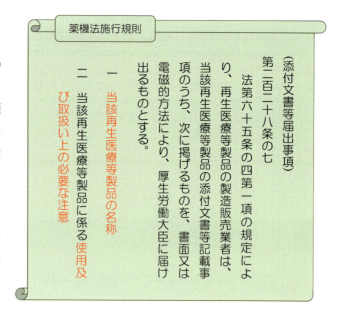

薬機法施行規則

（添付文書等届出事項）
第二百二十八条の七
　法第六十五条の四第一項の規定により、再生医療等製品の製造販売業者は、当該再生医療等製品の添付文書等記載事項のうち、次に掲げるものを、書面又は電磁的方法により、厚生労働大臣に届け出るものとする。
一　当該再生医療等製品の名称
二　当該再生医療等製品に係る使用及び取扱い上の必要な注意

　添付文書は、厚生労働大臣に届け出ることとされていますが、再生医療等製品の承認審査を機構に行わせることとされており、添付文書の届出も機構に対して行うことになります（施行規則第228条の7第2項）。
　以上の届出を行ったときは、直ちに添付文書の記載事項について、インターネット等により公表しなければならないこととされています。（次ページ）

> 情報通信の技術を利用する方法で厚生労働省令で定めるものは、施行規則で「機構のホームページを利用する方法」と定められています（第228条の8）。

薬機法

第六十五条の四
‥‥‥‥‥
2　再生医療等製品の製造販売業者は、前項の規定による届出をしたときは、直ちに、当該再生医療等製品の添付文書等記載事項について、電子情報処理組織を使用する方法その他の情報通信の技術を利用する方法であつて厚生労働省令で定めるものにより公表しなければならない。

4.不正表示品の販売の禁止

前にも触れましたが、情報があってこその医薬品であり再生医療等製品です。その情報（表示）に欠陥があったのでは、医薬品、再生医療等製品の用をなしません。そこで、薬機法では、次のように規定しています。

① 薬機法第51条より

再生医療等製品の直接の容器又は直接の被包が小売のために包装されている場合において、その直接の容器又は直接の被包に記載された事項が外部の容器又は外部の被包を透かして容易に見ることができないときは、その外部の容器又は外部の被包にも、同様の事項が記載されていなければならない。

② 薬機法第53条より

記載は、他の文字、記事、図画又は図案に比較して見やすい場所にされていなければならず、かつ、再生医療等製品を一般に購入し、又は使用する者が読みやすく、理解しやすいような用語による正確な記載がなければならない。

③ 薬機法第54条より

再生医療等製品は、これに添付する文書、その製品又はその容器若しくは被包（内袋を含む）に、次に掲げる事項が記載されていてはならない。

i　当該製品に関し虚偽又は誤解を招くおそれのある事項

ii　承認を受けていない効能、効果又は性能

iii　保健衛生上危険がある用法、用量又は使用期間

④

以上の規定に触れる再生医療等製品は、販売し、授与し、又は販売若しくは授与の目的で貯蔵し、若しくは陳列してはならない。

5.再生医療等製品の広告規制

「能書きばっかり言いやがって」という昔ながらの言い方があります。言うことは立派でも実質が伴わない、という意味です。医薬品は、疾病の治療や予防等に使用されるものですから、その効能書き（添付文書）や広告は、正確なものでなければ、人の健康や生命に大きな影響を与える可能性があります。

再生医療等製品も同じです。そこで、薬機法では、表示や添付文書について規制するともに、広告についても、次のような規定を設けています。

虚偽、誇大広告、医師がその効果を保証したかのような広告、堕胎、わいせつにわたる広告の禁止規定です。

> 薬機法
>
> （誇大広告等）
> 第六十六条
> 何人も、医薬品、医薬部外品、化粧品、医療機器又は再生医療等製品の名称、製造方法、効能、効果又は性能に関して、明示的であると暗示的であるとを問わず、虚偽又は誇大な記事を広告し、記述し、又は流布してはならない。
>
> 2 医薬品、医薬部外品、化粧品、医療機器又は再生医療等製品の効能、効果又は性能について、医師その他の者がこれを保証したものと誤解されるおそれがある記事を広告し、記述し、又は流布することは、前項に該当するものとする。
>
> 3 何人も、医薬品、医療機器又は再生医療等製品に関して堕胎を暗示し、又はわいせつにわたる文書又は図画を用いてはならない。

> 薬機法
>
> （特定疾病用の医薬品及び再生医療等製品の広告の制限）
> 第六十七条
> 政令で定めるがんその他の特殊疾病に使用されることが目的とされている医薬品又は再生医療等製品であって、医師又は歯科医師の指導の下に使用されるのでなければ危害を生ずるおそれが特に大きいものについては、厚生労働省令で、その医薬品又は再生医療等製品を指定し、医薬関係者以外の一般人を対象とする広告方法を制限する等、当該医薬品又は再生医療等製品の適正な使用の確保のために必要な措置を定めることができる。

また、右のように、特定疾患に用いる医薬品、再生医療等製品の一般人向けの広告を禁止する規定があります。

この規定では、抗がん剤などの「特殊疾病」に用いられる医薬品や再生医療等製品の一般向け広告を禁じています。「特殊疾病」としては、「がん、肉腫及び白血病」が、政令により指定されています。
　実は、この規定とは別に、医薬品については、医療用医薬品（医師の処方箋、指示の下に使用される医薬品）の一般向けの広告は、厚生労働省の行政指導により自主規制されています。このため、テレビのコマーシャルでは、一般用医薬品の広告しか放映されていません。

　まだ承認を得ていない再生医療等製品の事前の広告も禁止されています。

薬機法

（承認前の医薬品、医療機器及び再生医療等製品の広告の禁止）
第六十八条　何人も、第十四条第一項、第二十三条の二の二十三第一項若しくは第二十三条の二の二十三第一項に規定する医薬品若しくは医療機器又は再生医療等製品であつて、まだ第十四条第一項、第十九条の二第一項、第二十三条の二の五第一項、第二十三条の二の十七第一項、第二十三条の二十五第一項若しくは第二十三条の三十七第一項の承認又は第二十三条の二の二十三第一項の認証を受けていないものについて、その名称、製造方法、効能、効果又は性能に関する広告をしてはならない。

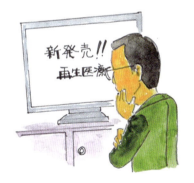

第7章 製造販売後の安全対策

　再生医療等製品や医薬品等は、その効能効果、性能、安全性等について承認申請者から提出されたデータに基づいて医学、薬学等の専門家により精細に審査、評価されます。また、その製品は、GQP、GCTP や GMP などに従い、厳重な品質管理、製造管理の下に製造され、販売されます。しかし、それでも、医薬品や医療機器等による市販後の重篤な副作用や使用ミス等による健康被害が発生し、大きな問題となることも少なくありませんでした。

　これから、再生医療や遺伝子治療が普及していくと思われますが、それに伴い再生医療等製品についても、医療の現場で思いがけない副作用や事故が起こる可能性を完全に否定することはできません。再生医療等製品は、ヒトの細胞を取り扱うものであることから、製品に起因する感染症の懸念など、これまでの生物学的製剤や血液製剤に共通する面もあり、薬機法では、過去の不幸な薬害事故等も踏まえ、再生医療等製品の製造販売後の安全対策について、医薬品と同様、詳細に定めています。この章では、再生医療等製品の安全対策について見ていくこととします。

1.再生医療等製品の有効性・安全性等に関する情報と提供

　再生医療等製品が医療機関で使用され、有効性に係る問題（期待した性能が得られない等）や安全性の問題（副作用、感染症等）が発生した場合、その情報をいち早く把握し、同種の製品を使用し、あるいは使用しようとしている医療機関に提供し、注意喚起することが重要です。

　そこで、薬機法では、再生医療等製品による有効性、安全性等に関する情報の収集と提供について、次のように定めています。

薬機法

（情報の提供等）

第六十八条の二　医薬品、医療機器若しくは再生医療等製品の製造販売業者、卸売販売業者、医療機器卸売販売業者等（医療機器の販売業者又は貸与業者のうち、薬局開設者、医療機器の販売業者、販売業者若しくは貸与業者若しくは病院、診療所若しくは飼育動物診療施設の開設者に対し、医療機器を販売し、若しくは授与するもの又は薬局開設者若しくは病院、診療所若しくは飼育動物診療施設の開設者に対し、医療機器を貸与するものをいう。次項において同じ。）、再生医療等製品卸売販売業者（再生医療等製品の製造販売業者若しくは販売業者又は病院、診療所若しくは飼育動物診療施設の開設者に対し、業として、再生医療等製品を販売し、又は授与するものをいう。

・・・次ページへ条文続く

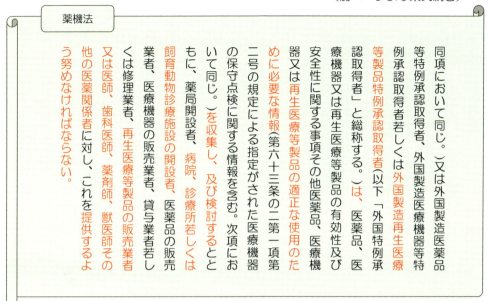
（前ページより条文続き）

薬機法

同項において同じ。）又は外国製造医薬品等特例承認取得者、外国製造医療機器等特例承認取得者若しくは外国製造再生医療等製品特例承認取得者（以下「外国特例承認取得者」と総称する。）は、医薬品、医療機器又は再生医療等製品の有効性及び安全性に関する事項その他医薬品、医療機器又は再生医療等製品の適正な使用のために必要な情報（第六十三条の二第一項第二号の規定による指定がされた医療機器の保守点検に関する情報を含む。次項において同じ。）を収集し、及び検討するとともに、薬局開設者、病院、診療所若しくは飼育動物診療施設の開設者、医薬品の販売業者、医療機器の販売業者、貸与業者若しくは修理業者、再生医療等製品の販売業者又は医師、歯科医師、薬剤師、獣医師その他の医薬関係者に対し、これを提供するよう努めなければならない。

このように、再生医療等製品の製造販売業者、外国特例承認取得者、再生医療等製品卸売販売業者は、再生医療等製品の有効性や安全性に関する情報を収集し、それを検討し、その結果を、医療機関（病院、診療所）、飼育動物診療施設の開設者、再生医療等製品の販売業者、医師、歯科医師、薬剤師、獣医師など再生医療製品の使用に係る関係者に対し提供するよう定められています。

また、そのような再生医療等製品の製造販売業者等が行う必要な情報の収集活動に対し、再生医療等に携わる病院、診療所や、医師、薬剤師等の関係者は、協力するよう求められています。

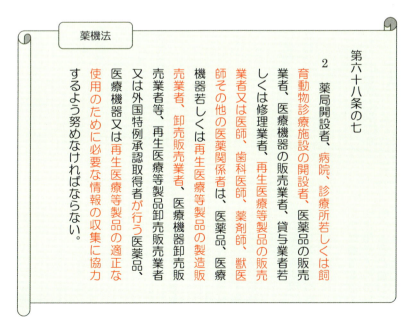

薬機法

第六十八条の七

2　薬局開設者、病院、診療所若しくは飼育動物診療施設の開設者、医薬品の販売業者、医療機器の販売業者、貸与業者若しくは修理業者、再生医療等製品の販売業者又は医師、歯科医師、薬剤師、獣医師その他の医薬関係者は、医薬品、医療機器若しくは再生医療等製品の製造販売業者等、卸売販売業者、医療機器卸売販売業者、再生医療等製品卸売販売業者又は外国特例承認取得者が行う医薬品、医療機器又は再生医療等製品の適正な使用のために必要な情報の収集に協力するよう努めなければならない。

そして、再生医療等製品を取り扱う医療機関や医師、薬剤師等は、自らも積極的に必要な情報を集めることと、また、製造販売業者から提供された、あるいは収集した情報を検討し、活用することが求められています。

> **薬機法**
>
> 第六十八条の七
>
> 3　薬局開設者、病院若しくは診療所の開設者又は医師、歯科医師、薬剤師その他の医薬関係者は、医薬品、医療機器及び再生医療等製品の適正な使用を確保するため、相互の密接な連携の下に第一項の規定により提供される情報の活用(第六十三条の二第一項第二号の規定による指定がされた医療機器の保守点検の適切な実施を含む。)その他必要な情報の収集、検討及び利用を行うことに努めなければならない。

2.厚生労働大臣への副作用・感染症等に関する報告義務

1）製造販売業者の報告義務

次は、収集された副作用等の厚生労働大臣への報告義務です。

> **薬機法**
>
> （副作用等の報告）
>
> 第六十八条の十
>
> 医薬品、医薬部外品、化粧品、医療機器若しくは再生医療等製品の製造販売業者又は外国特例承認取得者は、その製造販売をし、又は第十九条の二、第二十三条の二の十七若しくは第二十三条の三十七の承認を受けた医薬品、医薬部外品、化粧品、医療機器又は再生医療等製品について、当該品目の副作用その他の事由によるものと疑われる疾病、障害又は死亡の発生、当該品目の使用によるものと疑われる感染症の発生その他の医薬品、医薬部外品、化粧品、医療機器又は再生医療等製品の有効性及び安全性に関する事項で厚生労働省令で定めるものを知ったときは、その旨を厚生労働省令で定めるところにより厚生労働大臣に報告しなければならない。

再生医療等製品の製造販売業者又は外国特例承認取得者は、右の事項を知ったときは、厚生労働大臣に報告しなければならない、と定めています。

- 再生医療等製品の有効性及び安全性に関する事項で厚生労働省令で定めるもの
- その製品の使用によるものと疑われる感染症の発生
- 再生医療等製品の副作用その他の事由によると疑われる疾病、障害又は死亡の発生

第7章 製造販売後の安全対策

> 薬機法施行規則
>
> 第二百二十八条の二十
>
> 4 再生医療等製品の製造販売業者又は外国製造再生医療等製品特例承認取得者は、その製造販売し、又は承認を受けた再生医療等製品について、次の各号に掲げる事項を知ったときは、それぞれ当該各号に定める期間内にその旨を厚生労働大臣に報告しなければならない。

> 右の条文の「次の各号に掲げる事項」と「当該各号に定める期間」は、以下の一〜三に掲げられている事項と期間です。

■施行規則で定める厚生労働大臣への報告事項

【一】次に掲げる事項　15日（則第228条の20第4項第1号）

イ　死亡の発生のうち、当該再生医療等製品の不具合による影響であると疑われるもの

ロ　死亡の発生のうち、当該再生医療等製品と構成細胞、導入遺伝子、構造、製造方法、使用方法等が同一性を有すると認められる外国で使用されている再生医療等製品（以下「外国再生医療等製品」という。）の不具合による影響であると疑われるものであって、かつ、当該再生医療等製品の使用上の注意等から予測することができないもの

ハ　次の（1）から（5）までに掲げる症例等の発生のうち、当該再生医療等製品又は外国再生医療等製品の不具合による影響であると疑われるものであって、当該再生医療等製品の使用上の注意等から予測することができないもの

（1）障害

（2）死亡又は障害につながるおそれのある症例

（3）治療のために病院又は診療所への入院又は入院期間の延長が必要とされる症例（（2）に掲げる事項を除く。）

（4）死亡又は（1）から（3）までに掲げる症例に準じて重篤である症例

（5）後世代における先天性の疾病又は異常

ニ　上記ハの（1）から（5）までに掲げる症例等の発生のうち、再生医療等製品の不具合による影響であると疑われるものであって、当該再生医療等製品の使用上の注意等から予測することができるものであり、かつ、次のいずれかに該当するもの

（1）発生傾向を当該再生医療等製品の使用上の注意等から予測することができないもの

（2）発生傾向の変化が保健衛生上の危害の発生又は拡大のおそれを示すもの

ホ　当該再生医療等製品の使用によるものと疑われる感染症による症例等の発生のうち、当該再生医療等製品の使用上の注意等から予測することができないもの

ヘ　当該再生医療等製品又は外国再生医療等製品の使用によるものと疑われる死亡又は上記ハの（1）から（5）までに掲げる症例等の発生（ホに掲げる事項を除く。）

ト　外国再生医療等製品に係る製造、輸入又は販売の中止、回収、廃棄その他保健衛生上の危害の発生又は拡大を防止するための措置の実施

115

【二】次に掲げる事項　30日（則第228条の20第4項第2号）

イ　死亡又は【一】ハの（1）から（5）までに掲げる症例等の発生のうち、当該再生医療等製品又は外国再生医療等製品の不具合によるものの（上記一のイから二までに掲げる事項を除く。）

ロ　当該再生医療等製品又は外国再生医療等製品の不具合であって、当該不具合によって死亡又は上記一のハの（1）から（5）までに掲げる症例等が発生するおそれがあるもの（前号ホに掲げる事項を除く。）

ハ　当該再生医療等製品若しくは外国再生医療等製品の不具合若しくはそれらの使用による感染症によりがんその他の重大な疾病、障害若しくは死亡が発生するおそれがあること、当該再生医療等製品若しくは外国再生医療等製品の不具合による症例等若しくはそれらの使用による感染症の発生傾向が著しく変化したこと又は当該再生医療等製品が承認を受けた効能若しくは効果を有しないことを示す研究報告

【三】次に掲げる事項　当該再生医療等製品が製造販売の承認を受けた日等から1年ごとに、その期間の満了後2か月以内（則第228条の20第4項第3号）

イ　死亡及び【一】ハの（1）から（5）までに掲げる症例等以外の症例等の発生のうち、当該再生医療等製品の不具合による影響であると疑われるものであって、当該再生医療等製品の使用上の注意等から予測することができないもの

ロ　当該再生医療等製品の不具合の発生のうち、当該不具合によって死亡及び一のハの（1）から（5）までに掲げる症例等以外の症例等が発生するおそれがあるものであって、当該再生医療等製品の使用上の注意等から予測することができないもの

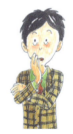

■医薬品医療機器総合機構における情報の整理、調査

　以上の製造販売業者、医療関係者からの副作用等情報や感染症に関する報告について、厚生労働大臣はその情報の整理や必要な調査の実施等の業務を、医薬品医療機器総合機構に行わせることができることとなっています。したがって、この副作用、感染症に関する報告は、医薬品医療機器総合機構に提出することになります（法第68条の13）。

2）医療関係者の報告義務

再生医療等製品に係る副作用等の厚生労働大臣への報告義務は、再生医療等製品の使用に係る医師等の医療関係者にも課されています。

副作用や感染症等の発生に最初に気が付くのは当然、医師など医療関係者になるわけですから、製造販売業者以上にその責任は重いとも言えます。"医療事故"である場合もあり、医療機関は公表に躊躇する場合がないとは言えませんが、薬機法では「疑い」の段階でも報告を求めています。

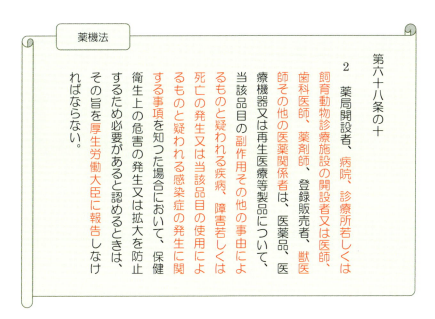

薬機法

第六十八条の十

2　薬局開設者、病院、診療所若しくは飼育動物診療施設の開設者又は医師、歯科医師、薬剤師、登録販売者、獣医師その他の医薬関係者は、医薬品、医療機器又は再生医療等製品について、当該品目の副作用その他の事由によるものと疑われる疾病、障害若しくは死亡の発生又は当該品目の使用によるものと疑われる感染症の発生に関する事項を知った場合において、保健衛生上の危害の発生又は拡大を防止するため必要があると認めるときは、その旨を厚生労働大臣に報告しなければならない。

3.危害の防止のための措置

1）製造販売業者等の対策

再生医療等製品の使用による、あるいはその使用によるものと疑われる副作用や感染症が発生した場合、直ちに、その拡大防止等のために必要な措置を講じなければなりません。そこで、薬機法では、製造販売業者に対して、製品による危害の発生やその拡大のおそれがあることを知ったときは、当該製品の廃棄、回収、販売の停止、情報の提供等の措置を講じることを義務づけています。そして、医療機関の開設者や医師、歯科医師、薬剤師等に対しては、このような製造販売業者が行う必要な措置の実施に協力するよう求めています。（次ページ条文）

> **薬機法**
>
> （危害の防止）
> 第六十八条の九　医薬品、医薬部外品、化粧品、医療機器若しくは再生医療等製品の製造販売業者又は外国特例承認取得者は、その製造販売をし、又は第十九条の二、第二十三条の二の十七若しくは第二十三条の三十七の承認を受けた医薬品、医薬部外品、化粧品、医療機器又は再生医療等製品の使用によつて保健衛生上の危害が発生し、又は拡大するおそれがあることを知つたときは、これを防止するために廃棄、回収、販売の停止、情報の提供その他必要な措置を講じなければならない。
>
> 2　薬局開設者、病院、診療所若しくは飼育動物診療施設の開設者、医薬品、医薬部外品若しくは化粧品の販売業者、医療機器の販売業者、貸与業者若しくは修理業者、再生医療等製品の販売業者又は医師、歯科医師、薬剤師、獣医師その他の医薬関係者は、前項の規定により医薬品、医薬部外品、化粧品、医療機器若しくは再生医療等製品の製造販売業者又は外国特例承認取得者が行う必要な措置の実施に協力するよう努めなければならない。

2）厚生労働大臣の措置

　一方、厚生労働大臣は、副作用等又は回収の報告(薬機法第68条の10、第68条の11)を受けたときは、薬事・食品衛生審議会に諮り、再生医療等製品による又はその疑いのある副作用や感染症等の発生や拡大を防ぐため必要な措置、例えば、医療機関への情報提供による注意喚起、必要あれば該当製品の承認の見直し、販売停止、回収を命ずるなどの措置を検討することになります。

> **薬機法**
>
> （薬事・食品衛生審議会への報告等）
> 第六十八条の十二　厚生労働大臣は、毎年度、前二条の規定によるそれぞれの報告の状況について薬事・食品衛生審議会に報告し、必要があると認めるときは、その意見を聴いて、医薬品、医薬部外品、化粧品、医療機器又は再生医療等製品の使用による保健衛生上の危害の発生又は拡大を防止するために必要な措置を講ずるものとする。
>
> 2　薬事・食品衛生審議会は、前項、第六十八条の十四第二項及び第六十八条の二十四第二項に規定するほか、医薬品、医薬部外品、医療機器又は再生医療等製品の使用による保健衛生上の危害の発生又は拡大を防止するために必要な措置について、調査審議し、必要があると認めるときは、厚生労働大臣に意見を述べることができる。
>
> 3　厚生労働大臣は、第一項の報告又は措置を行うに当たつては、第六十八条の十第一項若しくは第二項若しくは前条の規定による報告に係る情報の整理又は当該報告に関する調査を行うものとする。

4. 感染症に関する定期報告

　医薬品による感染症としては、血液製剤による HIV 感染等が記憶に新しいところです。それまでは、医薬品による健康被害といえば、医薬品の副作用や使用ミス、不良医薬品等によるものでしたが、感染症による健康被害も出てきたわけです。感染症はより多くの人に拡大する可能性があることから、副作用等の問題以上に深刻な問題として捉えられました。そこで、薬機法に、医薬品、医療機器による感染症に関する定期報告制度が設けられました。

　再生医療等製品についても、ヒトの細胞を使用することから、製品に起因する感染症の発症が懸念され、副作用、感染症等に関する情報を知った場合の随時の報告とは別に、「定期報告制度」が設けられました。

> **薬機法**
>
> （再生医療等製品に関する感染症定期報告）
> 第六十八条の十四
> 　再生医療等製品の製造販売業者又は外国特例再生医療等製品承認取得者は、厚生労働省令で定めるところにより、その製造販売をし、又は第二十三条の三十七の承認を受けた再生医療等製品又は当該再生医療等製品の原料若しくは材料による感染症に関する最新の論文その他により得られた知見に基づき当該再生医療等製品を評価し、その成果を厚生労働大臣に定期的に報告しなければならない。
> 2　厚生労働大臣は、前項の規定による報告の状況について薬事・食品衛生審議会に報告し、必要があると認めるときは、その意見を聴いて、再生医療等製品の使用による保健衛生上の危害の発生又は拡大を防止するために必要な措置を講ずるものとする。
> 3　厚生労働大臣は、前項の報告を行うに当たっては、第一項の規定による報告に係る情報の整理又は当該報告に関する調査を行うものとする。

　この規定は、感染症が具体的に発生した場合の報告ではなく、製造販売業者又は外国特例再生医療等製品承認取得者は、常に、「再生医療等製品の原料若しくは材料による感染症に関する最新の論文その他」による感染症の発症や、その可能性を示すような情報、例えば内外の学術文献や学会報告、報道等をチェック、検討し、その結果を定期的に厚生労働大臣に報告する、という制度です。なお、この定期報告は、医薬品医療機器総合機構に情報の整理、必要な調査を行わせることができることとされており、実際には医薬品医療機器総合機構に報告を提出することとされています（法第68条15）。

　報告は、製造販売の承認を受けた日等から 6 か月（指定再生医療等製品にあっては、厚生労働大臣が指定する期間）ごとに、その期間の満了後 1 か月以内に行わなければならないこととされています。なお、外国文献の場合は、期間の満了後 2 か月以内とされています（施行規則第 228 条の 25）。

　報告事項は、施行規則により次のように定められています（薬機法第 228 条の 25）。

第7章 製造販売後の安全対策

■感染症定期報告事項

薬機法 228 条の 25 より

一 当該再生医療等製品の名称
二 承認番号及び承認年月日
三 調査期間
四 当該再生医療等製品の出荷数量
五 当該再生医療等製品の原材料若しくは材料に係る人その他の生物若しくは原料若しくは材料について報告された、人その他の生物又は当該再生医療等製品について報告された、人その他の生物から人に感染すると認められる疾病についての研究報告
六 当該再生医療等製品又は外国で使用されている物であつて当該再生医療等製品の成分(当該再生医療等製品に含有され、又は製造工程において使用されている人その他の生物に由来するものに限る。)と同一性を有すると認められる人その他の生物に由来する成分を含有し、若しくは製造工程において使用している製品(以下この項において「当該再生医療等製品等」という。)によるものと疑われる感染症の種類別発生状況及び発生症例一覧
七 当該再生医療等製品又は当該再生医療等製品等による保健衛生上の危害の発生若しくは拡大の防止又は当該再生医療等製品の適正な使用のために行われた措置
八 当該再生医療等製品の安全性に関する当該報告を行う者の見解
九 当該再生医療等製品の添付文書
十 当該再生医療等製品等の品質、有効性及び安全性に関する事項その他当該再生医療等製品の適正な使用のために必要な情報

■厚生労働大臣の措置

製造販売業者等から提出された「感染症定期報告」について、厚生労働省は薬事・食品衛生審議会に諮り、必要あると認められるときは、感染症の拡大等を防止するための措置等を取ることになります。

薬機法

第六十八条の十四

2 厚生労働大臣は、毎年度、前項の規定による報告の状況について薬事・食品衛生審議会に報告し、必要があると認めるときは、その意見を聴いて、再生医療等製品の使用による保健衛生上の危害の発生又は拡大を防止するために必要な措置を講ずるものとする。

3 厚生労働大臣は、前項の報告又は措置を行うに当たつては、第一項の規定による報告に係る情報の整理又は当該報告に関する調査を行うものとする。

5.再生医療等製品の販売記録の作成と保存、情報提供

　以上のような、再生医療等製品の副作用や感染症の拡大を防ぐために重要なのは、その製品がどこに販売され、どこで使用されているか、を早急に把握することができることです。すなわち、"トレーサビリティ"の確保が最重要の課題です。

1）製造販売承認取得者における記録と保存、情報提供

　そこで、薬機法では、次のように再生医療等製品の流通経路を追跡することができるよう、販売記録の作成、保存義務、そして製造販売業者、販売業者、医療機関相互の販売、使用等の情報提供を定めています。

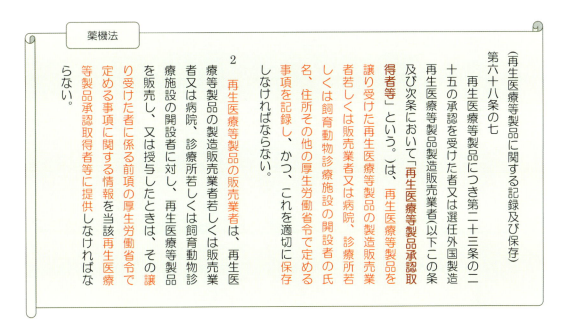

薬機法

（再生医療等製品に関する記録及び保存）
第六十八条の七　再生医療等製品につき第二十三条の二十五の承認を受けた者又は選任外国製造再生医療等製品製造販売業者（以下この条及び次条において「**再生医療等製品承認取得者等**」という。）は、**再生医療等製品を譲り受けた再生医療等製品の製造販売業者若しくは販売業者又は病院、診療所若しくは飼育動物診療施設の開設者の氏名、住所その他の厚生労働省令で定める事項を記録し、かつ、これを適切に保存**しなければならない。

2　**再生医療等製品の販売業者は、再生医療等製品の製造販売業者若しくは販売業者又は病院、診療所若しくは飼育動物診療施設の開設者に対し、再生医療等製品を販売し、又は授与したときは、その譲り受けた者に係る前項の厚生労働省令で定める事項に関する情報を当該再生医療等製品承認取得者等に提供**しなければならない。

　再生医療等製品は、通常次のようなルートで販売されます。

再生医療等製品の流通経路

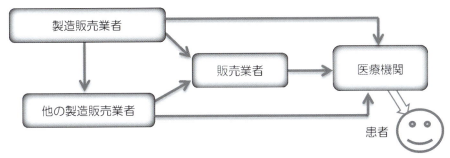

前ページの規定では、次のように定めています。

① 製造販売承認取得者は、再生医療等製品を、自ら及び販売業者を通じて譲り渡した製造販売業者若しくは販売業者又は病院・診療所・飼育動物診療施設の開設者の氏名、住所その他厚生労働省令で定める事項を記録すること

② 製造販売承認取得者が①の記録をするために、販売業者は、販売業者が譲り渡した製造販売業者、病院・診療所・飼育動物診療施設の開設者の氏名、住所等の情報を、製造販売承認取得者に提供すること

薬機法施行規則第228条の15より

一　再生医療等製品を譲り受けた者の氏名又は名称及び住所
二　再生医療等製品の名称及び製造番号又は製造記号
三　再生医療等製品の数量
四　再生医療等製品を譲り渡した年月日
五　再生医療等製品の使用の期限
六　前各号に掲げるもののほか、再生医療等製品に係る保健衛生上の危害の発生又は拡大を防止するために必要な事項

製造販売承認取得者が記録すべき厚生労働大臣の定めた事項とは、右の通りです。

以上のような情報について、製造販売承認取得者は、下記の期間、保存しなければなりません。

薬機法

（記録の保存）
第二百二十八条の十九　再生医療等製品承認取得者等は、法第六十八条の七第一項の規定による再生医療等製品に関する記録を、次の各号に掲げる期間、保存しなければならない。

一　指定再生医療等製品又は人の血液を原材料として製造される再生医療等製品にあつては、その出荷日から起算して少なくとも三十年間

二　再生医療等製品（前号に掲げるものを除く。）にあつては、その出荷日から起算して少なくとも十年間

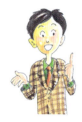

第7章 製造販売後の安全対策

■記録及び保存の委託

薬機法

第六十八条の七

6 再生医療等製品承認取得者等は、その承認を受けた再生医療等製品の一の品目の全てを取り扱う販売業者その他の厚生労働省令で定める基準に適合する者に対して、第一項の規定による記録又は保存の事務の全部又は一部を委託することができる。この場合において、再生医療等製品承認取得者等は、あらかじめ、当該委託を受けようとする者の氏名、住所その他の厚生労働省令で定める事項を厚生労働大臣に届け出なければならない。

> 以上の記録の作成、及び保存について、再生医療等製品承認取得者は、販売業者等にその業務を委託することができます。その場合、あらかじめ、委託する先の氏名、住所を、厚生労働大臣に届けなければなりません。

この場合の受託者の基準は下の通りです。

薬機法施行規則第228条の17より

① 再生医療等製品承認取得者等から、その再生医療等製品を譲り受ける製造販売業者又は販売業者であること

② 記録又は保存の事務を実地に管理する者(記録受託責任者)を選任していること

届出事項は下の通りです。

① 受託者の氏名(法人にあつては、その名称及び代表者の氏名及び住所

② 記録受託責任者の氏名及び住所

③ 再生医療等製品の名称、承認番号及び承認年月日

▍2)販売業者における記録と保存、情報提供

薬機法施行規則

第百九十六条の十
再生医療等製品の販売業者は、再生医療等製品を譲り受けたとき及び販売し、又は授与したときは、次に掲げる事項を書面に記載しなければならない。

一 品名
二 数量
三 譲受け又は販売若しくは授与の年月日
四 譲渡人又は譲受人の氏名

> 再生医療等製品の販売業者は、再生医療等製品を仕入れ、又販売した時は、その記録を作成し、また三年間保存しなければなりません。

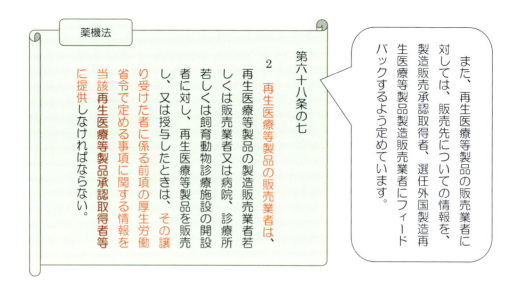

また、再生医療等製品の販売業者に対しては、販売先についての情報を、製造販売承認取得者、選任外国製造再生医療等製品製造販売業者にフィードバックするよう定めています。

第六十八条の七

2　再生医療等製品の販売業者は、再生医療等製品の製造販売業者若しくは販売業者又は病院、診療所若しくは飼育動物診療施設の開設者に対し、再生医療等製品を販売し、又は授与したときは、その譲り受けた者に係る前項の厚生労働省令で定める事項に関する情報を当該再生医療等製品承認取得者等に提供しなければならない。

3）医療機関における記録と保存、情報提供

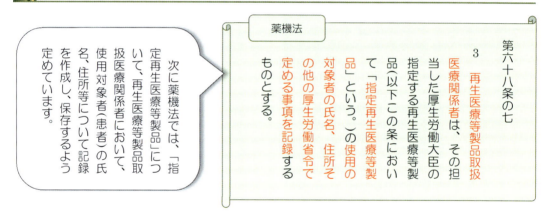

第六十八条の七

3　再生医療等製品取扱医療関係者は、その担当した厚生労働大臣の指定する再生医療等製品（以下この条において「指定再生医療等製品」という。）の使用の対象者の氏名、住所その他の厚生労働省令で定める事項を記録するものとする。

次に薬機法では、「指定再生医療等製品」について、再生医療等製品取扱医療関係者において、使用対象者（患者）の氏名、住所等について記録を作成し、保存するよう定めています。

厚生労働省令で定める事項は、次の通りです。

■指定再生医療等製品に関する記録事項

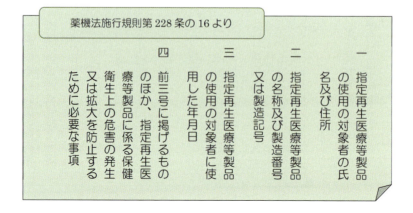

薬機法施行規則第228条の16より

一　指定再生医療等製品の使用の対象者の氏名及び住所

二　指定再生医療等製品の名称及び製造番号又は製造記号

三　指定再生医療等製品の使用の対象者に使用した年月日

四　前三号に掲げるもののほか、指定再生医療等製品に係る保健衛生上の危害の発生又は拡大を防止するために必要な事項

前ページの指定再生医療等製品として、厚生労働省告示（第318号）により、次のものが指定されています。

> 再生医療等製品のうち、
> マウス生細胞を含有するもの

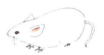

マウス由来の細胞による再生医療等製品は、マウス由来の部分が完全には除かれていないため、人にとって異物であり、効果の減少や副作用につながるおそれもあることから、指定再生医療等製品に指定されたものです。

病院、診療所又は動物診療施設の管理者は、指定再生医療等製品に関する記録を、その使用した日から起算して少なくとも20年間、これを保存しなければならないこととされています（施行規則第228の19第2項）。

また、病院、診療所又は動物診療施設の管理者は、指定再生医療等製品の使用等の情報について、その製品の製造販売承認取得者から要請があった場合は、その情報を提供することとされています。ただし、それは、「当該指定再生医療等製品の使用の対象者の利益になるときに限り」とされています。

薬機法

第六十八条の七

4　病院、診療所又は飼育動物診療施設の管理者は、前項の規定による記録を適切に保存するとともに、**指定再生医療等製品**につき第二十三条の二十五の承認を受けた者、選任外国製造再生医療等製品製造販売業者又は第二十三条の三十七の承認を受けた者（以下この条において「**指定再生医療等製品承認取得者等**」という。）からの**要請に基づいて**、当該指定再生医療等製品の使用による保健衛生上の危害の発生又は拡大を防止するための措置を講ずるために必要と認められる場合であって、当該指定再生医療等製品の**使用の対象者の利益になるときに限り**、前項の規定による記**録を当該指定再生医療等製品承認取得者等に提供する**ものとする。

第7章 製造販売後の安全対策

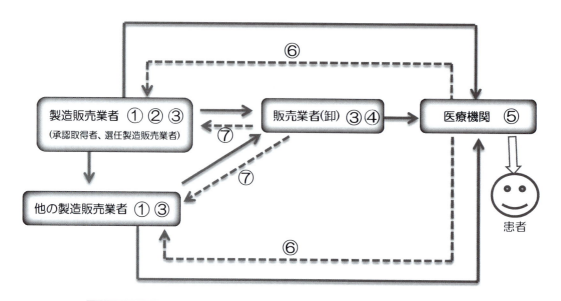

6. 製造販売後安全管理の基準（GVP）

　さて、以上のように再生医療等製品の製造販売後の安全対策に係わる制度が設けられているわけですが、それらの製造販売後の安全対策が適切に行われるよう、製造販売業の許可の要件として、次のような規定（法第23条の21）が設けられていることを、第3章で紹介しました。

　次ページで見てみましょう。

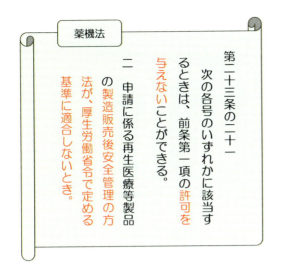

薬機法

第二十三条の二十一　次の各号のいずれかに該当するときは、前条第一項の許可を与えないことができる。

二　申請に係る再生医療等製品の製造販売後安全管理の方法が、厚生労働省令で定める基準に適合しないとき。

　この規定でいう製造販売後安全管理に関する基準は、厚生労働省令「医薬品、医薬部外品、化粧品、医療機器及び再生医療等製品の製造販売後安全管理の基準に関する省令」（平成16年厚生労働省令第135号）で定められています。基準は、英語で「Good Vigilance Practice」と呼ばれていることから、「GVP」と略称され、「GVP省令」と呼ばれています。

GVPとは、どのような基準か、その概要を見てみましょう。

① 製造業者の区分

　GVPは、標題の通り、医薬品、医薬部外品、化粧品、医療機器及び再生医療等製品に適用されますが、GVPでは、製造販売業者を次の三つの区分に分けています。

○第一種製造販売業者	○第二種製造販売業者	○第三種製造販売業者
処方箋医薬品（薬機法第四十九条第一項に規定する厚生労働大臣の指定する医薬品）又は高度管理医療機器又は再生医療等製品の製造販売業者	処方箋医薬品以外の医薬品又は管理医療機器の製造販売業者	医薬部外品、化粧品又は一般医療機器の製造販売業者

　再生医療等製品製造販売業者は全て、GVPでは「第一種製造販売業者」に該当します。GVP省令は16の条文で構成されており、第一種製造販売業者については、同省令の第2章〈第一種製造販売業者の製造販売後安全管理の基準（第3条から第12条）〉に規定されています。

② 組織

1. 再生医療等製品総括製造販売責任者は、GVPに規定される全ての業務の運営を管理すること。
2. 総括責任者の下に、「安全管理統括部門」を置くこと。安全管理統括部門は、販売に係る部門その他安全確保業務の適正かつ円滑な支障を及ぼすおそれのある部門から独立したものであること。
3. 安全管理統括部門の責任者として、「安全管理責任者」を置くこと。安全管理責任者は、安全確保業務の適正かつ円滑な遂行に支障を及ぼす販売に係る部門等に属する者でないこと。
4. 安全管理業務の実務を行う「安全管理実施責任者」を置くこと
5. 安全管理責任者と品質保証責任者等（GQPで規定）、再生医療等製品の製造販売に係る業務の責任者との密接な連携を図らせること。

③ 次の製造販売後安全管理業務手順書を作成すること。

1. 安全管理情報の収集に関する手順
2. 安全管理情報の検討及びその結果に基づく安全確保措置の立案に関する手順
3. 安全確保措置の実施に関する手順
4. 安全管理責任者から総括製造販売責任者への報告に関する手順
5. 安全管理実施責任者から安全管理責任者への報告に関する手順
6. 市販直後調査を行う場合にあっては、市販直後調査に関する手順
7. 自己点検に関する手順
8. 製造販売後安全管理に関する業務に従事する者に対する教育訓練に関する手順
9. 製造販売後安全管理に関する業務に係る記録の保存に関する手順
10. 品質保証責任者等その他の処方箋医薬品、高度管理医療機器又は再生医療等製品の製造販売に係る業務の責任者との相互の連携に関する手順
11. その他製造販売後安全管理に関する業務を適正かつ円滑に行うために必要な手順
12. その他

i 製造販売後安全管理に関する業務に従事する者の責務及び管理体制を文書により定めること。
ii 総括製造販売責任者又は安全管理責任者に、安全確保業務の適正かつ円滑な実施のために必要な事項を文書により定めること。

④ 製造販売後安全管理業務手順書等に基づき、次に掲げる安全管理情報を安全管理責任者又は安全管理実施責任者に収集させ、その記録を作成すること。

> i 医療関係者からの情報
> ii 学会報告、文献報告その他研究報告に関する情報
> iii 厚生労働省その他政府機関、都道府県及び独立行政法人医薬品医療機器総合機構からの情報
> iv 外国政府、外国法人等からの情報
> v 他の製造販売業者等からの情報
> iv その他安全管理情報

⑤ 安全管理情報の検討及びその結果に基づく安全確保措置を検討すること。

　必要があると認めるときは、廃棄、回収、販売の停止、添付文書の改訂、再生医療等製品情報担当者（医療関係者を訪問すること等により安全管理情報を収集し、提供することを主な業務として行う者）による医療関係者への情報の提供又は法に基づく厚生労働大臣への報告その他の安全確保措置を立案すること。

⑥ 必要な安全確保措置を実施し、必要な措置を決定すること。

⑦ 市販直後調査（承認に条件として付される行うもの）を行う場合にあっては、総括製造販売責任者又は安全管理責任者に、市販直後調査ごとに、次に掲げる事項を記載した実施計画書（市販直後調査実施計画書という。）を作成すること。

> イ 市販直後調査の目的
> ロ 市販直後調査の方法
> ハ 市販直後調査の実施期間
> ニ その他必要な事項

⑧ 製造販売後安全管理業務手順書等に基づき、あらかじめ指定した者に製造販売後安全管理に関する業務について定期的に自己点検を行うこと。

⑨ 製造販売後安全管理に関する業務に従事する者に対する教育訓練計画を作成し、教育訓練を計画的に行わせなければならない。

⑩ 以上の手順書に基づく業務、安全確保業務に係る記録については利用しなくなった日から10年間、指定再生医療等製品に係る記録については利用しなくなった日から30年間、自己点検及び教育訓練に係る記録については作成した日から5年間、保存すること。

GVPの概念 （第一種製造販売業者の場合）

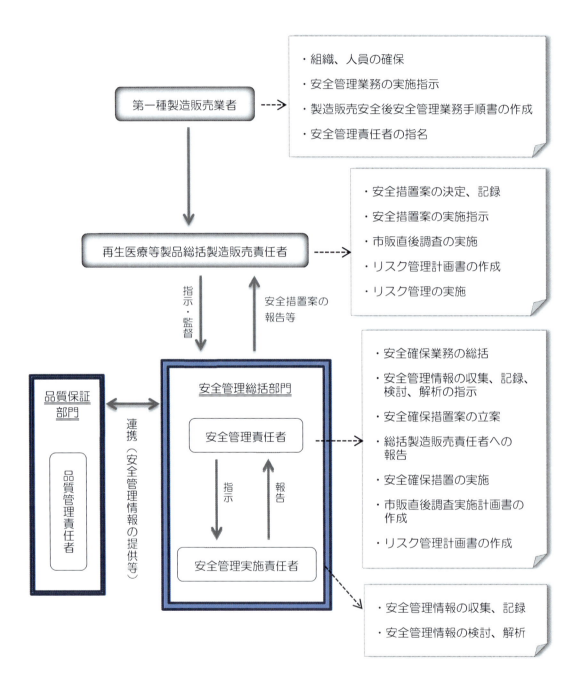

7. 再生医療等製品の使用についてのインフォームド・コンセント

医療法第1条の4に、次のような規定があります。

いわゆる、「インフォームド・コンセント」に関する規定です。

承認を受けた医薬品の使用についてはこの医療法の規定によることになりますが、薬機法にはインフォームド・コンセントに関する規定はありません。ただし、治験薬については、GCPにより、インフォームド・コンセントの規定があります。

> **医療法**
>
> 第一条の四
>
> 2　医師、歯科医師、薬剤師、看護師その他の医療の担い手は、医療を提供するに当たり、適切な説明を行い、医療を受ける者の理解を得るよう努めなければならない。

しかし、右のように再生医療等製品については、薬機法でインフォームド・コンセントに関する規定を設けています。

再生医療等安全法にも、再生医療の実施に当たっての患者に対するインフォームド・コンセントの規定が設けられています。

> **薬機法**
>
> （再生医療等製品取扱医療関係者による再生医療等製品に係る説明等）
>
> 第六十八条の四　再生医療等製品取扱医療関係者は、再生医療等製品の有効性及び安全性その他再生医療等製品の適正な使用のために必要な事項について、当該再生医療等製品の使用の対象者に対し適切な説明を行い、その同意を得て当該再生医療等製品を使用するよう努めなければならない。

> **再生医療等安全法**
>
> （再生医療等に関する説明及び同意）
>
> 第十四条　医師又は歯科医師は、再生医療等を行うに当たっては、疾病のため本人の同意を得ることが困難な場合その他の厚生労働省令で定める場合を除き、当該再生医療等を受ける者に対し、当該再生医療等に用いる再生医療等技術の安全性の確保等その他再生医療等の適正な提供のために必要な事項について適切な説明を行い、その同意を得なければならない。
>
> 2　医師又は歯科医師は、再生医療等を受ける者以外の者から再生医療等に用いる細胞の採取を行うに当たっては、疾病のため本人の同意を得ることが困難な場合その他の厚生労働省令で定める場合を除き、採取した細胞を提供する者に対し、当該細胞の使途その他当該細胞の採取に関し必要な事項について適切な説明を行い、その同意を得なければならない。

最先端医療である再生医療は、その有用性に関しては大きな期待がありますが、その一方、最新医療であるがために、その有効性や安全性について一般国民としては、なお、懸念があることも否定できません。

このため、薬機法では、再生医療等製品に関する国民の知識、理解を深めるために、次のように、国や都道府県等の、国民への啓発を行うことを定めています。

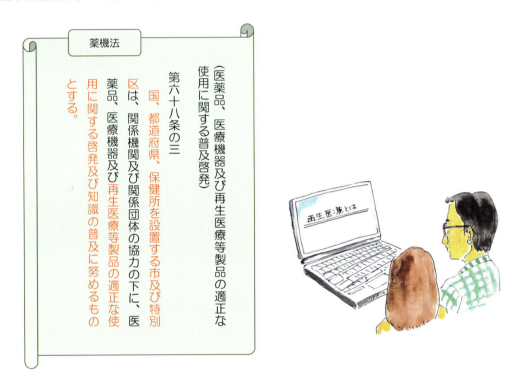

薬機法

（医薬品、医療機器及び再生医療等製品の適正な使用に関する普及啓発）
第六十八条の三
国、都道府県、保健所を設置する市及び特別区は、関係機関及び関係団体の協力の下に、医薬品、医療機器及び再生医療等製品の適正な使用に関する啓発及び知識の普及に努めるものとする。

医療関係者、行政はもとより、国民が再生医療等に対する知識と理解を深めることが、再生医療の今後の普及、発展にとって、最も重要な課題でしょう。

第8章 再生医療等製品の再審査及び再評価

　再生医療等製品と違い、医薬品は長い歴史を持っています。その長い歴史の中で、有用に関する評価が定着し、長く繁用され続ける医薬品がある一方で、新たな医薬品の登場により役目を終え消えていく医薬品、あるいは疾病の診断基準の進歩により効能効果が否定されたり、安全性が問題とされたりして淘汰されていく医薬品もあります。

　医薬品は臨床試験データなど、有効性や安全性の根拠になるたくさんの資料に基づいて有用性が審査され、承認されていますが、薬機法には、その承認された医薬品の有効性や安全性などを、市販後にもう一度見直すための二つの制度が設けられています。

　一つは、新薬の再審査制度。新薬の承認後の一定期間、医療の現場で使用された実績を調査し、それに基づいてその有用性や安全性等を再確認する制度（薬機法第第14条の4）です。

　もう一つは、医薬品の再評価制度。既に長い年月、使用されてきた医薬品について、新たな医学的、薬学的な知見に基づいて、その有用性を再評価する制度です（薬機法第14条の6）。

　再生医療等製品についても、この医薬品の再審査制度、再評価制度と同様の制度が設けられています。以下、再生医療等製品の再審査、再評価制度の内容について見ていきます。

1. 再生医療等製品の再審査制度

1）再審査期間

　再生医療等製品の再審査制度は、次のように定められています。

> **薬機法**
> （新再生医療等製品等の再審査）
> 第二十三条の二十九　次の各号に掲げる再生医療等製品の承認につき第二十三条の二十五の規定により条件及び期限を付したものを除く。以下この条において同じ。）を受けた者は、当該再生医療等製品について、当該各号に定める期間内に申請して、厚生労働大臣の再審査を受けなければならない。

　再審査は、新再生医療等製品の承認取得者が、一定期間（調査期間）、製品の使用成績等の調査を行い、有用性のデータを収集し、これをもって定められた期間（申請期間）内に厚生労働大臣に申請して実施されます。再審査の結果が出るまでの期間は、新再生医療等製品の「試運転」期間と考えると分かりやすいかもしれません。

第8章　再生医療等製品の再審査及び再評価

　この本の第3章でご紹介した「条件及び期限付き承認」（薬機法第23条の26）により承認された再生医療等製品は、再審査の対象とはなりません。

　再審査のための「調査期間」は、次の①と②のとおり定められています（第23条の29）。製造販売承認取得者は、それぞれの期間の終了後、3か月以内に再審査を申請することとされています。

　新再生医療等製品（既に承認されている再生医療等製品と、構成細胞、導入遺伝子、構造、用法、用量、使用方法、効能、効果、性能等が明らかに異なる再生医療等製品として厚生労働大臣がその承認の際指示したもの）　以下の（イ）（ロ）（ハ）

◆承認には左が含まれる
・薬機法第二十三条の二十五による再生医療等製品の製造販売承認
・同第二十三条の三十七による外国製造再生医療等製品の製造販売承認

（イ）希少疾病用再生医療等製品
☆承認を受けた日から六年～十年の範囲で、厚生労働大臣が指定する期間

（ロ）承認を与えられている再生医療等製品と効能、効果又は性能のみが明らかに異なる再生医療等製品（イを除く）
☆承認を受けた日から六年に満たない範囲内で、厚生労働大臣の指定する期間

（ハ）（イ）または（ロ）に掲げる再生医療等製品以外の再生医療等製品
☆承認を受けた日から六年

　既に承認されている再生医療等製品と、構成細胞、導入遺伝子、構造、用法、用量、使用方法、効能、効果、性能等が同一性を有すると認められる再生医療等製品として厚生労働大臣がその承認の際指示したもの

　　☆承認されている先発の再生医療等製品に指定された再審査の調査期間と同じ期間

①について………

　①は、承認前例のない再生医療等製品という趣旨で、「新再生等医療製品」のことです。医薬品なら「新薬」ですね。ただ、「新」の内容は、「構成細胞、導入遺伝子、構造、用法、用量、使用方法、効能、効果、性能等」の全部が新しいものもあれば、導入遺伝子だけが新しいもの、あるいは効能、効果だけが新しいものなどいろいろです。その内容によって再審査の「調査期間」が異なります。次の（イ）（ロ）（ハ）のとおりです。

①（イ）

（イ）は、希少疾病用の製品です。希少疾病ですから患者数が少なく臨床試験データは限られます。しかし、他に治療法がない等重要な医薬品であるため、臨床データが少なくても優先審査されます。その代わり、最長 10 年の長い期間にわたり、再審査のためのデータの収集が課されます。

①（ロ）

（ロ）は、「構成細胞、導入遺伝子、構造、用法、用量、使用方法、効能、効果、性能等」の要因のどれかが新しい場合です。その場合の調査期間は 6 年未満の何年かです。

①（ハ）

（ハ）は、（イ）、（ロ）以外の場合ですから、構成細胞等全ての要素が新しい再生医療等製品で、調査期間は一律 6 年です。

②について………

②は、既に承認されている新再生医療等製品と「同一性」が認められる再生医療等製品ですが、ただし、新再生医療等製品の再審査の調査期間中に承認されたものです。

いわば先発品に対する「第 2 グループ組」です。医薬品の場合、先発の新薬の再審査の調査期間中に承認されたその新薬と同じ有効成分等の医薬品を、「追っかけ新薬」と呼んでいますので、その言い方をすれば、「追っかけ新再生医療等製品」です。

これに対し、再審査の調査期間が経過したのちに承認をされた場合は「後発再生医療等製品」です。後発再生医療等製品は、再審査の対象にはなりません。

これら再審査の「調査期間」は、再審査の結果により、承認から 10 年を超えない範囲で延長される場合があります。

2）申請に必要な資料と GPSP

再審査の申請に必要な資料は、「再生医療等製品の使用成績に関する資料その他当該再生医療等製品の効能、効果又は性能及び安全性に関しその製造販売の承認後に得られた研究報告に関する資料」とされています（施行規則第 137 条の 40）。

この申請資料は、厚生労働省令で定める基準に従って作成されたものでなければなりません。

第8章 再生医療等製品の再審査及び再評価

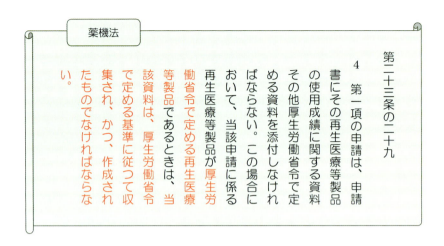

この場合の「厚生労働省令で定める再生医療等製品」とは、再審査の指定を受けた全ての新再生医療等製品及び「追っかけ新再生医療等製品」です（施行規則第137条の41）。

「厚生労働省令で定める基準」、すなわち「申請資料の信頼性の基準」は、次のような基準とされています（施行規則第137条の25）。

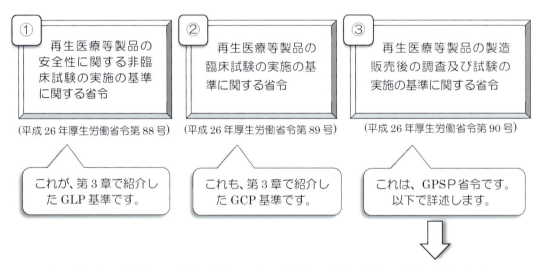

③の「再生医療等製品の製造販売後の調査及び試験の実施の基準に関する省令」とは、「Good Postmarketing Study Practice 省令」（GPSP省令）と呼ばれ、以下のような基準です。

■GPSP基準（再生医療等製品の製造販売後の調査及び試験の実施の基準に関する省令）

◇基準の目的

再生医療等製品の製造販売業者又は外国特例承認取得者が再生医療等製品について行う製造販売後の調査及び試験の業務に関して遵守すべき事項を定めること。

◇調査及び試験

この基準では、製造販売業者が次の調査及び試験を行う場合の基準を定めている。

「製造販売後調査等」：再生医療等製品の製造販売業者又は外国特例承認取得者（以下「製造販売業者等」という。）が、再生医療等製品の品質、有効性及び安全性に関する情報の収集、検出、確認又は検証のために行う使用成績調査又は製造販売後臨床試験。

＜使用成績調査＞

製造販売後調査等のうち、製造販売業者等が、診療において、再生医療等製品を使用する患者の条件を定めることなく、副作用による疾病等の種類別の発現状況並びに品質、有効性及び安全性に関する情報の検出又は確認を行う調査。

＜特定使用成績調査＞

使用成績調査のうち、製造販売業者等が、診療において、小児、高齢者、妊産婦、再生医療等製品を長期に使用する患者、その他再生医療等製品を使用する条件が定められた患者における副作用による疾病等の種類別の発現状況並びに品質、有効性及び安全性に関する情報の検出又は確認を行う調査。

＜製造販売後臨床試験＞

製造販売後調査等のうち、製造販売業者等が、治験若しくは使用成績調査の成績に関する検討を行った結果得られた推定等を検証し、又は診療においては得られない品質、有効性及び安全性に関する情報を収集するために行う承認に係る用法、用量、使用方法、効能、効果及び性能に関する試験。

◇製造販売後調査等業務手順書の作成

製造販売業者等は、以下の手順書を作成すること。

一　使用成績調査に関する手順
二　製造販売後臨床試験に関する手順
三　自己点検に関する手順
四　製造販売後調査等業務に従事する者に対する教育訓練に関する手順
五　製造販売後調査等業務の委託に関する手順
六　製造販売後調査等業務の記録の保存に関する手順
七　その他製造販売後調査等を適正かつ円滑に実施するために必要な手順

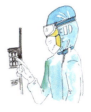

◇組織及び人

① 製造販売業者等は、製造販売後調査等に係る業務を統括する「製造販売後調査等管理責任者」を置くこと。
② 製造販売後調査等管理責任者は、販売に係る部門に属する者であってはならないこと。
③ 製造販売後調査等管理責任者は、次に掲げる業務を行う。
・再生医療等製品ごとに使用成績調査又は製造販売後臨床試験の概要を記載した製造販売後調査等基本計画書を作成、保存すること。
・製造販売後調査等業務手順書に基づき、製造販売後調査等の実施について企画、立案及び調整を行うこと。また手順書、製造販売後調査等基本計画書等に基づき適正かつ円滑に行われていることを確認すること。
・製造販売後調査等の結果について、文書により製造販売業者等に報告すること。

◇使用成績調査

① 製造販売業者等は、使用成績調査を実施する場合には、製造販売後調査等業務手順書及び製造販売後調査等基本計画書等に基づき、製造販売後調査等管理責任者又は製造販売業者等が指定する者にこれを行わせること。
② 製造販売業者等は、使用成績調査を実施する場合には、製造販売後調査等業務手順書に基づき、医療機関に対し、当該使用成績調査の契約を文書により行い、これを保存すること。
③ 使用成績調査実施計画書には、次の各号に掲げる事項について定めること。
一 調査の目的
二 調査を予定する症例数
三 調査の対象となる患者
四 調査の方法
五 調査の実施期間
六 調査を行う事項
七 解析を行う項目及び方法
八 その他必要な事項

◇製造販売後臨床試験

① 製造販売業者等は、製造販売後調査等業務手順書及び製造販売後調査等基本計画書等に基づき、製造販売後調査等管理責任者又は製造販売業者等が指定する者にこれを行わせること。
② 製造販売後臨床試験の実施においては、再生医療等製品の臨床試験の実施の基準に従って行うこと。

◇自己点検

　製造販売業者等は、製造販売後調査等業務手順書に基づき、次に掲げる業務を製造販売後調査等管理責任者又は製造販売業者等が指定する者に定期的に自己点検を行わせること。自己点検の結果の記録を作成し、これを保存すること。

◇製造販売後調査等業務に従事する者に対する教育訓練

　製造販売業者等は、製造販売後調査等業務手順書及び製造販売後調査等管理責任者が作成した研修計画に基づき、所定の業務(GPSP 第 9 条第 1 号から第 3 号まで)を製造販売後調査等管理責任者又は製造販売業者等が指定する者に行わせること。

◇製造販売後調査等業務の委託

　製造販売業者等は、製造販売後調査等業務の一部を、その業務を適正かつ円滑に遂行しうる能力のある者に委託することができる。

◇製造販売後調査等業務に係る記録の保存

　再審査又は再評価に係る記録は、再審査又は再評価が終了した日から 5 年間保存すること。製造販売業者等が指定する者に、当該記録を保存させることができる。

3）再審査の実施

　厚生労働大臣は、再審査の実務を、医薬品医療機器総合機構において行わせることができるとされており（薬機法第 23 条の 27、同政令第 43 条の 15）、実際の審査は機構が行います。

　製造販売業者は、再審査の調査期間終了後 3 か月以内に、有用性に関する資料を添付して再審査を申請します。そして、申請資料に基づいて、当該製品の承認を受けた事項について確認が行われます。

イ～ハは、次ページに掲載………

薬機法

第二十三条の二十五第二項

三　申請に係る再生医療等製品の名称、構成細胞、導入遺伝子、構造、用法、用量、使用方法、効能、効果、性能、副作用その他の品質、有効性及び安全性に関する事項の審査の結果、その物が次のイからハまでのいずれかに該当するとき。

ハの「再生医療等製品として不適当なものとして厚生労働省令で定める場合」とは、その再生医療等製品の性状又は品質が保健衛生上著しく不適当な場合とする、とされています（施行規則第 137 条の 22）。

再審査は、申請内容及び資料に基づき、当該再生医療等製品の品質、有効性及び安全性に関する次項について行われますが、その前に、申請された資料が、GPSP 基準、GLP 基準、GCP 基準に適合しているかどうかについての書面による調査又は実地の調査が行われます。

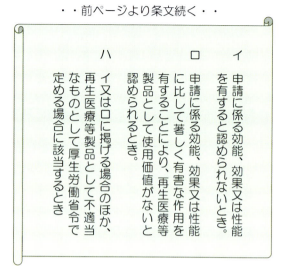

・・前ページより条文続く・・

イ 申請に係る効能、効果又は性能を有すると認められないとき。

ロ 申請に係る効能、効果又は性能に比して著しく有害な作用を有することにより、再生医療等製品として使用価値がないと認められるとき。

ハ イ又はロに掲げる場合のほか、再生医療等製品として不適当なものとして厚生労働省令で定める場合に該当するとき

以上の結果、再生医療等製品の品質、有効性、安全性について何らかの問題がある場合は、効能、効果、性能の変更（場合によっては承認の取り消し）等の措置が取られます。

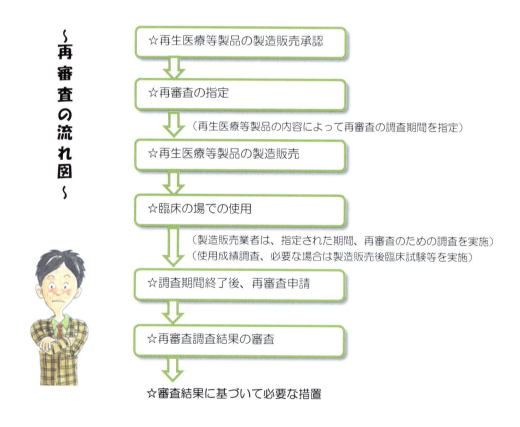

〜再審査の流れ図〜

☆再生医療等製品の製造販売承認
↓
☆再審査の指定
↓（再生医療等製品の内容によって再審査の調査期間を指定）
☆再生医療等製品の製造販売
↓
☆臨床の場での使用
↓（製造販売業者は、指定された期間、再審査のための調査を実施）
（使用成績調査、必要な場合は製造販売後臨床試験等を実施）
☆調査期間終了後、再審査申請
↓
☆再審査調査結果の審査
↓
☆審査結果に基づいて必要な措置

2. 再生医療等製品の再評価

1）再評価の範囲の公示

次は再生医療等製品の再評価です。

再評価とは、既に承認され、医療の現場で使用されている再生医療等製品について、その品質、有効性、安全性等を現時点での学問レベルから見て見直す必要があるかどうか、厚生労働大臣が薬事・食品衛生審議会の意見を聴いて決定し、必要となれば再生医療等製品の範囲を指定して再評価を受けるべき旨を公示して行うものです。なお、「条件及び期限付き承認」された再生医療等製品は、その期限の間は、再評価の対象にはなりません。

> 薬機法
>
> （再生医療等製品の再評価）
> 第二十三条の三十一　第二十三条の二十五の承認（第二十三条の二十六第一項の規定により条件及び期限を付したものを除く。）を受けている者は、厚生労働大臣が薬事・食品衛生審議会の意見を聴いて再生医療等製品の範囲を指定して再評価を受けるべき旨を公示したときは、その指定に係る再生医療等製品について、厚生労働大臣の再評価を受けなければならない。

2）再評価の申請

公示された再生医療等製品に該当する製品の製造販売承認を受けている者は、公示の際に厚生労働大臣が指定した期間内に、再評価の申請を行わなければなりません。再評価に係わる調査、確認は、機構で行うこととされており、申請は厚生労働省を経由して機構に申請します。

再評価の申請には、下記の再生医療等製品の承認申請に必要な資料（施行規則第 137 条の 23）のうちから、再評価の公示に際し厚生労働大臣が指定した資料を添付することとされています（施行規則第 137 条の 46）。

> 薬機法施行規則
>
> （機構に対する再評価に係る確認又は調査の申請）
> 第百三十七条の四十七　法第二十三条の三十二第一項において準用する法第二十三条の二十七第一項の規定により機構に法第二十三条の三十一第二項の規定による確認又は同条第五項の規定による調査（以下この条及び次条において「再生医療等製品確認等」という。）を行わせることとしたときは、令第四十三条の三十三の三十一第一項の再評価の申請をする再生医療等製品の申請者は、機構に当該再生医療等製品確認等の申請をしなければならない。

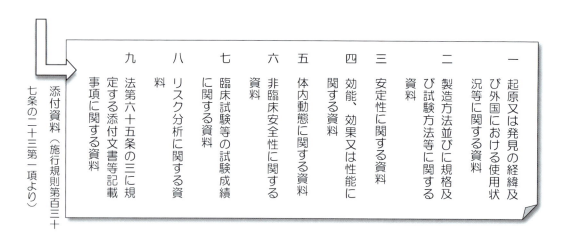

添付資料（施行規則第百三十七条の二十三第一項より）

一 起原又は発見の経緯及び外国における使用状況等に関する資料
二 製造方法並びに規格及び試験方法等に関する資料
三 安定性に関する資料
四 効能、効果又は性能に関する資料
五 体内動態に関する資料
六 非臨床安全性に関する資料
七 臨床試験等の試験成績に関する資料
八 リスク分析に関する資料
九 法第六十五条の三に規定する添付文書等記載事項に関する資料

　再評価を受けるべき者が提出する資料は、厚生労働省令で定める基準に従って収集され、かつ、作成されたものでなければならないとされています（第23条の31第4項）。そして、再評価の調査に際し、機構はあらかじめ、再生医療等製品に係る資料がこの基準に適合するかどうかについての書面による調査又は実地の調査を行うものとすることとされています（第23条の31第5項）。

　厚生労働省令で定める基準とは、再審査の項で紹介した基準と同じ基準を準用することとされています。すなわち、同項で紹介したGPSP基準（再生医療等製品の製造販売後の調査及び試験の実施の基準）が再評価においても適用されます。

3）再評価の実施

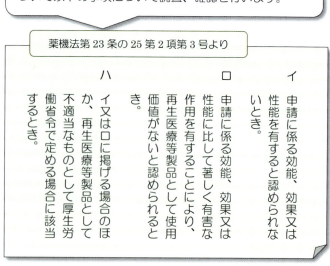

機構においては、再評価申請された再生医療等製品について以下の事項について調査、確認を行います。

薬機法第23条の25第2項第3号より

イ 申請に係る効能、効果又は性能を有すると認められないとき。
ロ 申請に係る効能、効果又は性能に比して著しく有害な作用を有することにより、再生医療等製品として使用価値がないと認められるとき。
ハ イ又はロに掲げる場合のほか、再生医療等製品として不適当なものとして厚生労働省令で定める場合に該当するとき。

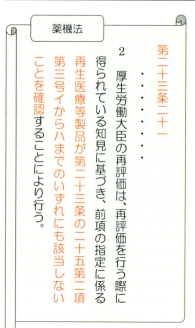

薬機法

第二十三条二十一

・・・・・

2 厚生労働大臣の再評価は、再評価を行う際に得られている知見に基づき、前項の指定に係る再生医療等製品が第二十三条の二十五第二項第三号イからハまでのいずれにも該当しないことを確認することにより行う。

ハの「再生医療等製品として不適当なものとして厚生労働省令で定める場合」とは、その再生医療等製品の性状又は品質が保健衛生上著しく不適当な場合とするとされています（施行規則第137条の22）。

再評価の結果、その再生医療等製品の品質、有効性、安全性について問題があるときは、効能、効果、性能の一部の変更（場合によっては承認の取り消し）等の措置が製造販売承認取得者に指示されることになります。

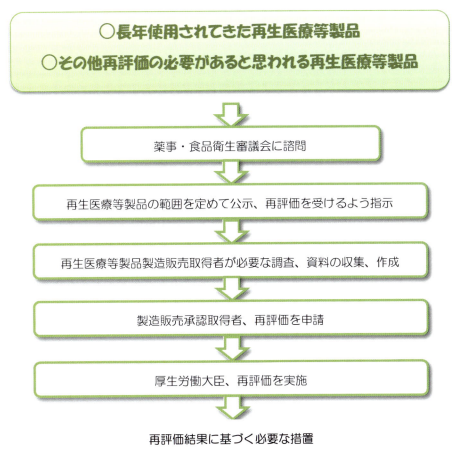

○ 医薬品、医療機器等の品質、有効性及び安全性の確保等に関する法律（抜粋）

昭和35年 8月10日法律第145号
改正　　前略
平成25年11月27日法律第 84号
平成25年12月13日法律第103号
平成26年11月27日法律第122号

目次
第一章　　総則(第一条―第二条)
第二章　　地方薬事審議会(第三条)
第三章から第五章まで　略
第六章　　再生医療等製品の製造販売業及び製造業(第二十三条の二十一―第二十三条の四十二)
第七章　　医薬品、医療機器及び再生医療等製品の販売業等
　第一節及び第二節　略
　第三節　再生医療等製品の販売業(第四十条の五―第四十条の七)
第八章　　医薬品等の基準及び検定(第四十一条―第四十三条)
第九章　　医薬品等の取扱い
　第一節から第五節まで　略
　第六節　再生医療等製品の取扱い(第六十五条の二―第六十五条の六)
第十章　　医薬品等の広告(第六十六条―第六十八条)
第十一章　医薬品等の安全対策(第六十八条の二―第六十八条の十五)
第十二章　略
第十三章　監督(第六十九条―第七十六条の三)
第十四章　略
第十五章　希少疾病用医薬品、希少疾病用医療機器及び希少疾病用再生医療等製品の指定等(第七十七条の二―第七十七条の七)
第十六章　雑則(第七十八条―第八十三条の五)
第十七章　罰則(第八十三条の六―第九十一条)
附則

第一章　総則

（目的）

第一条　この法律は、医薬品、医薬部外品、化粧品、医療機器及び再生医療等製品(以下「医薬品等」という。)の品質、有効性及び安全性の確保並びにこれらの使用による保健衛生上の危害の発生及び拡大の防止のために必要な規制を行うとともに、指定薬物の規制に関する措置を講ずるほか、医療上特にその必要性が高い医薬品、医療機器及び再生医療等製品の研究開発の促進のために必要な措置を講ずることにより、保健衛生の向上を図ることを目的とする。

（国の責務）

第一条の二　国は、この法律の目的を達成するため、医薬品等の品質、有効性及び安全性の確保、これらの使用による保健衛生上の危害の発生及び拡大の防止その他の必要な施策を策定し、及び実施しなければならない。

（都道府県等の責務）

第一条の三　都道府県、地域保健法(昭和二十二年法律第百一号)第五条第一項の政令で定める市(以下「保健所を設置する市」という。)及び特別区は、前条の施策に関し、国との適切な役割分担を踏まえて、当該地域の状況に応じた施策を策定し、及び実施しなければならない。

（医薬品等関連事業者等の責務）

第一条の四　医薬品等の製造販売、製造(小分けを含む。以下同じ。)、販売、貸与若しくは修理を業として行う者、第四条第一項の許可を受けた者(以下「薬局開設者」という。)又は病院、診療所若しくは飼育動物診療施設(獣医療法(平成四年法律第四十六号)第二条第二項に規定する診療施設をいい、往診のみによつて獣医師に飼育動物の診療業務を行わせる者の住所を含む。以下同じ。)の開設者は、その相互間の情報交換を行うことその他の必要な措置を講ずることにより、医薬品等の品質、有効性及び安全性の確保並びにこれらの使用による保健衛生上の危害の発生及び拡大の防止に努めなければならない。

（医薬関係者の責務）

第一条の五　医師、歯科医師、薬剤師、獣医師その他の医薬関係者は、医薬品等の有効性及び安全性その他これらの適正な使用に関する知識と理解を深めるとともに、これらの使用の対象者(動物への使用にあつては、その所有者又は管理者。第六十八条の四、第六十八条の七第三項及び第四項、第六十八条の二十一並びに第六十八条の二十二第三項及び第四項において同じ。)及びこれらを購入し、又は譲り受けようとする者に対し、これらの適正な使用に関する事項に関する正確かつ適切な情報の提供に努めなければならない。

（国民の役割）
第一条の六 国民は、医薬品等を適正に使用するとともに、これらの有効性及び安全性に関する知識と理解を深めるよう努めなければならない。

（定義）
第二条 この法律で「医薬品」とは、次に掲げる物をいう。
　一　日本薬局方に収められている物
　二　人又は動物の疾病の診断、治療又は予防に使用されることが目的とされている物であつて、機械器具等(機械器具、歯科材料、医療用品、衛生用品並びにプログラム(電子計算機に対する指令であつて、一の結果を得ることができるように組み合わされたものをいう。以下同じ。)及びこれを記録した記録媒体をいう。以下同じ。)でないもの(医薬部外品及び再生医療等製品を除く。)
　三　人又は動物の身体の構造又は機能に影響を及ぼすことが目的とされている物であつて、機械器具等でないもの(医薬部外品、化粧品及び再生医療等製品を除く。)
2　この法律で「医薬部外品」とは、次に掲げる物であつて人体に対する作用が緩和なものをいう。
　一　次のイからハまでに掲げる目的のために使用される物(これらの使用目的のほかに、併せて前項第二号又は第三号に規定する目的のために使用される物を除く。)であつて機械器具等でないもの
　　イ　吐きけその他の不快感又は口臭若しくは体臭の防止
　　ロ　あせも、ただれ等の防止
　　ハ　脱毛の防止、育毛又は除毛
　二　人又は動物の保健のためにするねずみ、はえ、蚊、のみその他これらに類する生物の防除の目的のために使用される物(この使用目的のほかに、併せて前項第二号又は第三号に規定する目的のために使用される物を除く。)であつて機械器具等でないもの
　三　前項第二号又は第三号に規定する目的のために使用される物(前二号に掲げる物を除く。)のうち、厚生労働大臣が指定するもの
3　この法律で「化粧品」とは、人の身体を清潔にし、美化し、魅力を増し、容貌を変え、又は皮膚若しくは毛髪を健やかに保つために、身体に塗擦、散布その他これらに類似する方法で使用されることが目的とされている物で、人体に対する作用が緩和なものをいう。ただし、これらの使用目的のほかに、第一項第二号又は第三号に規定する用途に使用されることも併せて目的とされている物及び医薬部外品を除く。

4　この法律で「医療機器」とは、人若しくは動物の疾病の診断、治療若しくは予防に使用されること、又は人若しくは動物の身体の構造若しくは機能に影響を及ぼすことが目的とされている機械器具等(再生医療等製品を除く。)であつて、政令で定めるものをいう。
5　この法律で「高度管理医療機器」とは、医療機器であつて、副作用又は機能の障害が生じた場合(適正な使用目的に従い適正に使用された場合に限る。次項及び第七項において同じ。)において人の生命及び健康に重大な影響を与えるおそれがあることからその適切な管理が必要なものとして、厚生労働大臣が薬事・食品衛生審議会の意見を聴いて指定するものをいう。
6　この法律で「管理医療機器」とは、高度管理医療機器以外の医療機器であつて、副作用又は機能の障害が生じた場合において人の生命及び健康に影響を与えるおそれがあることからその適切な管理が必要なものとして、厚生労働大臣が薬事・食品衛生審議会の意見を聴いて指定するものをいう。
7　この法律で「一般医療機器」とは、高度管理医療機器及び管理医療機器以外の医療機器であつて、副作用又は機能の障害が生じた場合においても、人の生命及び健康に影響を与えるおそれがほとんどないものとして、厚生労働大臣が薬事・食品衛生審議会の意見を聴いて指定するものをいう。
8　この法律で「特定保守管理医療機器」とは、医療機器のうち、保守点検、修理その他の管理に専門的な知識及び技能を必要とすることからその適正な管理が行われなければ疾病の診断、治療又は予防に重大な影響を与えるおそれがあるものとして、厚生労働大臣が薬事・食品衛生審議会の意見を聴いて指定するものをいう。
9　この法律で「再生医療等製品」とは、次に掲げる物(医薬部外品及び化粧品を除く。)であつて、政令で定めるものをいう。
　一　次に掲げる医療又は獣医療に使用されることが目的とされている物のうち、人又は動物の細胞に培養その他の加工を施したもの
　　イ　人又は動物の身体の構造又は機能の再建、修復又は形成
　　ロ　人又は動物の疾病の治療又は予防
　二　人又は動物の疾病の治療に使用されることが目的とされている物のうち、人又は動物の細胞に導入され、これらの体内で発現する遺伝子を含有させたもの
10　この法律で「生物由来製品」とは、人その他の生物(植物を除く。)に由来するものを原料又は材料として製造をされる医薬品、医薬部外品、化粧品又は医療機器のうち、保健衛生上特別の注意を要するものとして、厚生労働大臣が薬事・食品衛生審議会の

意見を聴いて指定するものをいう。

11 この法律で「特定生物由来製品」とは、生物由来製品のうち、販売し、貸与し、又は授与した後において当該生物由来製品による保健衛生上の危害の発生又は拡大を防止するための措置を講ずることが必要なものであつて、厚生労働大臣が薬事・食品衛生審議会の意見を聴いて指定するものをいう。

12 この法律で「薬局」とは、薬剤師が販売又は授与の目的で調剤の業務を行う場所(その開設者が医薬品の販売業を併せ行う場合には、その販売業に必要な場所を含む。)をいう。ただし、病院若しくは診療所又は飼育動物診療施設の調剤所を除く。

13 この法律で「製造販売」とは、その製造(他に委託して製造をする場合を含み、他から委託を受けて製造をする場合を除く。以下「製造等」という。)をし、又は輸入をした医薬品(原薬たる医薬品を除く。)、医薬部外品、化粧品、医療機器若しくは再生医療等製品を、それぞれ販売し、貸与し、若しくは授与し、又は医療機器プログラム(医療機器のうちプログラムであるものをいう。以下同じ。)を電気通信回線を通じて提供することをいう。

14 この法律で「体外診断用医薬品」とは、専ら疾病の診断に使用されることが目的とされている医薬品のうち、人又は動物の身体に直接使用されることのないものをいう。

15 この法律で「指定薬物」とは、中枢神経系の興奮若しくは抑制又は幻覚の作用(当該作用の維持又は強化の作用を含む。以下「精神毒性」という。)を有する蓋然性が高く、かつ、人の身体に使用された場合に保健衛生上の危害が発生するおそれがある物(大麻取締法(昭和二十三年法律第百二十四号)に規定する大麻、覚せい剤取締法(昭和二十六年法律第二百五十二号)に規定する覚醒剤、麻薬及び向精神薬取締法(昭和二十八年法律第十四号)に規定する麻薬及び向精神薬並びにあへん法(昭和二十九年法律第七十一号)に規定するあへん及びけしがらを除く。)として、厚生労働大臣が薬事・食品衛生審議会の意見を聴いて指定するものをいう。

16 この法律で「希少疾病用医薬品」とは、第七十七条の二第一項の規定による指定を受けた医薬品を、「希少疾病用医療機器」とは、同項の規定による指定を受けた医療機器を、「希少疾病用再生医療等製品」とは、同項の規定による指定を受けた再生医療等製品をいう。

17 この法律で「治験」とは、第十四条第三項(同条第九項及び第十九条の二第五項において準用する場合を含む。)、第二十三条の二の五第三項(同条第十一項及び第二十三条の二の十七第五項において準用する場合を含む。)又は第二十三条の二十五第三項(同条第九項及び第二十三条の三十七第五項において準用する場合を含む。)の規定により提出すべき資料のうち臨床試験の試験成績に関する資料の収集を目的とする試験の実施をいう。

18 この法律にいう「物」には、プログラムを含むものとする。

第二章　地方薬事審議会

第三条　都道府県知事の諮問に応じ、薬事(医療機器及び再生医療等製品に関する事項を含む。以下同じ。)に関する当該都道府県の事務及びこの法律に基づき当該都道府県知事の権限に属する事務のうち政令で定めるものに関する重要事項を調査審議させるため、各都道府県に、地方薬事審議会を置くことができる。

2 地方薬事審議会の組織、運営その他地方薬事審議会に関し必要な事項は、当該都道府県の条例で定める。

第三章から第五章まで　略

第六章　再生医療等製品の製造販売業及び製造業

(製造販売業の許可)
第二十三条の二十　再生医療等製品は、厚生労働大臣の許可を受けた者でなければ、業として、製造販売をしてはならない。

2 前項の許可は、三年を下らない政令で定める期間ごとにその更新を受けなければ、その期間の経過によつて、その効力を失う。

(許可の基準)
第二十三条の二十一　次の各号のいずれかに該当するときは、前条第一項の許可を与えないことができる。
　一　申請に係る再生医療等製品の品質管理の方法が、厚生労働省令で定める基準に適合しないとき。
　二　申請に係る再生医療等製品の製造販売後安全管理の方法が、厚生労働省令で定める基準に適合しないとき。
　三　申請者が、第五条第三号イからへまでのいずれかに該当するとき。

(製造業の許可)
第二十三条の二十二　再生医療等製品の製造業の許可を受けた者でなければ、業として、再生医療等製品の製造をしてはならない。

2 前項の許可は、厚生労働省令で定める区分に従い、厚生労働大臣が製造所ごとに与える。

3 第一項の許可は、三年を下らない政令で定める期間ごとにその更新を受けなければ、その期間の経過

資料：薬機法

によつて、その効力を失う。
4 次の各号のいずれかに該当するときは、第一項の許可を与えないことができる。
　一　その製造所の構造設備が、厚生労働省令で定める基準に適合しないとき。
　二　申請者が、第五条第三号イからへまでのいずれかに該当するとき。
5 厚生労働大臣は、第一項の許可又は第三項の許可の更新の申請を受けたときは、前項第一号の基準に適合するかどうかについての書面による調査又は実地の調査を行うものとする。
6 第一項の許可を受けた者は、当該製造所に係る許可の区分を変更し、又は追加しようとするときは、厚生労働大臣の許可を受けなければならない。
7 前項の許可については、第一項から第五項までの規定を準用する。

　　（機構による調査の実施）
第二十三条の二十三　厚生労働大臣は、機構に、再生医療等製品（専ら動物のために使用されることが目的とされているものを除く。以下この条において同じ。）のうち政令で定めるものに係る前条第一項若しくは第六項の許可又は同条第三項（同条第七項において準用する場合を含む。以下この条において同じ。）の許可の更新についての同条第五項（同条第七項において準用する場合を含む。）に規定する調査を行わせることができる。
2 厚生労働大臣は、前項の規定により機構に調査を行わせるときは、当該調査を行わないものとする。この場合において、厚生労働大臣は、前条第一項若しくは第六項の許可又は同条第三項の許可の更新をするときは、機構が第四項の規定により通知する調査の結果を考慮しなければならない。
3 厚生労働大臣が第一項の規定により機構に調査を行わせることとしたときは、同項の政令で定める再生医療等製品に係る前条第一項若しくは第六項の許可又は同条第三項の許可の更新の申請者は、機構が行う当該調査を受けなければならない。
4 機構は、前項の調査を行つたときは、遅滞なく、当該調査の結果を厚生労働省令で定めるところにより厚生労働大臣に通知しなければならない。
5 機構が行う調査に係る処分（調査の結果を除く。）又はその不作為については、厚生労働大臣に対して、行政不服審査法による審査請求をすることができる。

　　（再生医療等製品外国製造業者の認定）
第二十三条の二十四　外国において本邦に輸出される再生医療等製品を製造しようとする者（以下「再生医療等製品外国製造業者」という。）は、厚生労働大臣の認定を受けることができる。

2 前項の認定は、厚生労働省令で定める区分に従い、製造所ごとに与える。
3 第一項の認定については、第二十三条の二十二第三項から第七項まで及び前条の規定を準用する。この場合において、第二十三条の二十二第三項から第六項までの規定中「許可」とあるのは「認定」と、同条第七項中「許可」とあるのは「認定」と、「第一項」とあるのは「第二項」と、前条第一項中「前条第一項若しくは第六項の許可又は同条第三項（同条第七項において準用する場合を含む。以下この条において同じ。）の許可の更新についての同条第五項（同条第七項）」とあるのは「次条第一項若しくは同条第三項において準用する前条第六項の認定又は次条第三項において準用する前条第三項（次条第三項において準用する前条第七項において準用する場合を含む。以下この条において同じ。）の認定の更新についての次条第三項において準用する前条第五項（次条第三項において準用する前条第七項」と、同条第二項及び第三項中「前条第一項若しくは第六項の許可又は同条第三項の許可の更新」とあるのは「次条第一項若しくは同条第三項において準用する前条第六項の認定又は次条第三項において準用する前条第三項の認定の更新」と読み替えるものとする。

　　（再生医療等製品の製造販売の承認）
第二十三条の二十五　再生医療等製品の製造販売をしようとする者は、品目ごとにその製造販売についての厚生労働大臣の承認を受けなければならない。
2 次の各号のいずれかに該当するときは、前項の承認は、与えない。
　一　申請者が、第二十三条の二十第一項の許可を受けていないとき。
　二　申請に係る再生医療等製品を製造する製造所が、第二十三条の二十二第一項の許可（申請をした品目について製造ができる区分に係るものに限る。）又は前条第一項の認定（申請をした品目について製造ができる区分に係るものに限る。）を受けていないとき。
　三　申請に係る再生医療等製品の名称、構成細胞、導入遺伝子、構造、用法、用量、使用方法、効能、効果、性能、副作用その他の品質、有効性及び安全性に関する事項の審査の結果、その物が次のイからハまでのいずれかに該当するとき。
　　イ　申請に係る効能、効果又は性能を有すると認められないとき。
　　ロ　申請に係る効能、効果又は性能に比して著しく有害な作用を有することにより、再生医療等製品として使用価値がないと認められるとき。
　　ハ　イ又はロに掲げる場合のほか、再生医療等

製品として不適当なものとして厚生労働省令で定める場合に該当するとき。
　四　申請に係る再生医療等製品の製造所における製造管理又は品質管理の方法が、厚生労働省令で定める基準に適合していると認められないとき。
3　第一項の承認を受けようとする者は、厚生労働省令で定めるところにより、申請書に臨床試験の試験成績に関する資料その他の資料を添付して申請しなければならない。この場合において、当該資料は、厚生労働省令で定める基準に従つて収集され、かつ、作成されたものでなければならない。
4　第一項の承認の申請に係る再生医療等製品が、第八十条の六第一項に規定する原薬等登録原簿に収められている原薬等を原料又は材料として製造されるものであるときは、第一項の承認を受けようとする者は、厚生労働省令で定めるところにより、当該原薬等が同条第一項に規定する原薬等登録原簿に登録されていることを証する書面をもつて前項の規定により添付するものとされた資料の一部に代えることができる。
5　第二項第三号の規定による審査においては、当該品目に係る申請内容及び第三項前段に規定する資料に基づき、当該品目の品質、有効性及び安全性に関する調査（既にこの条又は第二十三条の三十七の承認（次条第一項（第二十三条の三十七第五項において準用する場合を含む。）の規定により条件及び期限を付したものを除く。第八項において同じ。）を与えられている品目との構成細胞、導入遺伝子、構造、用法、用量、使用方法、効能、効果、性能等の同一性に関する調査を含む。）を行うものとする。この場合において、あらかじめ、当該品目に係る資料が第三項後段の規定に適合するかどうかについての書面による調査又は実地の調査を行うものとする。
6　第一項の承認を受けようとする者又は同項の承認を受けた者は、その承認に係る再生医療等製品の製造所における製造管理又は品質管理の方法が第二項第四号に規定する厚生労働省令で定める基準に適合しているかどうかについて、当該承認を受けようとするとき、及び当該承認の取得後三年を下らない政令で定める期間を経過するごとに、厚生労働大臣の書面による調査又は実地の調査を受けなければならない。
7　厚生労働大臣は、第一項の承認の申請に係る再生医療等製品が、希少疾病用再生医療等製品その他の医療上特にその必要性が高いと認められるものであるときは、当該再生医療等製品についての第二項第三号の規定による審査又は前項の規定による調査を、他の再生医療等製品の審査又は調査に優先して行うことができる。
8　厚生労働大臣は、第一項の承認の申請があつた場合において、申請に係る再生医療等製品が、既にこの条又は第二十三条の三十七の承認を与えられている再生医療等製品と構成細胞、導入遺伝子、構造、用法、用量、使用方法、効能、効果、性能等が明らかに異なるときは、同項の承認について、あらかじめ、薬事・食品衛生審議会の意見を聴かなければならない。
9　第一項の承認を受けた者は、当該品目について承認された事項の一部を変更しようとするとき（当該変更が厚生労働省令で定める軽微な変更であるときを除く。）は、その変更について厚生労働大臣の承認を受けなければならない。この場合においては、第二項から前項までの規定を準用する。
10　第一項の承認を受けた者は、前項の厚生労働省令で定める軽微な変更について、厚生労働省令で定めるところにより、厚生労働大臣にその旨を届け出なければならない。
11　第一項及び第九項の承認の申請（政令で定めるものを除く。）は、機構を経由して行うものとする。

（条件及び期限付承認）

第二十三条の二十六　前条第一項の承認の申請者が製造販売をしようとする物が、次の各号のいずれにも該当する再生医療等製品である場合には、厚生労働大臣は、同条第二項第三号イ及びロの規定にかかわらず、薬事・食品衛生審議会の意見を聴いて、その適正な使用の確保のために必要な条件及び七年を超えない範囲内の期限を付してその品目に係る同条第一項の承認を与えることができる。
　一　申請に係る再生医療等製品が均質でないこと。
　二　申請に係る効能、効果又は性能を有すると推定されるものであること。
　三　申請に係る効能、効果又は性能に比して著しく有害な作用を有することにより再生医療等製品として使用価値がないと推定されるものでないこと。
2　厚生労働大臣は、第五項の申請に係る前条第二項第三号の規定による審査を適正に行うため特に必要があると認めるときは、薬事・食品衛生審議会の意見を聴いて、前項の期限を、三年を超えない範囲内において延長することができる。
3　第一項の規定により条件及び期限を付した前条第一項の承認を受けた者は、厚生労働省令で定めるところにより、当該再生医療等製品の使用の成績に関する調査その他厚生労働省令で定める調査を行い、その結果を厚生労働大臣に報告しなければならない。
4　第一項の規定により条件及び期限を付した前条第一項の承認を受けた者が同条第九項の承認の申請をした場合における同項において準用する同条第

資料：薬機法

二項の規定の適用については、同項第三号イ中「認められない」とあるのは「推定されない」と、同号ロ中「認められる」とあるのは「推定される」とする。
5　第一項の規定により条件及び期限を付した前条第一項の承認を受けた者は、その品目について、当該承認の期限（第二項の規定による延長が行われたときは、その延長後のもの）内に、改めて同条第一項の承認の申請をしなければならない。この場合における同条第三項の規定の適用については、同項中「臨床試験の試験成績に関する資料その他の」とあるのは、「その再生医療等製品の使用成績に関する資料その他厚生労働省令で定める」とする。
6　前項の申請があつた場合において、同項に規定する期限内にその申請に対する処分がされないときは、第一項の規定により条件及び期限を付した前条第一項の承認は、当該期限の到来後もその処分がされるまでの間は、なおその効力を有する。
7　再生医療等製品を取り扱う医師その他の医療関係者（以下「再生医療等製品取扱医療関係者」という。）は、第三項に規定する調査又は第五項の規定により読み替えて適用される前条第三項後段に規定する資料の収集に協力するよう努めなければならない。

（機構による再生医療等製品審査等の実施）
第二十三条の二十七　厚生労働大臣は、機構に、再生医療等製品（専ら動物のために使用されることが目的とされているものを除く。以下この条において同じ。）のうち政令で定めるものについての第二十三条の二十五の承認のための審査並びに同条第五項及び第六項（これらの規定を同条第九項において準用する場合を含む。）の規定による調査（以下「再生医療等製品審査等」という。）を行わせることができる。
2　厚生労働大臣は、前項の規定により機構に再生医療等製品審査等を行わせるときは、当該再生医療等製品審査等を行わないものとする。この場合において、厚生労働大臣は、第二十三条の二十五の承認をするときは、機構が第五項の規定により通知する再生医療等製品審査等の結果を考慮しなければならない。
3　厚生労働大臣が第一項の規定により機構に再生医療等製品審査等を行わせることとしたときは、同項の政令で定める再生医療等製品について第二十三条の二十五の承認の申請者又は同条第六項（同条第九項において準用する場合を含む。）の調査の申請者は、機構が行う再生医療等製品審査等を受けなければならない。
4　厚生労働大臣が第一項の規定により機構に審査を行わせることとしたときは、同項の政令で定める再生医療等製品についての第二十三条の二十五第十項の規定による届出をしようとする者は、同項の規定にかかわらず、機構に届け出なければならない。
5　機構は、再生医療等製品審査等を行つたとき、又は前項の規定による届出を受理したときは、遅滞なく、当該再生医療等製品審査等の結果又は届出の状況を厚生労働省令で定めるところにより厚生労働大臣に通知しなければならない。
6　機構が行う再生医療等製品審査等に係る処分（再生医療等製品審査等の結果を除く。）又はその不作為については、厚生労働大臣に対して、行政不服審査法による審査請求をすることができる。

（特例承認）
第二十三条の二十八　第二十三条の二十五の承認の申請者が製造販売をしようとする物が、次の各号のいずれにも該当する再生医療等製品として政令で定めるものである場合には、厚生労働大臣は、同条第二項、第五項、第六項及び第八項の規定にかかわらず、薬事・食品衛生審議会の意見を聴いて、その品目に係る同条の承認を与えることができる。
一　国民の生命及び健康に重大な影響を与えるおそれがある疾病のまん延その他の健康被害の拡大を防止するため緊急に使用されることが必要な再生医療等製品であり、かつ、当該再生医療等製品の使用以外に適当な方法がないこと。
二　その用途に関し、外国（再生医療等製品の品質、有効性及び安全性を確保する上で本邦と同等の水準にあると認められる再生医療等製品の製造販売の承認の制度又はこれに相当する制度を有している国として政令で定めるものに限る。）において、販売し、授与し、又は販売若しくは授与の目的で貯蔵し、若しくは陳列することが認められている再生医療等製品であること。
2　厚生労働大臣は、保健衛生上の危害の発生又は拡大を防止するため必要があると認めるときは、前項の規定により第二十三条の二十五の承認を受けた者に対して、当該承認に係る品目について、当該品目の使用によるものと疑われる疾病、障害又は死亡の発生を厚生労働大臣に報告することその他の政令で定める措置を講ずる義務を課することができる。

（新再生医療等製品等の再審査）
第二十三条の二十九　次の各号に掲げる再生医療等製品につき第二十三条の二十五の承認（第二十三条の二十六第一項の規定により条件及び期限を付したものを除く。以下この条において同じ。）を受けた者は、当該再生医療等製品について、当該各号に定める期間内に申請して、厚生労働大臣の再審査を受けなければならない。
一　既に第二十三条の二十五の承認又は第二十三

条の三十七の承認(同条第五項において準用する第二十三条の二十六第一項の規定により条件及び期限を付したものを除く。以下この項において同じ。)を与えられている再生医療等製品と構成細胞、導入遺伝子、構造、用法、用量、使用方法、効能、効果、性能等が明らかに異なる再生医療等製品として厚生労働大臣がその承認の際指示したもの(以下「新再生医療等製品」という。) 次に掲げる期間(以下この条において「調査期間」という。)を経過した日から起算して三月以内の期間(次号において「申請期間」という。)

 イ 希少疾病用再生医療等製品その他厚生労働省令で定める再生医療等製品として厚生労働大臣が薬事・食品衛生審議会の意見を聴いて指定するものについては、その承認のあつた日後六年を超え十年を超えない範囲内において厚生労働大臣の指定する期間

 ロ 既に第二十三条の二十五の承認又は第二十三条の三十七の承認を与えられている再生医療等製品と効能、効果又は性能のみが明らかに異なる再生医療等製品(イに掲げる再生医療等製品を除く。)その他厚生労働省令で定める再生医療等製品として厚生労働大臣が薬事・食品衛生審議会の意見を聴いて指定するものについては、その承認のあつた日後六年に満たない範囲内において厚生労働大臣の指定する期間

 ハ イ又はロに掲げる再生医療等製品以外の再生医療等製品については、その承認のあつた日後六年

二 新再生医療等製品(当該新再生医療等製品につき第二十三条の二十五の承認又は第二十三条の三十七の承認のあつた日後調査期間(次項の規定による延長が行われたときは、その延長後の期間)を経過しているものを除く。)と構成細胞、導入遺伝子、構造、用法、用量、使用方法、効能、効果、性能等が同一性を有すると認められる再生医療等製品として厚生労働大臣がその承認の際指示したもの 当該新再生医療等製品に係る申請期間(同項の規定による調査期間の延長が行われたときは、その延長後の期間に基づいて定められる申請期間)に合致するように厚生労働大臣が指示する期間

2 厚生労働大臣は、新再生医療等製品の再審査を適正に行うため特に必要があると認めるときは、薬事・食品衛生審議会の意見を聴いて、調査期間を、その承認のあつた日後十年を超えない範囲内において延長することができる。

3 厚生労働大臣の再審査は、再審査を行う際に得られている知見に基づき、第一項各号に掲げる再生医療等製品が第二十三条の二十五第二項第三号イからハまでのいずれにも該当しないことを確認することにより行う。

4 第一項の申請は、申請書にその再生医療等製品の使用成績に関する資料その他厚生労働省令で定める資料を添付してしなければならない。この場合において、当該申請に係る再生医療等製品が厚生労働省令で定める再生医療等製品であるときは、当該資料は、厚生労働省令で定める基準に従つて収集され、かつ、作成されたものでなければならない。

5 第三項の規定による確認においては、第一項各号に掲げる再生医療等製品に係る申請内容及び前項前段に規定する資料に基づき、当該再生医療等製品の品質、有効性及び安全性に関する調査を行うものとする。この場合において、第一項各号に掲げる再生医療等製品が前項後段に規定する厚生労働省令で定める再生医療等製品であるときは、あらかじめ、当該再生医療等製品に係る資料が同項後段の規定に適合するかどうかについての書面による調査又は実地の調査を行うものとする。

6 第一項各号に掲げる再生医療等製品につき第二十三条の二十五の承認を受けた者は、厚生労働省令で定めるところにより、当該再生医療等製品の使用の成績に関する調査その他厚生労働省令で定める調査を行い、その結果を厚生労働大臣に報告しなければならない。

7 第四項後段に規定する厚生労働省令で定める再生医療等製品につき再審査を受けるべき者、同項後段に規定する資料の収集若しくは作成の委託を受けた者又はこれらの役員若しくは職員は、正当な理由なく、当該資料の収集又は作成に関しその職務上知り得た人の秘密を漏らしてはならない。これらの者であつた者についても、同様とする。

(準用)

第二十三条の三十 再生医療等製品(専ら動物のために使用されることが目的とされているものを除く。以下この条において同じ。)のうち政令で定めるものについての前条第一項の申請、同条第三項の規定による確認及び同条第五項の規定による調査については、第二十三条の二十五第十一項及び第二十三条の二十七(第四項を除く。)の規定を準用する。この場合において、必要な技術的読替えは、政令で定める。

2 前項において準用する第二十三条の二十七第一項の規定により機構に前条第三項の規定による確認を行わせることとしたときは、前項において準用する第二十三条の二十七第一項の政令で定める再生医療等製品についての前条第六項の規定による報告をしようとする者は、同項の規定にかかわらず、機構に報告しなければならない。この場合において、

機構が当該報告を受けたときは、厚生労働省令で定めるところにより、厚生労働大臣にその旨を通知しなければならない。

(再生医療等製品の再評価)
第二十三条の三十一　第二十三条の二十五の承認(第二十三条の二十六第一項の規定により条件及び期限を付したものを除く。)を受けている者は、厚生労働大臣が薬事・食品衛生審議会の意見を聴いて再生医療等製品の範囲を指定して再評価を受けるべき旨を公示したときは、その指定に係る再生医療等製品について、厚生労働大臣の再評価を受けなければならない。
2　厚生労働大臣の再評価は、再評価を行う際に得られている知見に基づき、前項の指定に係る再生医療等製品が第二十三条の二十五第二項第三号イからハまでのいずれにも該当しないことを確認することにより行う。
3　第一項の公示は、再評価を受けるべき者が提出すべき資料及びその提出期限を併せ行うものとする。
4　第一項の指定に係る再生医療等製品が厚生労働省令で定める再生医療等製品であるときは、再評価を受けるべき者が提出する資料は、厚生労働省令で定める基準に従つて収集され、かつ、作成されたものでなければならない。
5　第二項の規定による確認においては、再評価を受けるべき者が提出する資料に基づき、第一項の指定に係る再生医療等製品の品質、有効性及び安全性に関する調査を行うものとする。この場合において、同項の指定に係る再生医療等製品が前項に規定する厚生労働省令で定める再生医療等製品であるときは、あらかじめ、当該再生医療等製品に係る資料が同項の規定に適合するかどうかについての書面による調査又は実地の調査を行うものとする。
6　第四項に規定する厚生労働省令で定める再生医療等製品につき再評価を受けるべき者、同項に規定する資料の収集若しくは作成の委託を受けた者又はこれらの役員若しくは職員は、正当な理由なく、当該資料の収集又は作成に関しその職務上知り得た人の秘密を漏らしてはならない。これらの者であつた者についても、同様とする。

(準用)
第二十三条の三十二　再生医療等製品(専ら動物のために使用されることが目的とされているものを除く。以下この条において同じ。)のうち政令で定めるものについての前条第二項の規定による確認及び同条第五項の規定による調査については、第二十三条の二十七(第四項を除く。)の規定を準用する。この場合において、必要な技術的読替えは、政令で定める。

2　前項において準用する第二十三条の二十七第一項の規定により機構に前条第二項の規定による確認を行わせることとしたときは、前項において準用する第二十三条の二十七第一項の政令で定める再生医療等製品についての前条第四項の規定による資料の提出をしようとする者は、同項の規定にかかわらず、機構に提出しなければならない。

(承継)
第二十三条の三十三　第二十三条の二十五の承認を受けた者(以下この条において「再生医療等製品承認取得者」という。)について相続、合併又は分割(当該品目に係る厚生労働省令で定める資料及び情報(以下この条において「当該品目に係る資料等」という。)を承継させるものに限る。)があつたときは、相続人(相続人が二人以上ある場合において、その全員の同意により当該再生医療等製品承認取得者の地位を承継すべき相続人を選定したときは、その者)、合併後存続する法人若しくは合併により設立した法人又は分割により当該品目に係る資料等を承継した法人は、当該再生医療等製品承認取得者の地位を承継する。
2　再生医療等製品承認取得者がその地位を承継させる目的で当該品目に係る資料等の譲渡しをしたときは、譲受人は、当該再生医療等製品承認取得者の地位を承継する。
3　前二項の規定により再生医療等製品承認取得者の地位を承継した者は、相続の場合にあつては相続後遅滞なく、相続以外の場合にあつては承継前に、厚生労働省令で定めるところにより、厚生労働大臣にその旨を届け出なければならない。

(再生医療等製品総括製造販売責任者等の設置)
第二十三条の三十四　再生医療等製品の製造販売業者は、厚生労働省令で定めるところにより、再生医療等製品の品質管理及び製造販売後安全管理を行わせるために、医師、歯科医師、薬剤師、獣医師その他の厚生労働省令で定める基準に該当する技術者を置かなければならない。
2　前項の規定により品質管理及び製造販売後安全管理を行う者(以下「再生医療等製品総括製造販売責任者」という。)が遵守すべき事項については、厚生労働省令で定める。
3　再生医療等製品の製造業者は、厚生労働大臣の承認を受けて自らその製造を実地に管理する場合のほか、その製造を実地に管理させるために、製造所ごとに、厚生労働大臣の承認を受けて、再生医療等製品に係る生物学的知識を有する者その他の技術者を置かなければならない。
4　前項の規定により再生医療等製品の製造を管理する者(以下「再生医療等製品製造管理者」という。)

については、第七条第三項及び第八条第一項の規定を準用する。この場合において、第七条第三項中「その薬局の所在地の都道府県知事」とあるのは、「厚生労働大臣」と読み替えるものとする。

(再生医療等製品の製造販売業者等の遵守事項等)
第二十三条の三十五　厚生労働大臣は、厚生労働省令で、再生医療等製品の製造管理若しくは品質管理又は製造販売後安全管理の実施方法、再生医療等製品総括製造販売責任者の義務の遂行のための配慮事項その他再生医療等製品の製造販売業者がその業務に関し遵守すべき事項を定めることができる。

2　厚生労働大臣は、厚生労働省令で、製造所における再生医療等製品の試験検査の実施方法、再生医療等製品製造管理者の義務の遂行のための配慮事項その他再生医療等製品の製造業者又は再生医療等製品外国製造業者がその業務に関し遵守すべき事項を定めることができる。

3　再生医療等製品の製造販売業者は、製造販売後安全管理に係る業務のうち厚生労働省令で定めるものについて、厚生労働省令で定めるところにより、その業務を適正かつ確実に行う能力のある者に委託することができる。

(休廃止等の届出)
第二十三条の三十六　再生医療等製品の製造販売業者は、その事業を廃止し、休止し、若しくは休止した事業を再開したとき、又は再生医療等製品総括製造販売責任者その他厚生労働省令で定める事項を変更したときは、三十日以内に、厚生労働大臣にその旨を届け出なければならない。

2　再生医療等製品の製造業者又は再生医療等製品外国製造業者は、その製造所を廃止し、休止し、若しくは休止した製造所を再開したとき、又は再生医療等製品製造管理者その他厚生労働省令で定める事項を変更したときは、三十日以内に、厚生労働大臣にその旨を届け出なければならない。

(外国製造再生医療等製品の製造販売の承認)
第二十三条の三十七　厚生労働大臣は、再生医療等製品であつて本邦に輸出されるものにつき、外国においてその製造等をする者から申請があつたときは、品目ごとに、その者が第三項の規定により選任した再生医療等製品の製造販売業者に製造販売をさせることについての承認を与えることができる。

2　申請者が、第七十五条の二の二第一項の規定によりその受けた承認の全部又は一部を取り消され、取消しの日から三年を経過していない者であるときは、前項の承認を与えないことができる。

3　第一項の承認を受けようとする者は、本邦内において当該承認に係る再生医療等製品による保健衛生上の危害の発生の防止に必要な措置を採らせるため、再生医療等製品の製造販売業者を当該承認の申請の際選任しなければならない。

4　第一項の承認を受けた者(以下「外国製造再生医療等製品特例承認取得者」という。)が前項の規定により選任した再生医療等製品の製造販売業者(以下「選任外国製造再生医療等製品製造販売業者」という。)は、第二十三条の二十五第一項の規定にかかわらず、当該承認に係る品目の製造販売をすることができる。

5　第一項の承認については、第二十三条の二十五第二項(第一号を除く。)及び第三項から第十一項まで、第二十三条の二十六(第四項を除く。)並びに第二十三条の二十七の規定を準用する。

6　前項において準用する第二十三条の二十五第九項の承認については、第二十三条の二十五第十一項、第二十三条の二十六第四項及び第二十三条の二十七の規定を準用する。

(選任外国製造再生医療等製品製造販売業者に関する変更の届出)
第二十三条の三十八　外国製造再生医療等製品特例承認取得者は、選任外国製造再生医療等製品製造販売業者を変更したとき、又は選任外国製造再生医療等製品製造販売業者につき、その氏名若しくは名称その他厚生労働省令で定める事項に変更があつたときは、三十日以内に、厚生労働大臣に届け出なければならない。

(準用)
第二十三条の三十九　外国製造再生医療等製品特例承認取得者については、第二十三条の二十九から第二十三条の三十三まで及び第二十三条の三十五第二項の規定を準用する。

(外国製造再生医療等製品の特例承認)
第二十三条の四十　第二十三条の三十七の承認の申請者が選任外国製造再生医療等製品製造販売業者に製造販売をさせようとする物が、第二十三条の二十八第一項に規定する政令で定める再生医療等製品である場合には、同条の規定を準用する。この場合において、同項中「第二十三条の二十五」とあるのは「第二十三条の三十七」と、「同条第二項、第五項、第六項及び第八項」とあるのは「同条第五項において準用する第二十三条の二十五第二項、第五項、第六項及び第八項」と、「同条の承認」とあるのは「第二十三条の三十七の承認」と、同条第二項中「前項の規定により第二十三条の二十五の承認を受けた者」とあるのは「第二十三条の四十第一項において準用する第二十三条の二十八第一項の規定により第二十三条の三十七の承認を受けた者又は

選任外国製造再生医療等製品製造販売業者」と読み替えるものとする。
2　前項に規定する場合の選任外国製造再生医療等製品製造販売業者は、第二十三条の二十五第一項の規定にかかわらず、前項において準用する第二十三条の二十八第一項の規定による第二十三条の三十七の承認に係る品目の製造販売をすることができる。

（都道府県知事の経由）
第二十三条の四十一　第二十三条の二十第一項の許可若しくは同条第二項の許可の更新の申請又は第二十三条の三十六第一項の規定による届出は、申請者又は届出者の住所地の都道府県知事を経由して行わなければならない。
2　第二十三条の二十二第一項若しくは第六項の許可、同条第三項（同条第七項において準用する場合を含む。）の許可の更新若しくは第二十三条の三十四第三項の承認の申請又は第二十三条の三十六第二項の規定による届出は、製造所の所在地の都道府県知事を経由して行わなければならない。
3　第二十三条の三十八の規定による届出は、選任外国製造再生医療等製品製造販売業者の住所地の都道府県知事を経由して行わなければならない。

（政令への委任）
第二十三条の四十二　この章に定めるもののほか、製造販売業又は製造業の許可又は許可の更新、再生医療等製品外国製造業者の認定又は認定の更新、製造販売品目の承認、再審査又は再評価、製造所の管理その他再生医療等製品の製造販売業又は製造業（外国製造再生医療等製品特例承認取得者の行う製造を含む。）に関し必要な事項は、政令で定める。

第七章　医薬品、医療機器及び再生医療等製品の販売業等

第一節及び第二節　略

第三節　再生医療等製品の販売業

（再生医療等製品の販売業の許可）
第四十条の五　再生医療等製品の販売業の許可を受けた者でなければ、業として、再生医療等製品を販売し、授与し、又は販売若しくは授与の目的で貯蔵し、若しくは陳列してはならない。ただし、再生医療等製品の製造販売業者がその製造等をし、又は輸入した再生医療等製品を再生医療等製品の製造販売業者、製造業者又は販売業者に、厚生労働大臣が指定する再生医療等製品の製造販売業者がその製造等をし、又は輸入した当該再生医療等製品を医師、歯科医師若しくは獣医師又は病院、診療所若しくは飼育動物診療施設の開設者に、再生医療等製品の製造業者がその製造した再生医療等製品を再生医療等製品の製造販売業者又は製造業者に、それぞれ販売し、授与し、又はその販売若しくは授与の目的で貯蔵し、若しくは陳列するときは、この限りでない。
2　前項の許可は、営業所ごとに、その営業所の所在地の都道府県知事が与える。
3　次の各号のいずれかに該当するときは、第一項の許可を与えないことができる。
　一　その営業所の構造設備が、厚生労働省令で定める基準に適合しないとき。
　二　申請者が、第五条第三号イからへまでのいずれかに該当するとき。
4　第一項の許可は、六年ごとにその更新を受けなければ、その期間の経過によつて、その効力を失う。
5　第一項の許可を受けた者は、当該許可に係る営業所については、業として、再生医療等製品を、再生医療等製品の製造販売業者、製造業者若しくは販売業者又は病院、診療所若しくは飼育動物診療施設の開設者その他厚生労働省令で定める者以外の者に対し、販売し、又は授与してはならない。

（管理者の設置）
第四十条の六　前条第一項の許可を受けた者は、厚生労働省令で定めるところにより、再生医療等製品の販売を実地に管理させるために、営業所ごとに、厚生労働省令で定める基準に該当する者（以下「再生医療等製品営業所管理者」という。）を置かなければならない。
2　再生医療等製品営業所管理者は、その営業所以外の場所で業として営業所の管理その他薬事に関する実務に従事する者であつてはならない。ただし、その営業所の所在地の都道府県知事の許可を受けたときは、この限りでない。

（準用）
第四十条の七　再生医療等製品の販売業については、第八条、第九条（第一項各号を除く。）、第十条第一項及び第十一条の規定を準用する。この場合において、第九条第一項中「次に掲げる事項」とあるのは、「再生医療等製品の販売業の営業所における再生医療等製品の品質確保の実施方法」と読み替えるものとする。
2　前項に規定するもののほか、必要な技術的読替えは、政令で定める。

第八章　医薬品等の基準及び検定

（日本薬局方等）
第四十一条　厚生労働大臣は、医薬品の性状及び品質の適正を図るため、薬事・食品衛生審議会の意見を

聴いて、日本薬局方を定め、これを公示する。
2　厚生労働大臣は、少なくとも十年ごとに日本薬局方の全面にわたつて薬事・食品衛生審議会の検討が行われるように、その改定について薬事・食品衛生審議会に諮問しなければならない。
3　厚生労働大臣は、医療機器、再生医療等製品又は体外診断用医薬品の性状、品質及び性能の適正を図るため、薬事・食品衛生審議会の意見を聴いて、必要な基準を設けることができる。

（医薬品等の基準）
第四十二条　厚生労働大臣は、保健衛生上特別の注意を要する医薬品又は再生医療等製品につき、薬事・食品衛生審議会の意見を聴いて、その製法、性状、品質、貯法等に関し、必要な基準を設けることができる。
2　厚生労働大臣は、保健衛生上の危害を防止するために必要があるときは、医薬部外品、化粧品又は医療機器について、薬事・食品衛生審議会の意見を聴いて、その性状、品質、性能等に関し、必要な基準を設けることができる。

（検定）
第四十三条　厚生労働大臣の指定する医薬品又は再生医療等製品は、厚生労働大臣の指定する者の検定を受け、かつ、これに合格したものでなければ、販売し、授与し、又は販売若しくは授与の目的で貯蔵し、若しくは陳列してはならない。ただし、厚生労働省令で別段の定めをしたときは、この限りでない。
2　厚生労働大臣の指定する医療機器は、厚生労働大臣の指定する者の検定を受け、かつ、これに合格したものでなければ、販売し、貸与し、授与し、若しくは販売、貸与若しくは授与の目的で貯蔵し、若しくは陳列し、又は医療機器プログラムにあつては、電気通信回線を通じて提供してはならない。ただし、厚生労働省令で別段の定めをしたときは、この限りでない。
3　前二項の検定に関し必要な事項は、政令で定める。
4　第一項及び第二項の検定の結果については、行政不服審査法による不服申立てをすることができない。

　　　第九章　医薬品等の取扱い

　　　　第一節から第五節まで　略

　　　　第六節　再生医療等製品の取扱い

（直接の容器等の記載事項）
第六十五条の二　再生医療等製品は、その直接の容器又は直接の被包に、次に掲げる事項が記載されていなければならない。ただし、厚生労働省令で別段の定めをしたときは、この限りでない。
一　製造販売業者の氏名又は名称及び住所
二　名称
三　製造番号又は製造記号
四　再生医療等製品であることを示す厚生労働省令で定める表示
五　第二十三条の二十六第一項（第二十三条の三十七第五項において準用する場合を含む。）の規定により条件及び期限を付した第二十三条の二十五又は第二十三条の三十七の承認を与えられている再生医療等製品にあつては、当該再生医療等製品であることを示す厚生労働省令で定める表示
六　厚生労働大臣の指定する再生医療等製品にあつては、重量、容量又は個数等の内容量
七　第四十一条第三項の規定によりその基準が定められた再生医療等製品にあつては、その基準においてその直接の容器又は直接の被包に記載するように定められた事項
八　第四十二条第一項の規定によりその基準が定められた再生医療等製品にあつては、その基準においてその直接の容器又は直接の被包に記載するように定められた事項
九　使用の期限
十　前各号に掲げるもののほか、厚生労働省令で定める事項

（添付文書等の記載事項）
第六十五条の三　再生医療等製品は、これに添付する文書又はその容器若しくは被包（以下この条において「添付文書等」という。）に、当該再生医療等製品に関する最新の論文その他により得られた知見に基づき、次に掲げる事項（次条において「添付文書等記載事項」という。）が記載されていなければならない。ただし、厚生労働省令で別段の定めをしたときは、この限りでない。
一　用法、用量、使用方法その他使用及び取扱い上の必要な注意
二　再生医療等製品の特性に関して注意を促すための厚生労働省令で定める事項
三　第四十一条第三項の規定によりその基準が定められた再生医療等製品にあつては、その基準において添付文書等に記載するように定められた事項
四　第四十二条第一項の規定によりその基準が定められた再生医療等製品にあつては、その基準において添付文書等に記載するように定められた事項
五　前各号に掲げるもののほか、厚生労働省令で定める事項

資料：薬機法

（添付文書等記載事項の届出等）
第六十五条の四 再生医療等製品の製造販売業者は、再生医療等製品の製造販売をするときは、あらかじめ、厚生労働省令で定めるところにより、当該再生医療等製品の添付文書等記載事項のうち使用及び取扱い上の必要な注意その他の厚生労働省令で定めるものを厚生労働大臣に届け出なければならない。これを変更しようとするときも、同様とする。

2 再生医療等製品の製造販売業者は、前項の規定による届出をしたときは、直ちに、当該再生医療等製品の添付文書等記載事項について、電子情報処理組織を使用する方法その他の情報通信の技術を利用する方法であつて厚生労働省令で定めるものにより公表しなければならない。

（準用）
第六十五条の五 再生医療等製品については、第五十一条、第五十二条の三から第五十五条まで、第五十七条、第五十七条の二第一項及び第五十八条の規定を準用する。この場合において、第五十一条中「第四十四条第一項若しくは第二項又は前条各号」とあるのは「第六十五条の二各号」と、第五十三条中「第四十四条第一項若しくは第二項又は第五十条から第五十二条まで」とあるのは「第六十五条の二、第六十五条の三又は第六十五条の五において準用する第五十一条」と、第五十四条第二号中「第十四条、第十九条の二、第二十三条の二の五又は第二十三条の二の十七」とあるのは「第二十三条の二十五又は第二十三条の三十七」と、「性能（第十四条第一項、第二十三条の二の五第一項又は第二十三条の二の二十三第一項の規定により厚生労働大臣がその基準を定めて指定した医薬品にあつては、その基準において定められた効能、効果又は性能を除く。）」とあるのは「性能」と、第五十五条第一項中「第五十条から前条まで」とあるのは「第六十五条の二から第六十五条の四まで又は第六十五条の五において準用する第五十一条若しくは第五十二条の三から前条まで」と、同条第二項中「第十三条の三第一項の認定若しくは第二十三条の二の四第一項の登録」とあるのは「第二十三条の二十四第一項の認定」と、「第十三条第一項若しくは第六項若しくは第二十三条の二の三第一項」とあるのは「第二十三条の二十二第一項若しくは第六項」と、「第十四条第一項若しくは第九項（第十九条の二第五項において準用する場合を含む。）、第十九条の二第四項、第二十三条の二の五第一項若しくは第十一項（第二十三条の二の十七第五項において準用する場合を含む。）、第二十三条の二の十七第四項若しくは第二十三条の二の二十三第一項若しくは第六項」とあるのは「第二十三条の二十五第一項若しくは第九項（第二十三条の三十七第五項において準用する場合を含む。）若しくは第二十三条の三十七第四項」と読み替えるものとする。

（販売、製造等の禁止）
第六十五条の六 次の各号のいずれかに該当する再生医療等製品は、販売し、授与し、又は販売若しくは授与の目的で製造し、輸入し、貯蔵し、若しくは陳列してはならない。

一 第四十一条第三項の規定によりその基準が定められた再生医療等製品であつて、その性状、品質又は性能がその基準に適合しないもの

二 第二十三条の二十五又は第二十三条の三十七の厚生労働大臣の承認を受けた再生医療等製品であつて、その性状、品質又は性能（第二十三条の二十六第一項（第二十三条の三十七第五項において準用する場合を含む。）の規定により条件及び期限を付したものについては、これらを有すると推定されるものであること）がその承認の内容と異なるもの（第二十三条の二十五第十項（第二十三条の三十七第五項において準用する場合を含む。）の規定に違反していないものを除く。）

三 第四十二条第一項の規定によりその基準が定められた再生医療等製品であつて、その基準に適合しないもの

四 その全部又は一部が不潔な物質又は変質若しくは変敗した物質から成つている再生医療等製品

五 異物が混入し、又は付着している再生医療等製品

六 病原微生物その他疾病の原因となるものにより汚染され、又は汚染されているおそれがある再生医療等製品

第十章　医薬品等の広告

（誇大広告等）
第六十六条 何人も、医薬品、医薬部外品、化粧品、医療機器又は再生医療等製品の名称、製造方法、効能、効果又は性能に関して、明示的であると暗示的であるとを問わず、虚偽又は誇大な記事を広告し、記述し、又は流布してはならない。

2 医薬品、医薬部外品、化粧品、医療機器又は再生医療等製品の効能、効果又は性能について、医師その他の者がこれを保証したものと誤解されるおそれがある記事を広告し、記述し、又は流布することは、前項に該当するものとする。

3 何人も、医薬品、医薬部外品、化粧品、医療機器又は再生医療等製品に関して堕胎を暗示し、又はわいせつにわたる文書又は図画を用いてはならない。

(特定疾病用の医薬品及び再生医療等製品の広告の制限)
第六十七条　政令で定めるがんその他の特殊疾病に使用されることが目的とされている医薬品又は再生医療等製品であつて、医師又は歯科医師の指導の下に使用されるのでなければ危害を生ずるおそれが特に大きいものについては、厚生労働省令で、医薬品又は再生医療等製品を指定し、その医薬品又は再生医療等製品に関する広告につき、医薬関係者以外の一般人を対象とする広告方法を制限する等、当該医薬品又は再生医療等製品の適正な使用の確保のために必要な措置を定めることができる。
2　厚生労働大臣は、前項に規定する特殊疾病を定める政令について、その制定又は改廃に関する閣議を求めるには、あらかじめ、薬事・食品衛生審議会の意見を聴かなければならない。ただし、薬事・食品衛生審議会が軽微な事項と認めるものについては、この限りでない。

(承認前の医薬品、医療機器及び再生医療等製品の広告の禁止)
第六十八条　何人も、第十四条第一項、第二十三条の二の五第一項若しくは第二十三条の二の二十三第一項に規定する医薬品若しくは医療機器又は再生医療等製品であつて、まだ第十四条第一項、第十九条の二第一項、第二十三条の二の五第一項、第二十三条の二の十七第一項、第二十三条の二十五第一項若しくは第二十三条の三十七第一項の承認又は第二十三条の二の二十三第一項の認証を受けていないものについて、その名称、製造方法、効能、効果又は性能に関する広告をしてはならない。

第十一章　医薬品等の安全対策

(情報の提供等)
第六十八条の二　医薬品、医療機器若しくは再生医療等製品の製造販売業者、卸売販売業者、医療機器卸売販売業者等(医療機器の販売業者又は貸与業者のうち、薬局開設者、医療機器の製造販売業者、販売業者若しくは貸与業者若しくは病院、診療所若しくは飼育動物診療施設の開設者に対し、業として、医療機器を販売し、若しくは授与するもの又は薬局開設者若しくは病院、診療所若しくは飼育動物診療施設の開設者に対し、業として、医療機器を貸与するものをいう。次項において同じ。)、再生医療等製品卸売販売業者(再生医療等製品の販売業者のうち、再生医療等製品の製造販売業者若しくは販売業者又は病院、診療所若しくは飼育動物診療施設の開設者に対し、業として、再生医療等製品を販売し、又は授与するものをいう。同項において同じ。)又は外国製造医薬品等特例承認取得者、外国製造医療機器等特例承認取得者若しくは外国製造再生医療等製品特例承認取得者(以下「外国特例承認取得者」と総称する。)は、医薬品、医療機器又は再生医療等製品の有効性及び安全性に関する事項その他医薬品、医療機器又は再生医療等製品の適正な使用のために必要な情報(第六十三条の二第一項第二号の規定による指定がされた医療機器の保守点検に関する情報を含む。次項において同じ。)を収集し、及び検討するとともに、薬局開設者、病院、診療所若しくは飼育動物診療施設の開設者、医薬品の販売業者、医療機器の販売業者、貸与業者若しくは修理業者、再生医療等製品の販売業者又は医師、歯科医師、薬剤師、獣医師その他の医薬関係者に対し、これを提供するよう努めなければならない。
2　薬局開設者、病院、診療所若しくは飼育動物診療施設の開設者、医薬品の販売業者、医療機器の販売業者、貸与業者若しくは修理業者、再生医療等製品の販売業者又は医師、歯科医師、薬剤師、獣医師その他の医薬関係者は、医薬品、医療機器若しくは再生医療等製品の製造販売業者、卸売販売業者、医療機器卸売販売業者等、再生医療等製品卸売販売業者又は外国特例承認取得者が行う医薬品、医療機器又は再生医療等製品の適正な使用のために必要な情報の収集に協力するよう努めなければならない。
3　薬局開設者、病院若しくは診療所の開設者又は医師、歯科医師、薬剤師その他の医薬関係者は、医薬品、医療機器及び再生医療等製品の適正な使用を確保するため、相互の密接な連携の下に第一項の規定により提供される情報の活用(第六十三条の二第一項第二号の規定による指定がされた医療機器の保守点検の適切な実施を含む。)その他必要な情報の収集、検討及び利用を行うことに努めなければならない。

(医薬品、医療機器及び再生医療等製品の適正な使用に関する普及啓発)
第六十八条の三　国、都道府県、保健所を設置する市及び特別区は、関係機関及び関係団体の協力の下に、医薬品、医療機器及び再生医療等製品の適正な使用に関する啓発及び知識の普及に努めるものとする。

(再生医療等製品取扱医療関係者による再生医療等製品に係る説明等)
第六十八条の四　再生医療等製品取扱医療関係者は、再生医療等製品の有効性及び安全性その他再生医療等製品の適正な使用のために必要な事項について、当該再生医療等製品の使用の対象者に対し適切な説明を行い、その同意を得て当該再生医療等製品を使用するよう努めなければならない。

(特定医療機器に関する記録及び保存)
第六十八条の五　人の体内に植え込む方法で用いられる医療機器その他の医療を提供する施設以外において用いられることが想定されている医療機器であつて保健衛生上の危害の発生又は拡大を防止するためにその所在が把握されている必要があるものとして厚生労働大臣が指定する医療機器(以下この条及び次条において「特定医療機器」という。)については、第二十三条の二の五の承認を受けた者又は選任外国製造医療機器等製造販売業者(以下この条及び次条において「特定医療機器承認取得者等」という。)は、特定医療機器の植込みその他の使用の対象者(次項において「特定医療機器利用者」という。)の氏名、住所その他の厚生労働省令で定める事項を記録し、かつ、これを適切に保存しなければならない。

2　特定医療機器を取り扱う医師その他の医療関係者は、その担当した特定医療機器利用者に係る前項に規定する厚生労働省令で定める事項に関する情報を、直接又は特定医療機器の販売業者若しくは貸与業者を介する等の方法により特定医療機器承認取得者等に提供するものとする。ただし、特定医療機器利用者がこれを希望しないときは、この限りでない。

3　特定医療機器の販売業者又は貸与業者は、第一項の規定による記録及び保存の事務(以下この条及び次条において「記録等の事務」という。)が円滑に行われるよう、特定医療機器を取り扱う医師その他の医療関係者に対する説明その他の必要な協力を行わなければならない。

4　特定医療機器承認取得者等は、その承認を受けた特定医療機器の一の品目の全てを取り扱う販売業者その他の厚生労働省令で定める基準に適合する者に対して、記録等の事務の全部又は一部を委託することができる。この場合において、特定医療機器承認取得者等は、あらかじめ、当該委託を受けようとする者の氏名、住所その他の厚生労働省令で定める事項を厚生労働大臣に届け出なければならない。

5　特定医療機器承認取得者等、特定医療機器の販売業者若しくは貸与業者若しくは前項の委託を受けた者又はこれらの役員若しくは職員は、正当な理由なく、記録等の事務に関しその職務上知り得た人の秘密を漏らしてはならない。これらの者であつた者についても、同様とする。

6　前各項に定めるもののほか、記録等の事務に関し必要な事項は、厚生労働省令で定める。

(特定医療機器に関する指導及び助言)
第六十八条の六　厚生労働大臣又は都道府県知事は、特定医療機器承認取得者等、前条第四項の委託を受けた者、特定医療機器の販売業者若しくは貸与業者又は特定医療機器を取り扱う医師その他の医療関係者に対し、記録等の事務について必要な指導及び助言を行うことができる。

(再生医療等製品に関する記録及び保存)
第六十八条の七　再生医療等製品につき第二十三条の二十五の承認を受けた者又は選任外国製造再生医療等製品製造販売業者(以下この条及び次条において「再生医療等製品承認取得者等」という。)は、再生医療等製品を譲り受けた再生医療等製品の製造販売業者若しくは販売業者又は病院、診療所若しくは飼育動物診療施設の開設者の氏名、住所その他の厚生労働省令で定める事項を記録し、かつ、これを適切に保存しなければならない。

2　再生医療等製品の販売業者は、再生医療等製品の製造販売業者若しくは販売業者又は病院、診療所若しくは飼育動物診療施設の開設者に対し、再生医療等製品を販売し、又は授与したときは、その譲り受けた者に係る前項の厚生労働省令で定める事項に関する情報を当該再生医療等製品承認取得者等に提供しなければならない。

3　再生医療等製品取扱医療関係者は、その担当した厚生労働大臣の指定する再生医療等製品(以下この条において「指定再生医療等製品」という。)の使用の対象者の氏名、住所その他の厚生労働省令で定める事項を記録するものとする。

4　病院、診療所又は飼育動物診療施設の管理者は、前項の規定による記録を適切に保存するとともに、指定再生医療等製品につき第二十三条の二十五の承認を受けた者、選任外国製造再生医療等製品製造販売業者又は第六項の委託を受けた者(以下この条において「指定再生医療等製品承認取得者等」という。)からの要請に基づいて、当該指定再生医療等製品の使用による保健衛生上の危害の発生又は拡大を防止するための措置を講ずるために必要と認められる場合であつて、当該指定再生医療等製品の使用の対象者の利益になるときに限り、前項の規定による記録を当該指定再生医療等製品承認取得者等に提供するものとする。

5　指定再生医療等製品の販売業者は、前二項の規定による記録及び保存の事務が円滑に行われるよう、当該指定再生医療等製品を取り扱う医師その他の医療関係者又は病院、診療所若しくは飼育動物診療施設の管理者に対する説明その他の必要な協力を行わなければならない。

6　再生医療等製品承認取得者等は、その承認を受けた再生医療等製品の一の品目の全てを取り扱う販売業者その他の厚生労働省令で定める基準に適合する者に対して、第一項の規定による記録又は保存の事務の全部又は一部を委託することができる。この場合において、再生医療等製品承認取得者等は、

あらかじめ、当該委託を受けようとする者の氏名、住所その他の厚生労働省令で定める事項を厚生労働大臣に届け出なければならない。

7　指定再生医療等製品承認取得者等又はこれらの役員若しくは職員は、正当な理由なく、第四項の保健衛生上の危害の発生又は拡大を防止するために講ずる措置の実施に関し、その職務上知り得た人の秘密を漏らしてはならない。これらの者であつた者についても、同様とする。

8　前各項に定めるもののほか、第一項、第三項及び第四項の規定による記録及び保存の事務(次条において「記録等の事務」という。)に関し必要な事項は、厚生労働省令で定める。

　　　(再生医療等製品に関する指導及び助言)
第六十八条の八　厚生労働大臣又は都道府県知事は、再生医療等製品承認取得者等、前条第六項の委託を受けた者、再生医療等製品の販売業者、再生医療等製品取扱医療関係者又は病院、診療所若しくは飼育動物診療施設の管理者に対し、記録等の事務について必要な指導及び助言を行うことができる。

　　　(危害の防止)
第六十八条の九　医薬品、医薬部外品、化粧品、医療機器若しくは再生医療等製品の製造販売業者又は外国特例承認取得者は、その製造販売をし、又は第十九条の二、第二十三条の二の十七若しくは第二十三条の三十七の承認を受けた医薬品、医薬部外品、化粧品、医療機器又は再生医療等製品の使用によつて保健衛生上の危害が発生し、又は拡大するおそれがあることを知つたときは、これを防止するために廃棄、回収、販売の停止、情報の提供その他必要な措置を講じなければならない。

2　薬局開設者、病院、診療所若しくは飼育動物診療施設の開設者、医薬品、医薬部外品若しくは化粧品の販売業者、医療機器の販売業者、貸与業者若しくは修理業者、再生医療等製品の販売業者又は医師、歯科医師、薬剤師、獣医師その他の医薬関係者は、前項の規定により医薬品、医薬部外品、化粧品、医療機器若しくは再生医療等製品の製造販売業者又は外国特例承認取得者が行う必要な措置の実施に協力するよう努めなければならない。

　　　(副作用等の報告)
第六十八条の十　医薬品、医薬部外品、化粧品、医療機器若しくは再生医療等製品の製造販売業者又は外国特例承認取得者は、その製造販売をし、又は第十九条の二、第二十三条の二の十七若しくは第二十三条の三十七の承認を受けた医薬品、医薬部外品、化粧品、医療機器又は再生医療等製品について、当該品目の副作用その他の事由によるものと疑われる疾病、障害又は死亡の発生、当該品目の使用によるものと疑われる感染症の発生その他の医薬品、医薬部外品、化粧品、医療機器又は再生医療等製品の有効性及び安全性に関する事項で厚生労働省令で定めるものを知つたときは、その旨を厚生労働省令で定めるところにより厚生労働大臣に報告しなければならない。

2　薬局開設者、病院、診療所若しくは飼育動物診療施設の開設者又は医師、歯科医師、薬剤師、登録販売者、獣医師その他の医薬関係者は、医薬品、医療機器又は再生医療等製品について、当該品目の副作用その他の事由によるものと疑われる疾病、障害若しくは死亡の発生又は当該品目の使用によるものと疑われる感染症の発生に関する事項を知つた場合において、保健衛生上の危害の発生又は拡大を防止するため必要があると認めるときは、その旨を厚生労働大臣に報告しなければならない。

3　機構は、独立行政法人医薬品医療機器総合機構法(平成十四年法律第百九十二号)第十五条第一項第一号イに規定する副作用救済給付又は同項第二号イに規定する感染救済給付の請求のあつた者に係る疾病、障害及び死亡に係る情報の整理又は当該疾病、障害及び死亡に関する調査を行い、厚生労働省令で定めるところにより、その結果を厚生労働大臣に報告しなければならない。

　　　(回収の報告)
第六十八条の十一　医薬品、医薬部外品、化粧品、医療機器若しくは再生医療等製品の製造販売業者、外国特例承認取得者又は第八十条第一項から第三項までに規定する輸出用の医薬品、医薬部外品、化粧品、医療機器若しくは再生医療等製品の製造業者は、その製造販売をし、製造をし、又は第十九条の二、第二十三条の二の十七若しくは第二十三条の三十七の承認を受けた医薬品、医薬部外品、化粧品、医療機器又は再生医療等製品を回収するとき(第七十条第一項の規定による命令を受けて回収するときを除く。)は、厚生労働省令で定めるところにより、回収に着手した旨及び回収の状況を厚生労働大臣に報告しなければならない。

　　　(薬事・食品衛生審議会への報告等)
第六十八条の十二　厚生労働大臣は、毎年度、前二条の規定によるそれぞれの報告の状況について薬事・食品衛生審議会に報告し、必要があると認めるときは、その意見を聴いて、医薬品、医薬部外品、化粧品、医療機器又は再生医療等製品の使用による保健衛生上の危害の発生又は拡大を防止するために必要な措置を講ずるものとする。

2　薬事・食品衛生審議会は、前項、第六十八条の十四第二項及び第六十八条の二十四第二項に規定す

資料：薬機法

るほか、医薬品、医薬部外品、化粧品、医療機器又は再生医療等製品の使用による保健衛生上の危害の発生又は拡大を防止するために必要な措置について、調査審議し、必要があると認めるときは、厚生労働大臣に意見を述べることができる。
3　厚生労働大臣は、第一項の報告又は措置を行うに当たつては、第六十八条の十第一項若しくは第二項若しくは前条の規定による報告に係る情報の整理又は当該報告に関する調査を行うものとする。

（機構による副作用等の報告に係る情報の整理及び調査の実施）
第六十八条の十三　厚生労働大臣は、機構に、医薬品（専ら動物のために使用されることが目的とされているものを除く。以下この条において同じ。）、医薬部外品（専ら動物のために使用されることが目的とされているものを除く。以下この条において同じ。）、化粧品、医療機器（専ら動物のために使用されることが目的とされているものを除く。以下この条において同じ。）又は再生医療等製品（専ら動物のために使用されることが目的とされているものを除く。以下この条において同じ。）のうち政令で定めるものについての前条第三項に規定する情報の整理を行わせることができる。
2　厚生労働大臣は、前条第一項の報告又は措置を行うため必要があると認めるときは、機構に、医薬品、医薬部外品、化粧品、医療機器又は再生医療等製品についての同条第三項の規定による調査を行わせることができる。
3　厚生労働大臣が第一項の規定により機構に情報の整理を行わせることとしたときは、同項の政令で定める医薬品、医薬部外品、化粧品、医療機器又は再生医療等製品に係る第六十八条の十第一項若しくは第二項又は第六十八条の十一の規定による報告をしようとする者は、これらの規定にかかわらず、厚生労働省令で定めるところにより、機構に報告しなければならない。
4　機構は、第一項の規定による情報の整理又は第二項の規定による調査を行つたときは、遅滞なく、当該情報の整理又は調査の結果を厚生労働省令で定めるところにより、厚生労働大臣に通知しなければならない。

（再生医療等製品に関する感染症定期報告）
第六十八条の十四　再生医療等製品の製造販売業者又は外国特例再生医療等製品承認取得者は、厚生労働省令で定めるところにより、その製造販売をし、又は第二十三条の三十七の承認を受けた再生医療等製品又は当該再生医療等製品の原料若しくは材料による感染症に関する最新の論文その他により得られた知見に基づき当該再生医療等製品を評価し、その成果を厚生労働大臣に定期的に報告しなければならない。
2　厚生労働大臣は、毎年度、前項の規定による報告の状況について薬事・食品衛生審議会に報告し、必要があると認めるときは、その意見を聴いて、再生医療等製品の使用による保健衛生上の危害の発生又は拡大を防止するために必要な措置を講ずるものとする。
3　厚生労働大臣は、前項の報告又は措置を行うに当たつては、第一項の規定による報告に係る情報の整理又は当該報告に関する調査を行うものとする。

（機構による感染症定期報告に係る情報の整理及び調査の実施）
第六十八条の十五　厚生労働大臣は、機構に、再生医療等製品（専ら動物のために使用されることが目的とされているものを除く。以下この条において同じ。）又は当該再生医療等製品の原料若しくは材料のうち政令で定めるものについての前条第三項に規定する情報の整理を行わせることができる。
2　厚生労働大臣は、前条第二項の報告又は措置を行うため必要があると認めるときは、機構に、再生医療等製品又は当該再生医療等製品の原料若しくは材料についての同条第三項の規定による調査を行わせることができる。
3　厚生労働大臣が第一項の規定により機構に情報の整理を行わせることとしたときは、同項の政令で定める再生医療等製品又は当該再生医療等製品の原料若しくは材料に係る前条第一項の規定による報告をしようとする者は、同項の規定にかかわらず、厚生労働省令で定めるところにより、機構に報告しなければならない。
4　機構は、第一項の規定による情報の整理又は第二項の規定による調査を行つたときは、遅滞なく、当該情報の整理又は調査の結果を厚生労働省令で定めるところにより、厚生労働大臣に通知しなければならない。

第十二章　略

第十三章　監督

（立入検査等）
第六十九条　厚生労働大臣又は都道府県知事は、医薬品、医薬部外品、化粧品、医療機器若しくは再生医療等製品の製造販売業者若しくは製造業者、医療機器の修理業者、第十八条第三項、第二十三条の二の十五第三項、第二十三条の三十五第三項、第六十八条の五第四項、第六十八条の七第六項若しくは第六十八条の二十二第六項の委託を受けた者又は第八十条の六第一項の登録を受けた者（以下この項にお

いて「製造販売業者等」という。)が、第十二条の二、第十三条第四項(同条第七項において準用する場合を含む。)、第十四条第二項、第九項若しくは第十項、第十四条の三第二項、第十四条の九、第十七条、第十八条第一項若しくは第二項、第十九条、第二十三条、第二十三条の二の二、第二十三条の二の三第四項、第二十三条の二の五第二項、第十一項若しくは第十二項、第二十三条の二の八第二項、第二十三条の二の十二、第二十三条の二の十四(第四十条の三において準用する場合を含む。)、第二十三条の二の十五第一項若しくは第二項(第四十条の三において準用する場合を含む。)、第二十三条の二の十六(第四十条の三において準用する場合を含む。)、第二十三条の二の二十二(第四十条の三において準用する場合を含む。)、第二十三条の二十一、第二十三条の二十二第四項(同条第七項において準用する場合を含む。)、第二十三条の二十五第二項、第九項若しくは第十項、第二十三条の二十八第二項、第二十三条の三十四、第二十三条の三十五第一項若しくは第二項、第二十三条の三十六、第二十三条の四十二、第四十条の二第四項(同条第六項において準用する場合を含む。)、第四十条の四、第四十六条第一項若しくは第四項、第五十八条、第六十八条の二第一項若しくは第二項、第六十八条の五第一項若しくは第四項から第六項まで、第六十八条の七第一項若しくは第六項から第八項まで、第六十八条の九、第六十八条の十第一項、第六十八条の十一、第六十八条の十四第一項、第六十八条の十六、第六十八条の二十二第一項若しくは第六項から第八項まで、第六十八条の二十四第一項、第八十条第一項から第三項まで若しくは第七項、第八十条の八若しくは第八十条の九第一項の規定又は第七十一条、第七十二条第一項から第三項まで、第七十二条の四、第七十三条、第七十五条第一項若しくは第七十五条の二第一項に基づく命令を遵守しているかどうかを確かめるために必要があると認めるときは、当該製造販売業者等に対して、厚生労働省令で定めるところにより必要な報告をさせ、又は当該職員に、工場、事務所その他当該製造販売業者等が医薬品、医薬部外品、化粧品、医療機器若しくは再生医療等製品を業務上取り扱う場所に立ち入り、その構造設備若しくは帳簿書類その他の物件を検査させ、若しくは従業員その他の関係者に質問させることができる。

2 都道府県知事(薬局又は店舗販売業にあつては、その薬局又は店舗の所在地が保健所を設置する市又は特別区の区域にある場合においては、市長又は区長。第七十条第一項、第七十二条第四項、第七十二条の二第一項、第七十二条の四、第七十二条の五、第七十三条、第七十五条第一項、第七十六条及び第八十一条の二において同じ。)は、薬局開設者、医薬品の販売業者、第三十九条第一項若しくは第三十九条の三第一項の医療機器の販売業者若しくは貸与業者又は再生医療等製品の販売業者(以下この項において「販売業者等」という。)が、第五条、第七条、第八条(第四十条第一項及び第四十条の七第一項において準用する場合を含む。)、第九条第一項(第四十条第一項から第三項まで及び第四十条の七第一項において準用する場合を含む。)若しくは第二項(第四十条第一項及び第四十条の七第一項において準用する場合を含む。)、第九条の二から第九条の四まで、第十条第一項(第三十八条、第四十条第一項及び第二項並びに第四十条の七第一項において準用する場合を含む。)若しくは第二項(第三十八条第一項において準用する場合を含む。)、第十一条(第三十八条、第四十条第一項及び第四十条の七第一項において準用する場合を含む。)、第二十六条第四項、第二十七条から第二十九条の三まで、第三十条第二項、第三十一条から第三十三条まで、第三十四条第二項若しくは第三項、第三十五条から第三十六条の六まで、第三十六条の九から第三十七条まで、第三十九条第三項、第三十九条の二、第三十九条の三第二項、第四十条の四、第四十条の五第三項若しくは第五項、第四十条の六、第四十五条、第四十六条第一項若しくは第四項、第四十九条、第五十七条の二(第六十五条の五において準用する場合を含む。)、第六十八条の二、第六十八条の五第三項、第五項若しくは第六項若しくは第八十条第四項、第六十八条の七第二項、第五項若しくは第八項、第六十八条の九第二項、第六十八条の十第二項、第六十八条の二十二第二項、第五項若しくは第八項若しくは第八十条第七項の規定又は第七十二条第四項、第七十二条の二、第七十二条の四、第七十三条、第七十四条、第七十五条第一項若しくは第七十五条の二第一項に基づく命令を遵守しているかどうかを確かめるために必要があると認めるときは、当該販売業者等に対して、厚生労働省令で定めるところにより必要な報告をさせ、又は当該職員に、薬局、店舗、事務所その他当該販売業者等が医薬品、医療機器若しくは再生医療等製品を業務上取り扱う場所に立ち入り、その構造設備若しくは帳簿書類その他の物件を検査させ、若しくは従業員その他の関係者に質問させることができる。

3 都道府県知事は、薬局開設者が、第八条の二第一項若しくは第二項又は第七十二条の三に基づく命令を遵守しているかどうかを確かめるために必要があると認めるときは、当該薬局開設者に対して、厚生労働省令で定めるところにより必要な報告をさせ、又は当該職員に、薬局に立ち入り、その構造設備若しくは帳簿書類その他の物件を検査させ、若しくは従業員その他の関係者に質問させることができる。

4 厚生労働大臣、都道府県知事、保健所を設置する

資料：薬機法

市の市長又は特別区の区長は、前三項に定めるもののほか必要があると認めるときは、薬局開設者、病院、診療所若しくは飼育動物診療施設の開設者、医薬品、医薬部外品、化粧品、医療機器若しくは再生医療等製品の製造販売業者、製造業者若しくは販売業者、医療機器の貸与業者若しくは修理業者、第八十条の六第一項の登録を受けた者その他医薬品、医薬部外品、化粧品、医療機器若しくは再生医療等製品を業務上取り扱う者又は第十八第三項、第二十三条の二の十五第三項、第二十三条の三十五第三項、第六十八条の五第四項、第六十八条の七第六項若しくは第六十八条の二十二第六項の委託を受けた者に対して、厚生労働省令で定めるところにより必要な報告をさせ、又は当該職員に、薬局、病院、診療所、飼育動物診療施設、工場、店舗、事務所その他医薬品、医薬部外品、化粧品、医療機器若しくは再生医療等製品を業務上取り扱う場所に立ち入り、その構造設備若しくは帳簿書類その他の物件を検査させ、従業員その他の関係者に質問させ、若しくは第七十条第一項に規定する物に該当する疑いのある物を、試験のため必要な最少分量に限り、収去させることができる。

5　厚生労働大臣又は都道府県知事は、必要があると認めるときは、登録認証機関に対して、基準適合性認証の業務又は経理の状況に関し、報告をさせ、又は当該職員に、登録認証機関の事務所に立ち入り、帳簿書類その他の物件を検査させ、若しくは関係者に質問させることができる。

6　当該職員は、前各項の規定による立入検査、質問又は収去をする場合には、その身分を示す証明書を携帯し、関係人の請求があつたときは、これを提示しなければならない。

7　第一項から第五項までの権限は、犯罪捜査のために認められたものと解釈してはならない。

（機構による立入検査等の実施）
第六十九条の二　厚生労働大臣は、機構に、前条第一項若しくは第五項の規定による立入検査若しくは質問又は同条第四項の規定による立入検査、質問若しくは収去のうち政令で定めるものを行わせることができる。

2　都道府県知事は、機構に、前条第一項の規定による立入検査若しくは質問又は同条第四項の規定による立入検査、質問若しくは収去のうち政令で定めるものを行わせることができる。

3　機構は、第一項の規定により同項の政令で定める立入検査、質問又は収去をしたときは、厚生労働省令で定めるところにより、当該立入検査、質問又は収去の結果を厚生労働大臣に、前項の規定により同項の政令で定める立入検査、質問又は収去をしたときは、厚生労働省令で定めるところにより、当該立入検査、質問又は収去の結果を都道府県知事に通知しなければならない。

4　第一項又は第二項の政令で定める立入検査、質問又は収去の業務に従事する機構の職員は、政令で定める資格を有する者でなければならない。

5　前項に規定する機構の職員は、第一項又は第二項の政令で定める立入検査、質問又は収去をする場合には、その身分を示す証明書を携帯し、関係人の請求があつたときは、これを提示しなければならない。

（緊急命令）
第六十九条の三　厚生労働大臣は、医薬品、医薬部外品、化粧品、医療機器又は再生医療等製品による保健衛生上の危害の発生又は拡大を防止するため必要があると認めるときは、医薬品、医薬部外品、化粧品、医療機器若しくは再生医療等製品の製造販売業者、製造業者若しくは販売業者、医療機器の貸与業者若しくは修理業者、第十八条第三項、第二十三条の二の十五第三項、第二十三条の三十五第三項、第六十八条の五第四項、第六十八条の七第六項若しくは第六十八条の二十二第六項の委託を受けた者、第八十条の六第一項の登録を受けた者又は薬局開設者に対して、医薬品、医薬部外品、化粧品、医療機器若しくは再生医療等製品の販売若しくは授与、医療機器の貸与若しくは修理又は医療機器プログラムの電気通信回線を通じた提供を一時停止することその他保健衛生上の危害の発生又は拡大を防止するための応急の措置を採るべきことを命ずることができる。

（廃棄等）
第七十条　厚生労働大臣又は都道府県知事は、医薬品、医薬部外品、化粧品、医療機器又は再生医療等製品を業務上取り扱う者に対して、第四十三条第一項の規定に違反して貯蔵され、若しくは陳列されている医薬品若しくは再生医療等製品、同項の規定に違反して販売され、若しくは授与された医薬品若しくは再生医療等製品、同条第二項の規定に違反して貯蔵され、若しくは陳列されている医療機器、同項の規定に違反して販売され、貸与され、若しくは授与された医療機器、同項の規定に違反して電気通信回線を通じて提供された医療機器プログラム、第四十四条第三項、第五十五条（第六十条、第六十二条、第六十四条、第六十五条の五及び第六十八条の十九において準用する場合を含む。）、第五十六条（第六十条及び第六十二条において準用する場合を含む。）、第五十七条第二項（第六十条、第六十二条及び第六十五条の五において準用する場合を含む。）、第六十五条、第六十五条の六若しくは第六十八条の二十に規定する医薬品、医薬部外品、化粧品、医療機器若しくは再生医療等製品、第二十三条の四の規定によ

り第二十三条の二の二十三の認証を取り消された医療機器若しくは体外診断用医薬品、第七十四条の二第一項若しくは第三項第二号(第七十五条の二の二第二項において準用する場合を含む。)、第四号若しくは第五号(第七十五条の二の二第二項において準用する場合を含む。)の規定により第十四条若しくは第十九条の二の承認を取り消された医薬品、医薬部外品若しくは化粧品、第二十三条の二の五若しくは第二十三条の二の十七の承認を取り消された医療機器若しくは体外診断用医薬品、第二十三条の二十五若しくは第二十三条の三十七の承認を取り消された再生医療等製品、第七十五条の三の規定により第十四条の三第一項(第二十条第一項において準用する場合を含む。)の規定による第十四条若しくは第十九条の二の承認を取り消された医薬品、第七十五条の三の規定により第二十三条の二の八第一項(第二十三条の二の二十第一項において準用する場合を含む。)の規定による第二十三条の二の五若しくは第二十三条の二の十七の承認を取り消された医療機器若しくは体外診断用医薬品、第七十五条の三の規定により第二十三条の二十八第一項(第二十三条の四十第一項において準用する場合を含む。)の規定による第二十三条の二十五若しくは第二十三条の三十七の承認を取り消された再生医療等製品又は不良な原料若しくは材料について、廃棄、回収その他公衆衛生上の危険の発生を防止するに足りる措置を採るべきことを命ずることができる。

2　厚生労働大臣、都道府県知事、保健所を設置する市の市長又は特別区の区長は、前項の規定による命令を受けた者がその命令に従わないとき、又は緊急の必要があるときは、当該職員に、同項に規定する物を廃棄させ、若しくは回収させ、又はその他の必要な処分をさせることができる。

3　当該職員が前項の規定による処分をする場合には、第六十九条第六項の規定を準用する。

(検査命令)
第七十一条　厚生労働大臣又は都道府県知事は、必要があると認めるときは、医薬品、医薬部外品、化粧品、医療機器若しくは再生医療等製品の製造販売業者又は医療機器の修理業者に対して、その製造販売又は修理をする医薬品、医薬部外品、化粧品、医療機器又は再生医療等製品について、厚生労働大臣又は都道府県知事の指定する者の検査を受けるべきことを命ずることができる。

(改善命令等)
第七十二条　厚生労働大臣は、医薬品、医薬部外品、化粧品、医療機器又は再生医療等製品の製造販売業者に対して、その品質管理又は製造販売後安全管理の方法(医療機器及び体外診断用医薬品の製造販売業者にあつては、その製造管理若しくは品質管理に係る業務を行う体制又はその製造販売後安全管理の方法。以下この項において同じ。)が第十二条の二第一号若しくは第二号、第二十三条の二の二第一号若しくは第二号又は第二十三条の二十一第一号若しくは第二号に規定する厚生労働省令で定める基準に適合しない場合においては、その品質管理若しくは製造販売後安全管理の方法の改善を命じ、又はその改善を行うまでの間その業務の全部若しくは一部の停止を命ずることができる。

2　厚生労働大臣は、医薬品、医薬部外品、化粧品、医療機器若しくは再生医療等製品の製造販売業者(選任外国製造医薬品等製造販売業者、選任外国製造医療機器等製造販売業者又は選任外国製造再生医療等製品製造販売業者(以下「選任製造販売業者」と総称する。)を除く。以下この項において同じ。)又は第八十条第一項から第三項までに規定する輸出用の医薬品、医薬部外品、化粧品、医療機器若しくは再生医療等製品の製造業者に対して、その物の製造所における製造管理若しくは品質管理の方法(医療機器及び体外診断用医薬品の製造販売業者にあつては、その物の製造管理又は品質管理の方法。以下この項において同じ。)が第十四条第二項第四号、第二十三条の二の五第二項第四号、第二十三条の二十五第二項第四号若しくは第八十条第二項に規定する厚生労働省令で定める基準に適合せず、又はその製造管理若しくは品質管理の方法によつて医薬品、医薬部外品、化粧品、医療機器若しくは再生医療等製品が第五十六条(第六十条及び第六十二条において準用する場合を含む。)、第六十五条若しくは第六十五条の六に規定する医薬品、医薬部外品、化粧品、医療機器若しくは再生医療等製品若しくは第六十八条の二十に規定する生物由来製品に該当するようになるおそれがある場合においては、その製造管理若しくは品質管理の方法の改善を命じ、又はその改善を行うまでの間その業務の全部若しくは一部の停止を命ずることができる。

3　厚生労働大臣又は都道府県知事は、医薬品(体外診断用医薬品を除く。)、医薬部外品、化粧品若しくは再生医療等製品の製造業者又は医療機器の修理業者に対して、その構造設備が、第十三条第四項第一号、第二十三条の二の二十二第四項第一号若しくは第四十条の二第四項第一号の規定に基づく厚生労働省令で定める基準に適合せず、又はその構造設備によつて医薬品、医薬部外品、化粧品、医療機器若しくは再生医療等製品が第五十六条(第六十条及び第六十二条において準用する場合を含む。)、第六十五条若しくは第六十五条の六に規定する医薬品、医薬部外品、化粧品、医療機器若しくは再生医療等製品若しくは第六十八条の二十に規定する生物由来製品に該当するようになるおそれがある場合において

は、その構造設備の改善を命じ、又はその改善を行うまでの間当該施設の全部若しくは一部を使用することを禁止することができる。

4 都道府県知事は、薬局開設者、医薬品の販売業者、第三十九条第一項若しくは第三十九条の三第一項の医療機器の販売業者若しくは貸与業者又は再生医療等製品の販売業者に対して、その構造設備が、第五条第一号、第二十六条第四項第一号、第三十四条第二項第一号、第三十九条第三項第一号、第三十九条の三第二項若しくは第四十条の五第三項第一号の規定に基づく厚生労働省令で定める基準に適合せず、又はその構造設備によつて医薬品、医療機器若しくは再生医療等製品が第五十六条、第六十五条若しくは第六十五条の六に規定する医薬品、医療機器若しくは再生医療等製品若しくは第六十八条の二十に規定する生物由来製品に該当するようになるおそれがある場合においては、その構造設備の改善を命じ、又はその改善を行うまでの間当該施設の全部若しくは一部を使用することを禁止することができる。

第七十二条の二　都道府県知事は、薬局開設者又は店舗販売業者に対して、その薬局又は店舗が第五条第二号又は第二十六条第四項第二号の規定に基づく厚生労働省令で定める基準に適合しなくなつた場合においては、当該基準に適合するようにその業務の体制を整備することを命ずることができる。

2 都道府県知事は、配置販売業者に対して、その都道府県の区域における業務を行う体制が、第三十条第二項第一号の規定に基づく厚生労働省令で定める基準に適合しなくなつた場合においては、当該基準に適合するようにその業務を行う体制を整備することを命ずることができる。

第七十二条の三　都道府県知事は、薬局開設者が第八条の二第一項若しくは第二項の規定による報告をせず、又は虚偽の報告をしたときは、期間を定めて、当該薬局開設者に対し、その報告を行い、又はその報告の内容を是正すべきことを命ずることができる。

第七十二条の四　前三条に規定するもののほか、厚生労働大臣は、医薬品、医薬部外品、化粧品、医療機器若しくは再生医療等製品の製造販売業者若しくは製造業者又は医療機器の修理業者について、都道府県知事は、薬局開設者、医薬品の販売業者、第三十九条第一項若しくは第三十九条の三第一項の医療機器の販売業者若しくは貸与業者又は再生医療等製品の販売業者について、その者にこの法律又はこれに基づく命令の規定に違反する行為があつた場合において、保健衛生上の危害の発生又は拡大を防止するために必要があると認めるときは、その製造販売業者、製造業者、修理業者、薬局開設者、販売業者又は貸与業者に対して、その業務の運営の改善に必要な措置を採るべきことを命ずることができる。

2 厚生労働大臣は、医薬品、医薬部外品、化粧品、医療機器若しくは再生医療等製品の製造販売業者若しくは製造業者又は医療機器の修理業者について、都道府県知事は、薬局開設者、医薬品の販売業者、第三十九条第一項若しくは第三十九条の三第一項の医療機器の販売業者若しくは貸与業者又は再生医療等製品の販売業者について、その者に第二十三条の二十六第一項又は第七十九条第一項の規定により付された条件に違反する行為があつたときは、その製造販売業者、製造業者、修理業者、薬局開設者、販売業者又は貸与業者に対して、その条件に対する違反を是正するために必要な措置を採るべきことを命ずることができる。

（中止命令等）
第七十二条の五　厚生労働大臣又は都道府県知事は、第六十八条の規定に違反した者に対して、その行為の中止その他公衆衛生上の危険の発生を防止するに足りる措置を採るべきことを命ずることができる。

2 厚生労働大臣又は都道府県知事は、第六十八条の規定に違反する広告（次条において「承認前の医薬品等に係る違法広告」という。）である特定電気通信（特定電気通信役務提供者の損害賠償責任の制限及び発信者情報の開示に関する法律（平成十三年法律第百三十七号）第二条第一号に規定する特定電気通信をいう。以下同じ。）による情報の送信があるときは、特定電気通信役務提供者（同法第二条第三号に規定する特定電気通信役務提供者をいう。以下同じ。）に対して、当該送信を防止する措置を講ずることを要請することができる。

（損害賠償責任の制限）
第七十二条の六　特定電気通信役務提供者は、前条第二項の規定による要請を受けて承認前の医薬品等に係る違法広告である特定電気通信による情報の送信を防止する措置を講じた場合その他の承認前の医薬品等に係る違法広告である特定電気通信による情報の送信を防止する措置を講じた場合において、当該措置により送信を防止された情報の発信者（特定電気通信役務提供者の損害賠償責任の制限及び発信者情報の開示に関する法律第二条第四号に規定する発信者をいう。以下同じ。）に生じた損害については、当該措置が当該情報の不特定の者に対する送信を防止するために必要な限度において行われたものであるときは、賠償の責めに任じない。

資料：薬機法

（医薬品等総括製造販売責任者等の変更命令）
第七十三条　厚生労働大臣は、医薬品等総括製造販売責任者、医療機器等総括製造販売責任者若しくは再生医療等製品総括製造販売責任者、医薬品製造管理者、医薬部外品等責任技術者、医療機器責任技術者、体外診断用医薬品製造管理者若しくは再生医療等製品製造管理者又は医療機器修理責任技術者について、都道府県知事は、薬局の管理者又は店舗管理者、区域管理者若しくは医薬品営業所管理者、医療機器の販売業若しくは貸与業の管理者若しくは再生医療等製品営業所管理者について、その者にこの法律その他薬事に関する法令で政令で定めるもの若しくはこれに基づく処分に違反する行為があつたとき、又はその者が管理者若しくは責任技術者として不適当であると認めるときは、その製造販売業者、製造業者、修理業者、薬局開設者、販売業者又は貸与業者に対して、その変更を命ずることができる。

（配置販売業の監督）
第七十四条　都道府県知事は、配置販売業の配置員が、その業務に関し、この法律若しくはこれに基づく命令又はこれらに基づく処分に違反する行為をしたときは、当該配置販売業者に対して、期間を定めてその配置員による配置販売の業務の停止を命ずることができる。この場合において、必要があるときは、その配置員に対しても、期間を定めてその業務の停止を命ずることができる。

（承認の取消し等）
第七十四条の二　厚生労働大臣は、第十四条、第二十三条の二の五又は第二十三条の二十五の承認（第二十三条の二十六第一項の規定により条件及び期限を付したものを除く。）を与えた医薬品、医薬部外品、化粧品、医療機器又は再生医療等製品が第十四条第二項第三号イからハまで（同条第九項において準用する場合を含む。）、第二十三条の二の五第二項第三号イからハまで（同条第十一項において準用する場合を含む。）若しくは第二十三条の二十五第二項第三号イからハまで（同条第九項において準用する場合を含む。）のいずれかに該当するに至つたと認めるとき、又は第二十三条の二十六第一項の規定により条件及び期限を付した第二十三条の二十五の承認を与えた再生医療等製品が第二十三条の二十六第一項第二号若しくは第三号のいずれかに該当しなくなつたと認めるとき、若しくは第二十三条の二十五第二項第三号ハ（同条第九項において準用する場合を含む。）若しくは第二十三条の二十六第四項の規定により読み替えて適用される第二十三条の二十五第九項において準用する同条第二項第三号イ若しくはロのいずれかに該当するに至つたと認めるときは、薬事・食品衛生審議会の意見を聴いて、その承認を取り消さなければならない。

2　厚生労働大臣は、医薬品、医薬部外品、化粧品、医療機器又は再生医療等製品の第十四条、第二十三条の二の五又は第二十三条の二十五の承認を与えた事項の一部について、保健衛生上の必要があると認めるに至つたときは、その変更を命ずることができる。

3　厚生労働大臣は、前二項に定める場合のほか、医薬品、医薬部外品、化粧品、医療機器又は再生医療等製品の第十四条、第二十三条の二の五又は第二十三条の二十五の承認を受けた者が次の各号のいずれかに該当する場合には、その承認を取り消し、又はその承認を与えた事項の一部についてその変更を命ずることができる。

一　第十二条第一項の許可（承認を受けた品目の種類に応じた許可に限る。）、第二十三条の二第一項の許可（承認を受けた品目の種類に応じた許可に限る。）又は第二十三条の二十第一項の許可について、第十二条第二項、第二十三条の二第二項若しくは第二十三条の二十第二項の規定によりその効力が失われたとき、又は次条第一項の規定により取り消されたとき。

二　第十四条第六項、第二十三条の二の五第六項若しくは第八項又は第二十三条の二十五第六項の規定に違反したとき。

三　第十四条の四第一項、第十四条の六第一項、第二十三条の二十九第一項若しくは第二十三条の三十一第一項の規定により再審査若しくは再評価を受けなければならない場合又は第二十三条の二の九第一項の規定により使用成績に関する評価を受けなければならない場合において、定められた期限までに必要な資料の全部若しくは一部を提出せず、又は虚偽の記載をした資料若しくは第十四条の四第四項後段、第十四条の六第四項、第二十三条の二の九第四項後段、第二十三条の二十九第四項後段若しくは第二十三条の三十一第四項の規定に適合しない資料を提出したとき。

四　第七十二条第二項の規定による命令に従わなかつたとき。

五　第二十三条の二十六第一項又は第七十九条第一項の規定により第十四条、第二十三条の二の五又は第二十三条の二十五の承認に付された条件に違反したとき。

六　第十四条、第二十三条の二の五又は第二十三条の二十五の承認を受けた医薬品、医薬部外品、化粧品、医療機器又は再生医療等製品について正当な理由がなく引き続き三年間製造販売をしていないとき。

(許可の取消し等)
第七十五条　厚生労働大臣は、医薬品、医薬部外品、化粧品、医療機器若しくは再生医療等製品の製造販売業者、医薬品(体外診断用医薬品を除く。)、医薬部外品、化粧品若しくは再生医療等製品の製造業者又は医療機器の修理業者について、都道府県知事は、薬局開設者、医薬品の販売業者、第三十九条第一項若しくは第三十九条の三第一項の医療機器の販売業者若しくは貸与業者又は再生医療等製品の販売業者について、この法律その他薬事に関する法令で政令で定めるもの若しくはこれに基づく処分に違反する行為があつたとき、又はこれらの者(これらの者が法人であるときは、その業務を行う役員を含む。)が第五条第三号、第十二条の二第三号、第十三条第四項第二号(同条第七項において準用する場合を含む。)、第二十三条の二の二第三号、第二十三条の二十一第三号、第二十三条の二十二第四項第二号(同条第七項において準用する場合を含む。)、第二十六条第四項第三号、第三十条第二項第二号、第三十四条第二項第二号、第三十九条第三項第二号、第四十条の二第四項第二号(同条第六項において準用する場合を含む。)若しくは第四十条の五第三項第二号の規定に該当するに至つたときは、その許可を取り消し、又は期間を定めてその業務の全部若しくは一部の停止を命ずることができる。

2　都道府県知事は、医薬品、医薬部外品、化粧品、医療機器若しくは再生医療等製品の製造販売業者、医薬品(体外診断用医薬品を除く。)、医薬部外品、化粧品若しくは再生医療等製品の製造業者又は医療機器の修理業者について前項の処分が行われる必要があると認めるときは、その旨を厚生労働大臣に通知しなければならない。

3　第一項に規定するもののほか、厚生労働大臣は、医薬品、医療機器又は再生医療等製品の製造販売業者又は製造業者が、次の各号のいずれかに該当するときは、期間を定めてその業務の全部又は一部の停止を命ずることができる。
　一　当該製造販売業者又は製造業者(血液製剤(安全な血液製剤の安定供給の確保等に関する法律(昭和三十一年法律第百六十号)第二条第一項に規定する血液製剤をいう。次号及び第三号において同じ。)の製造販売業者又は製造業者に限る。)が、同法第二十六条第二項の勧告に従わなかつたとき。
　二　採血事業者(安全な血液製剤の安定供給の確保等に関する法律第二条第三項に規定する採血事業者をいう。次号において同じ。)以外の者が国内で採取した血液又は国内で有料で採取され、若しくは提供のあつせんをされた血液を原料として血液製剤を製造したとき。
　三　当該製造販売業者又は製造業者以外の者(血液製剤の製造販売業者又は製造業者を除く。)が国内で採取した血液(採血事業者又は病院若しくは診療所の開設者が安全な血液製剤の安定供給の確保等に関する法律第十二条第一項に規定する厚生労働省令で定める物の原料とする目的で採取した血液を除く。)又は国内で有料で採取され、若しくは提供のあつせんをされた血液を原料として医薬品(血液製剤を除く。)、医療機器又は再生医療等製品を製造したとき。

(登録の取消し等)
第七十五条の二　厚生労働大臣は、医療機器又は体外診断用医薬品の製造業者について、この法律その他薬事に関する法令で政令で定めるもの若しくはこれに基づく処分に違反する行為があつたとき、不正の手段により第二十三条の二の三第一項の登録を受けたとき、又は当該者(当該者が法人であるときは、その業務を行う役員を含む。)が同条第四項の規定に該当するに至つたときは、その登録を取り消し、又は期間を定めてその業務の全部若しくは一部の停止を命ずることができる。

2　都道府県知事は、医療機器又は体外診断用医薬品の製造業者について前項の処分が行われる必要があると認めるときは、その旨を厚生労働大臣に通知しなければならない。

(外国製造医薬品等の製造販売の承認の取消し等)
第七十五条の二の二　厚生労働大臣は、外国特例承認取得者が次の各号のいずれかに該当する場合には、その者が受けた当該承認の全部又は一部を取り消すことができる。
　一　選任製造販売業者が欠けた場合において新たに製造販売業者を選任しなかつたとき。
　二　厚生労働大臣が、必要があると認めて、外国特例承認取得者に対し、厚生労働省令で定めるところにより必要な報告を求めた場合において、その報告がされず、又は虚偽の報告がされたとき。
　三　厚生労働大臣が、必要があると認めて、その職員に、外国特例承認取得者の工場、事務所その他医薬品、医薬部外品、化粧品、医療機器又は再生医療等製品を業務上取り扱う場所においてその構造設備又は帳簿書類その他の物件についての検査をさせ、従業員その他の関係者に質問をさせようとした場合において、その検査が拒まれ、妨げられ、若しくは忌避され、又はその質問に対して、正当な理由なしに答弁がされず、若しくは虚偽の答弁がされたとき。
　四　次項において準用する第七十二条第二項又は第七十四条の二第二項若しくは第三項(第一号及び第四号を除く。)の規定による請求に応じな

かつたとき。
　五　外国特例承認取得者又は選任製造販売業者についてこの法律その他薬事に関する法令で政令で定めるもの又はこれに基づく処分に違反する行為があつたとき。
2　第十九条の二、第二十三条の二の十七又は第二十三条の三十七の承認については、第七十二条第二項並びに第七十四条の二第一項、第二項及び第三項（第一号及び第四号を除く。）の規定を準用する。この場合において、第七十二条第二項中「第十四条第二項第四号、第二十三条の二の五第二項第四号、第二十三条の二十五第二項第四号若しくは第八十条第二項」とあるのは「第十九条の二第五項において準用する第十四条第二項第四号、第二十三条の二の十七第五項において準用する第二十三条の二の五第二項第四号若しくは第二十三条の三十七第五項において準用する第二十三条の二十五第二項第四号」と、「命じ、又はその改善を行うまでの間その業務の全部若しくは一部の停止を命ずる」とあるのは「請求する」と、第七十四条の二第一項中「第二十三条の二十六第一項」とあるのは「第二十三条の三十七第五項において準用する第二十三条の二十六第一項」と、「第十四条第二項第三号イからハまで（同条第九項）」とあるのは「第十九条の二第五項において準用する第十四条第二項第三号イからハまで（第十九条の二第五項において準用する第十四条第九項）」と、「第二十三条の二の五第二項第三号イからハまで（同条第十一項）」とあるのは「第二十三条の二の十七第五項において準用する第二十三条の二の五第二項第三号イからハまで（第二十三条の二の十七第五項において準用する第二十三条の二の五第十一項）」と、「第二十三条の二十五第二項第三号イからハまで（同条第九項）」とあるのは「第二十三条の三十七第五項において準用する第二十三条の二十五第二項第三号イからハまで（第二十三条の三十七第五項において準用する第二十三条の二十五第九項）」と、「第二十三条の二十六第一項第二号」とあるのは「第二十三条の三十七第五項において準用する第二十三条の二十六第一項第二号」と、「第二十三条の二十五第二項第三号ハ（同条第九項）」とあるのは「第二十三条の三十七第五項において準用する第二十三条の二十五第二項第三号ハ（第二十三条の三十七第五項において準用する第二十三条の二十五第九項）」と、「第二十三条の二十六第四項」とあるのは「第二十三条の三十七第六項において準用する第二十三条の二十六第四項」と、「第二十三条の二十五第九項」とあるのは「第二十三条の三十七第五項において準用する第二十三条の二十五第九項」と、「同条第二項第三号イ」とあるのは「第二十三条の三十七第五項において準用する第二十三条の二十五第二項第三号イ」と、同条第二項中「命ずる」とあるのは「請求する」と、同条第三項中「前二項」とあるのは「第七十五条の二の二第二項において準用する第七十四条の二第一項及び第二項」と、「命ずる」とあるのは「請求する」と、「第十四条第六項、第二十三条の二の五第六項若しくは第八項又は第二十三条の二十五第六項」とあるのは「第十九条の二第五項において準用する第十四条第六項、第二十三条の二の十七第五項において準用する第二十三条の二の五第六項若しくは第八項又は第二十三条の三十七第五項において準用する第二十三条の二十五第六項」と、「第十四条の四第一項、第十四条の六第一項、第二十三条の二十九第一項若しくは第二十三条の三十一第一項」とあるのは「第十九条の四において準用する第十四条の四第一項若しくは第十四条の六第一項若しくは第二十三条の三十九において準用する第二十三条の二十九第一項若しくは第二十三条の三十一第一項」と、「第二十三条の二の九第一項」とあるのは「第二十三条の二の十九において準用する第二十三条の二の九第一項」と、「第十四条の四第四項後段、第十四条の六第四項、第二十三条の二の九第四項後段、第二十三条の二十九第四項後段若しくは第二十三条の三十一第四項」とあるのは「第十九条の四において準用する第十四条の四第四項後段若しくは第十四条の六第四項、第二十三条の二の十九において準用する第二十三条の二の九第四項後段若しくは第二十三条の三十九において準用する第二十三条の二十九第四項後段若しくは第二十三条の三十一第四項」と、「第二十三条の二十六第一項」とあるのは「第二十三条の三十七第五項において準用する第二十三条の二十六第一項」と読み替えるものとする。
3　第二十三条の二の二十三の認証を受けた外国指定高度管理医療機器製造等事業者については、第七十二条第二項の規定を準用する。この場合において、同項中「製造所における製造管理若しくは品質管理の方法（医療機器及び体外診断用医薬品の製造販売業者にあつては、その物の製造管理又は品質管理の方法。以下この項において同じ。）が第十四条第二項第四号、第二十三条の二の五第二項第四号、第二十三条の二十五第二項第四号若しくは第八十条第二項」とあるのは「製造管理若しくは品質管理の方法が第二十三条の二の五第二項第四号」と、「医薬品、医薬部外品、化粧品、医療機器若しくは再生医療等製品が」とあるのは「指定高度管理医療機器等が」と、「（第六十条及び第六十二条において準用する場合を含む。）、第六十五条若しくは第六十五条の六」とあるのは「若しくは第六十五条」と、「医薬品、医薬部外品、化粧品、医療機器若しくは再生医療等製品若しくは」とあるのは「医療機器若しくは体外診断用医薬品若しくは」と、「命じ、又はその改善を行うまでの間その業務の全部若しくは一部停止

資料：薬機法

を命ずる」とあるのは「請求する」と読み替えるものとする。

4　厚生労働大臣は、機構に、第一項第三号の規定による検査又は質問のうち政令で定めるものを行わせることができる。この場合において、機構は、当該検査又は質問をしたときは、厚生労働省令で定めるところにより、当該検査又は質問の結果を厚生労働大臣に通知しなければならない。

（特例承認の取消し等）

第七十五条の三　厚生労働大臣は、第十四条の三第一項（第二十条第一項において準用する場合を含む。以下この条において同じ。）、第二十三条の二の八第一項（第二十三条の二の二十第一項において準用する場合を含む。以下この条において同じ。）又は第二十三条の二十八第一項（第二十三条の四十第一項において準用する場合を含む。以下この条において同じ。）の規定による第十四条、第十九条の二、第二十三条の二の五、第二十三条の二の十七、第二十三条の二十五又は第二十三条の三十七の承認に係る品目が第十四条の三第一項各号、第二十三条の二の八第一項各号若しくは第二十三条の二十八第一項各号のいずれかに該当しなくなつたと認めるとき、又は保健衛生上の危害の発生若しくは拡大を防止するため必要があると認めるときは、これらの承認を取り消すことができる。

（医薬品等外国製造業者及び再生医療等製品外国製造業者の認定の取消し等）

第七十五条の四　厚生労働大臣は、第十三条の三第一項又は第二十三条の二十四第一項の認定を受けた者が次の各号のいずれかに該当する場合には、その者が受けた当該認定の全部又は一部を取り消すことができる。

一　厚生労働大臣が、必要があると認めて、第十三条の三第一項又は第二十三条の二十四第一項の認定を受けた者に対し、厚生労働省令で定めるところにより必要な報告を求めた場合において、その報告がされず、又は虚偽の報告がされたとき。

二　厚生労働大臣が、必要があると認めて、その職員に、第十三条の三第一項又は第二十三条の二十四第一項の認定を受けた者の工場、事務所その他医薬品（体外診断用医薬品を除く。）、医薬部外品、化粧品又は再生医療等製品を業務上取り扱う場所においてその構造設備又は帳簿書類その他の物件についての検査をさせ、従業員その他の関係者に質問させようとした場合において、その検査が拒まれ、妨げられ、若しくは忌避され、又はその質問に対して、正当な理由なしに答弁がされず、若しくは虚偽の答弁がされたとき。

三　次項において準用する第七十二条第三項の規定による請求に応じなかつたとき。

四　この法律その他薬事に関する法令で政令で定めるもの又はこれに基づく処分に違反する行為があつたとき。

2　第十三条の三第一項又は第二十三条の二十四第一項の認定を受けた者については、第七十二条第三項の規定を準用する。この場合において、同項中「命じ、又はその改善を行うまでの間当該施設の全部若しくは一部を使用することを禁止する」とあるのは、「請求する」と読み替えるものとする。

3　第一項第二号の規定による検査又は質問については、第七十五条の二の二第四項の規定を準用する。

（医療機器等外国製造業者の登録の取消し等）

第七十五条の五　厚生労働大臣は、第二十三条の二の四第一項の登録を受けた者が次の各号のいずれかに該当する場合には、その者が受けた当該登録の全部又は一部を取り消すことができる。

一　厚生労働大臣が、必要があると認めて、第二十三条の二の四第一項の登録を受けた者に対し、厚生労働省令で定めるところにより必要な報告を求めた場合において、その報告がされず、又は虚偽の報告がされたとき。

二　厚生労働大臣が、必要があると認めて、その職員に、第二十三条の二の四第一項の登録を受けた者の工場、事務所その他医療機器又は体外診断用医薬品を業務上取り扱う場所においてその構造設備又は帳簿書類その他の物件についての検査をさせ、従業員その他の関係者に質問させようとした場合において、その検査が拒まれ、妨げられ、若しくは忌避され、又はその質問に対して、正当な理由なしに答弁がされず、若しくは虚偽の答弁がされたとき。

三　次項において準用する第七十二条の四第一項の規定による請求に応じなかつたとき。

四　不正の手段により第二十三条の二の四第一項の登録を受けたとき。

五　この法律その他薬事に関する法令で政令で定めるもの又はこれに基づく処分に違反する行為があつたとき。

2　第二十三条の二の四第一項の登録を受けた者については、第七十二条の四第一項の規定を準用する。この場合において、同項中「前三条に規定するもののほか、厚生労働大臣」とあるのは「厚生労働大臣」と、「医薬品、医薬部外品、化粧品、医療機器若しくは再生医療等製品の製造販売業者若しくは製造業者又は医療機器の修理業者について、都道府県知事は、薬局開設者、医薬品の販売業者、第三十九条第一項若しくは第三十九条の三第一項の医療機器

の販売業者若しくは貸与業者又は再生医療等製品の販売業者」とあるのは「第二十三条の二の四第一項の登録を受けた者」と、「その製造販売業者、製造業者、修理業者、薬局開設者、販売業者又は貸与業者」とあるのは「その者」と、「命ずる」とあるのは「請求する」と読み替えるものとする。
3 第一項第二号の規定による検査又は質問については、第七十五条の二の二第四項の規定を準用する。

(許可等の更新を拒否する場合の手続)
第七十六条 厚生労働大臣又は都道府県知事は、第四条第四項、第十二条第二項、第十三条第三項(同条第七項において準用する場合を含む。)、第二十三条の二第二項、第二十三条の二十第二項、第二十三条の二十二第三項(同条第七項において準用する場合を含む。)、第二十四条第二項、第三十九条第四項、第四十条の二第三項若しくは第四十条の五第四項の許可の更新、第十三条の三第三項において準用する第十三条第三項(第十三条の三第三項において準用する第十三条第七項において準用する場合を含む。)若しくは第二十三条の二十四第三項において準用する第二十三条の二十二第三項(第二十三条の二十四第三項において準用する第二十三条の二十二第七項において準用する場合を含む。)の認定の更新又は第二十三条の二の三第三項(第二十三条の二の四第二項において準用する場合を含む。)若しくは第二十三条の六第三項の登録の更新を拒もうとするときは、当該処分の名宛人に対し、その処分の理由を通知し、弁明及び有利な証拠の提出の機会を与えなければならない。

(聴聞の方法の特例)
第七十六条の二 第七十五条の二の二第一項第五号(選任製造販売業者に係る部分に限る。)に該当することを理由として同項の規定による処分をしようとする場合における行政手続法(平成五年法律第八十八号)第三章第二節の規定の適用については、当該処分の名宛人の選任製造販売業者は、同法第十五条第一項の通知を受けた者とみなす。

(薬事監視員)
第七十六条の三 第六十九条第一項から第四項まで、第七十条第二項、第七十六条の七第二項又は第七十六条の八第一項に規定する当該職員の職権を行わせるため、厚生労働大臣、都道府県知事、保健所を設置する市の市長又は特別区の区長は、国、都道府県、保健所を設置する市又は特別区の職員のうちから、薬事監視員を命ずるものとする。
2 前項に定めるもののほか、薬事監視員に関し必要な事項は、政令で定める。

第十四章 略

第十五章 希少疾病用医薬品、希少疾病用医療機器及び希少疾病用再生医療等製品の指定等

(指定等)
第七十七条の二 厚生労働大臣は、次の各号のいずれにも該当する医薬品、医療機器又は再生医療等製品につき、製造販売をしようとする者(本邦に輸出されるものにつき、外国において製造等をする者を含む。)から申請があつたときは、薬事・食品衛生審議会の意見を聴いて、当該申請に係る医薬品、医療機器又は再生医療等製品を希少疾病用医薬品、希少疾病用医療機器又は希少疾病用再生医療等製品として指定することができる。
 一 その用途に係る対象者の数が本邦において厚生労働省令で定める人数に達しないこと。
 二 申請に係る医薬品、医療機器又は再生医療等製品につき、製造販売の承認が与えられるとしたならば、その用途に関し、特に優れた使用価値を有することとなる物であること。
2 厚生労働大臣は、前項の規定による指定をしたときは、その旨を公示するものとする。

(資金の確保)
第七十七条の三 国は、前条第一項各号のいずれにも該当する医薬品、医療機器及び再生医療等製品の試験研究を促進するのに必要な資金の確保に努めるものとする。

(税制上の措置)
第七十七条の四 国は、租税特別措置法(昭和三十二年法律第二十六号)で定めるところにより、希少疾病用医薬品、希少疾病用医療機器及び希少疾病用再生医療等製品の試験研究を促進するため必要な措置を講ずるものとする。

(試験研究等の中止の届出)
第七十七条の五 第七十七条の二第一項の規定による指定を受けた者は、当該指定に係る希少疾病用医薬品、希少疾病用医療機器又は希少疾病用再生医療等製品の試験研究又は製造若しくは輸入を中止しようとするときは、あらかじめ、その旨を厚生労働大臣に届け出なければならない。

(指定の取消し等)
第七十七条の六 厚生労働大臣は、前条の規定による届出があつたときは、第七十七条の二第一項の規定による指定(以下この条において「指定」という。)を取り消さなければならない。

2 厚生労働大臣は、次の各号のいずれかに該当するときは、指定を取り消すことができる。
　一　希少疾病用医薬品、希少疾病用医療機器又は希少疾病用再生医療等製品が第七十七条の二第一項各号のいずれかに該当しなくなつたとき。
　二　指定に関し不正の行為があつたとき。
　三　正当な理由なく希少疾病用医薬品、希少疾病用医療機器又は希少疾病用再生医療等製品の試験研究又は製造販売が行われないとき。
　四　指定を受けた者についてこの法律その他薬事に関する法令で政令で定めるもの又はこれに基づく処分に違反する行為があつたとき。
3　厚生労働大臣は、前二項の規定により指定を取り消したときは、その旨を公示するものとする。

（省令への委任）
第七十七条の七　この章に定めるもののほか、希少疾病用医薬品、希少疾病用医療機器又は希少疾病用再生医療等製品に関し必要な事項は、厚生労働省令で定める。

　　第十六章　雑則

（手数料）
第七十八条　次の各号に掲げる者（厚生労働大臣に対して申請する者に限る。）は、それぞれ当該各号の申請に対する審査に要する実費の額を考慮して政令で定める額の手数料を納めなければならない。
　一　第十二条第二項の許可の更新を申請する者
　二　第十三条第三項の許可の更新を申請する者
　三　第十三条第六項の許可の区分の変更の許可を申請する者
　四　第十三条の三第一項の認定を申請する者
　五　第十三条の三第三項において準用する第十三条第三項の認定の更新を申請する者
　六　第十三条の三第三項において準用する第十三条第六項の認定の区分の変更又は追加の認定を申請する者
　七　第十四条又は第十九条の二の承認を申請する者
　八　第十四条第六項（同条第九項（第十九条の二第五項において準用する場合を含む。）及び第十九条の二第五項において準用する場合を含む。）の調査を申請する者
　九　第十四条の四（第十九条の四において準用する場合を含む。）の再審査を申請する者
　十　第二十三条の二第二項の許可の更新を申請する者
　十一　第二十三条の二の三第三項（第二十三条の二の四第二項において準用する場合を含む。）の登録の更新を申請する者
　十二　第二十三条の二の四第一項の登録を申請する者
　十三　第二十三条の二の五又は第二十三条の二の十七の承認を申請する者
　十四　第二十三条の二の五第六項又は第八項（これらの規定を同条第十一項（第二十三条の二の十七第五項において準用する場合を含む。）及び第二十三条の二の十七第五項において準用する場合を含む。）の調査を申請する者
　十五　第二十三条の二の九（第二十三条の二の十九において準用する場合を含む。）の使用成績に関する評価を申請する者
　十六　第二十三条の十八第一項の基準適合性認証を申請する者
　十七　第二十三条の二十第二項の許可の更新を申請する者
　十八　第二十三条の二十二第三項の許可の更新を申請する者
　十九　第二十三条の二十二第六項の許可の区分の変更の許可を申請する者
　二十　第二十三条の二十四第一項の認定を申請する者
　二十一　第二十三条の二十四第三項において準用する第二十三条の二十二第三項の認定の更新を申請する者
　二十二　第二十三条の二十四第三項において準用する第二十三条の二十二第六項の認定の区分の変更又は追加の認定を申請する者
　二十三　第二十三条の二十五又は第二十三条の三十七の承認を申請する者
　二十四　第二十三条の二十五第六項（同条第九項（第二十三条の三十七第五項において準用する場合を含む。）及び第二十三条の三十七第五項において準用する場合を含む。）の調査を申請する者
　二十五　第二十三条の二十九（第二十三条の三十九において準用する場合を含む。）の再審査を申請する者
　二十六　第四十条の二第一項の許可を申請する者
　二十七　第四十条の二第三項の許可の更新を申請する者
　二十八　第四十条の二第五項の修理区分の変更又は追加の許可を申請する者
　二十九　第八十条第一項から第三項までの調査を申請する者
2　機構が行う第十三条の二第一項（第十三条の三第三項及び第八十条第四項において準用する場合を含む。）の調査、第十四条の二第一項（第十四条の五第一項（第十九条の四において準用する場合を含む。）並びに第十九条の二第五項及び第六項において準用する場合を含む。）の医薬品等審査等、第二十三条の二の七第一項（第二十三条の二の十第一項（第二十三条の二の十九において準用する場合を含

む。)並びに第二十三条の二の十七第五項及び第六項において準用する場合を含む。)の医療機器等審査等、第二十三条の十八第二項の基準適合性認証、第二十三条の二十三第一項(第二十三条の二十四第三項及び第八十条第五項において準用する場合を含む。)の調査又は第二十三条の二十七第一項(第二十三条の三十第一項(第二十三条の三十九において準用する場合を含む。)並びに第二十三条の三十七第五項及び第六項において準用する場合を含む。)の再生医療等製品審査等を受けようとする者は、当該調査、医薬品等審査等、医療機器等審査等、基準適合性認証又は再生医療等製品審査等に要する実費の額を考慮して政令で定める額の手数料を機構に納めなければならない。

3　前項の規定により機構に納められた手数料は、機構の収入とする。

(許可等の条件)
第七十九条　この法律に規定する許可、認定又は承認には、条件又は期限を付し、及びこれを変更することができる。

2　前項の条件又は期限は、保健衛生上の危害の発生を防止するため必要な最小限度のものに限り、かつ、許可、認定又は承認を受ける者に対し不当な義務を課することとなるものであつてはならない。

(適用除外等)
第八十条　輸出用の医薬品(体外診断用医薬品を除く。以下この項において同じ。)、医薬部外品又は化粧品の製造業者は、その製造する医薬品、医薬部外品又は化粧品が政令で定めるものであるときは、その物の製造所における製造管理又は品質管理の方法が第十四条第二項第四号に規定する厚生労働省令で定める基準に適合しているかどうかについて、製造をしようとするとき、及びその開始後三年を下らない政令で定める期間を経過するごとに、厚生労働大臣の書面による調査又は実地の調査を受けなければならない。

2　輸出用の医療機器又は体外診断用医薬品の製造業者は、その製造する医療機器又は体外診断用医薬品が政令で定めるものであるときは、その物の製造所における製造管理又は品質管理の方法が厚生労働省令で定める基準に適合しているかどうかについて、製造をしようとするとき、及びその開始後三年を下らない政令で定める期間を経過するごとに、厚生労働大臣の書面による調査又は実地の調査を受けなければならない。

3　輸出用の再生医療等製品の製造業者は、その製造する再生医療等製品の製造所における製造管理又は品質管理の方法が第二十三条の二十五第二項第四号に規定する厚生労働省令で定める基準に適合しているかどうかについて、製造をしようとするとき、及びその開始後三年を下らない政令で定める期間を経過するごとに、厚生労働大臣の書面による調査又は実地の調査を受けなければならない。

4　第一項又は第二項の調査については、第十三条の二の規定を準用する。この場合において、同条第一項中「又は化粧品」とあるのは「、化粧品又は医療機器(専ら動物のために使用されることが目的とされているものを除く。以下この条において同じ。)」と、「前条第一項若しくは第六項の許可又は同条第三項(同条第七項において準用する場合を含む。以下この条において同じ。)の許可の更新についての同条第五項(同条第七項において準用する場合を含む。)」とあるのは「第八十条第一項又は第二項」と、同条第二項中「行わないものとする。この場合において、厚生労働大臣は、前条第一項若しくは第六項の許可又は同条第三項の許可の更新をするときは、機構が第四項の規定により通知する調査の結果を考慮しなければならない」とあるのは「行わないものとする」と、同条第三項中「又は化粧品」とあるのは「、化粧品又は医療機器」と、「前条第一項若しくは第六項の許可又は同条第三項の許可の更新」とあるのは「第八十条第一項又は第二項の調査」と読み替えるものとする。

5　第三項の調査については、第二十三条の二十三の規定を準用する。この場合において、同条第一項中「前条第一項若しくは第六項の許可又は同条第三項(同条第七項において準用する場合を含む。以下この条において同じ。)の許可の更新についての同条第五項(同条第七項において準用する場合を含む。)」とあるのは「第八十条第三項」と、同条第二項中「行わないものとする。この場合において、厚生労働大臣は、前条第一項若しくは第六項の許可又は同条第三項の許可の更新をするときは、機構が第四項の規定により通知する調査の結果を考慮しなければならない」とあるのは「行わないものとする」と、同条第三項中「前条第一項若しくは第六項の許可又は同条第三項の許可の更新」とあるのは「第八十条第三項の調査」と読み替えるものとする。

6　第一項から第三項までに規定するほか、輸出用の医薬品、医薬部外品、化粧品、医療機器又は再生医療等製品については、政令で、この法律の一部の適用を除外し、その他必要な特例を定めることができる。

7　薬局開設者が当該薬局における設備及び器具をもつて医薬品を製造し、その医薬品を当該薬局において販売し、又は授与する場合については、政令で、第三章、第四章及び第七章の規定の一部の適用を除外し、その他必要な特例を定めることができる。

8　第十四条の三第一項(第二十条第一項において準用する場合を含む。)の規定による第十四条若しく

は第十九条の二の承認を受けて製造販売がされた医薬品、第二十三条の二の八第一項(第二十三条の二の二十第一項において準用する場合を含む。)の規定による第二十三条の二の五若しくは第二十三条の二の二十七の承認を受けて製造販売がされた医療機器若しくは体外診断用医薬品又は第二十三条の二十八第一項(第二十三条の四十第一項において準用する場合を含む。)の規定による第二十三条の二十五若しくは第二十三条の三十七の承認を受けて製造販売がされた再生医療等製品については、政令で、第四十三条、第四十四条、第五十条、第五十一条(第六十五条の五及び第六十八条の十九において準用する場合を含む。)、第五十二条第一項、第五十二条の二、第五十四条(第六十四条及び第六十五条の五において準用する場合を含む。)、第五十五条第一項(第六十四条、第六十五条の五及び第六十八条の十九において準用する場合を含む。)、第五十六条、第六十三条、第六十三条の二第一項、第六十三条の三、第六十五条から第六十五条の四まで、第六十五条の六、第六十八条の十七、第六十八条の十八及び第六十八条の二十の規定の一部の適用を除外し、その他必要な特例を定めることができる。
9 第十四条第一項に規定する化粧品以外の化粧品については、政令で、この法律の一部の適用を除外し、医薬部外品等責任技術者の義務の遂行のための配慮事項その他必要な特例を定めることができる。

(治験の取扱い)
第八十条の二 治験の依頼をしようとする者は、治験を依頼するに当たつては、厚生労働省令で定める基準に従つてこれを行わなければならない。
2 治験(薬物、機械器具等又は人若しくは動物の細胞に培養その他の加工を施したもの若しくは人若しくは動物の細胞に導入され、これらの体内で発現する遺伝子を含有するもの(以下この条から第八十条の四まで及び第八十三条第一項において「薬物等」という。)であつて、厚生労働省令で定めるものを対象とするものに限る。以下この項において同じ。)の依頼をしようとする者又は自ら治験を実施しようとする者は、あらかじめ、厚生労働省令で定めるところにより、厚生労働大臣に治験の計画を届け出なければならない。ただし、当該治験の対象とされる薬物等を使用することが緊急やむを得ない場合として厚生労働省令で定める場合には、当該治験を開始した日から三十日以内に、厚生労働省令で定めるところにより、厚生労働大臣に治験の計画を届け出たときは、この限りでない。
3 前項本文の規定による届出をした者(当該届出に係る治験の対象とされる薬物等につき初めて同項の規定による届出をした者に限る。)は、当該届出をした日から起算して三十日を経過した後でなければ、治験を依頼し、又は自ら治験を実施してはならない。この場合において、厚生労働大臣は、当該届出に係る治験の計画に関し保健衛生上の危害の発生を防止するため必要な調査を行うものとする。
4 治験の依頼を受けた者又は自ら治験を実施しようとする者は、厚生労働省令で定める基準に従つて、治験をしなければならない。
5 治験の依頼をした者は、厚生労働省令で定める基準に従つて、治験を管理しなければならない。
6 治験の依頼をした者又は自ら治験を実施した者は、当該治験の対象とされる薬物等について、当該薬物等の副作用によるものと疑われる疾病、障害又は死亡の発生、当該薬物等の使用によるものと疑われる感染症の発生その他の治験の対象とされる薬物等の有効性及び安全性に関する事項で厚生労働省令で定めるものを知つたときは、その旨を厚生労働省令で定めるところにより厚生労働大臣に報告しなければならない。この場合において、厚生労働大臣は、当該報告に係る情報の整理又は当該報告に関する調査を行うものとする。
7 厚生労働大臣は、治験が第四項又は第五項の基準に適合するかどうかを調査するため必要があると認めるときは、治験の依頼をし、自ら治験を実施し、若しくは依頼を受けた者その他治験の対象とされる薬物等を業務上取り扱う者に対して、必要な報告をさせ、又は当該職員に、病院、診療所、飼育動物診療施設、工場、事務所その他治験の対象とされる薬物等を業務上取り扱う場所に立ち入り、その構造設備若しくは帳簿書類その他の物件を検査させ、若しくは従業員その他の関係者に質問させることができる。
8 前項の規定による立入検査及び質問については、第六十九条第六項の規定を、前項の規定による権限については、同条第七項の規定を準用する。
9 厚生労働大臣は、治験の対象とされる薬物等の使用による保健衛生上の危害の発生又は拡大を防止するため必要があると認めるときは、治験の依頼をしようとし、若しくは依頼をした者、自ら治験を実施しようとし、若しくは実施した者又は治験の依頼を受けた者に対し、治験の依頼の取消し又はその変更、治験の中止又はその変更その他必要な指示を行うことができる。
10 治験の依頼をした者若しくは自ら治験を実施した者又はその役員若しくは職員は、正当な理由なく、治験に関しその職務上知り得た人の秘密を漏らしてはならない。これらの者であつた者についても、同様とする。

(機構による治験の計画に係る調査等の実施)
第八十条の三 厚生労働大臣は、機構に、治験の対象とされる薬物等(専ら動物のために使用されること

が目的とされているものを除く。以下この条及び次条において同じ。)のうち政令で定めるものに係る治験の計画についての前条第三項後段の規定による調査を行わせることができる。
2 厚生労働大臣は、前項の規定により機構に調査を行わせるときは、当該調査を行わないものとする。
3 機構は、厚生労働大臣が第一項の規定により機構に調査を行わせることとした場合において、当該調査を行つたときは、遅滞なく、当該調査の結果を厚生労働省令で定めるところにより厚生労働大臣に通知しなければならない。
4 厚生労働大臣が第一項の規定により機構に調査を行わせることとしたときは、同項の政令で定める薬物等に係る治験の計画についての前条第二項の規定による届出をしようとする者は、同項の規定にかかわらず、厚生労働省令で定めるところにより、機構に届け出なければならない。
5 機構は、前項の規定による届出を受理したときは、厚生労働省令で定めるところにより、厚生労働大臣にその旨を通知しなければならない。

第八十条の四 厚生労働大臣は、機構に、政令で定める薬物等についての第八十条の二第六項に規定する情報の整理を行わせることができる。
2 厚生労働大臣は、第八十条の二第九項の指示を行うため必要があると認めるときは、機構に、薬物等についての同条第六項の規定による調査を行わせることができる。
3 厚生労働大臣が、第一項の規定により機構に情報の整理を行わせることとしたときは、同項の政令で定める薬物等に係る第八十条の二第六項の規定による報告をしようとする者は、同項の規定にかかわらず、厚生労働省令で定めるところにより、機構に報告しなければならない。
4 機構は、第一項の規定による情報の整理又は第二項の規定による調査を行つたときは、遅滞なく、当該情報の整理又は調査の結果を厚生労働省令で定めるところにより、厚生労働大臣に通知しなければならない。

第八十条の五 厚生労働大臣は、機構に、第八十条の二第七項の規定による立入検査又は質問のうち政令で定めるものを行わせることができる。
2 前項の立入検査又は質問については、第六十九条の二第三項から第五項までの規定を準用する。

(原薬等登録原簿)
第八十条の六 原薬等を製造する者(外国において製造する者を含む。)は、その原薬等の名称、成分(成分が不明のものにあつては、その本質)、製法、性状、品質、貯法その他厚生労働省令で定める事項について、原薬等登録原簿に登録を受けることができる。
2 厚生労働大臣は、前項の登録の申請があつたときは、次条第一項の規定により申請を却下する場合を除き、前項の厚生労働省令で定める事項を原薬等登録原簿に登録するものとする。
3 厚生労働大臣は、前項の規定による登録をしたときは、厚生労働省令で定める事項を公示するものとする。

第八十条の七 厚生労働大臣は、前条第一項の登録の申請が当該原薬等の製法、性状、品質又は貯法に関する資料を添付されていないとき、その他の厚生労働省令で定める場合に該当するときは、当該申請を却下するものとする。
2 厚生労働大臣は、前項の規定により申請を却下したときは、遅滞なく、その理由を示して、その旨を申請者に通知するものとする。

第八十条の八 第八十条の六第一項の登録を受けた者は、同項に規定する厚生労働省令で定める事項の一部を変更しようとするとき(当該変更が厚生労働省令で定める軽微な変更であるときを除く。)は、その変更について、原薬等登録原簿に登録を受けなければならない。この場合においては、同条第二項及び第三項並びに前条の規定を準用する。
2 第八十条の六第一項の登録を受けた者は、前項の厚生労働省令で定める軽微な変更について、厚生労働省令で定めるところにより、厚生労働大臣にその旨を届け出なければならない。

第八十条の九 厚生労働大臣は、第八十条の六第一項の登録を受けた者が次の各号のいずれかに該当するときは、その者に係る登録を抹消する。
一 不正の手段により第八十条の六第一項の登録を受けたとき。
二 第八十条の七第一項に規定する厚生労働省令で定める場合に該当するに至つたとき。
三 この法律その他薬事に関する法令で政令で定めるもの又はこれに基づく処分に違反する行為があつたとき。
2 厚生労働大臣は、前項の規定により登録を抹消したときは、その旨を、当該抹消された登録を受けていた者に対し通知するとともに、公示するものとする。

(機構による登録等の実施)
第八十条の十 厚生労働大臣は、機構に、政令で定める原薬等に係る第八十条の六第二項(第八十条の八第一項において準用する場合を含む。)の規定による登録及び前条第一項の規定による登録の抹消(以

資料：薬機法

下この条において「登録等」という。）を行わせることができる。

2　第八十条の六第三項、第八十条の七及び前条第二項の規定は、前項の規定により機構が登録等を行う場合に準用する。

3　厚生労働大臣が第一項の規定により機構に登録等を行わせることとしたときは、同項の政令で定める原薬等に係る第八十条の六第一項若しくは第八十条の八第一項の登録を受けようとする者又は同条第二項の規定による届出をしようとする者は、第八十条の六第二項（第八十条の八第一項において準用する場合を含む。）及び第八十条の八第二項の規定にかかわらず、厚生労働省令で定めるところにより、機構に申請又は届出をしなければならない。

4　機構は、前項の申請に係る登録をしたとき、若しくは申請を却下したとき、同項の届出を受理したとき、又は登録を抹消したときは、厚生労働省令で定めるところにより、厚生労働大臣にその旨を通知しなければならない。

5　機構が行う第三項の申請に係る登録若しくはその不作為、申請の却下又は登録の抹消については、厚生労働大臣に対して、行政不服審査法による審査請求をすることができる。

（都道府県等が処理する事務）

第八十一条　この法律に規定する厚生労働大臣の権限に属する事務の一部は、政令で定めるところにより、都道府県知事、保健所を設置する市の市長又は特別区の区長が行うこととすることができる。

（緊急時における厚生労働大臣の事務執行）

第八十一条の二　第六十九条第二項及び第七十二条第四項の規定により都道府県知事の権限に属するものとされている事務は、保健衛生上の危害の発生又は拡大を防止するため緊急の必要があると厚生労働大臣が認める場合にあつては、厚生労働大臣又は都道府県知事が行うものとする。この場合においては、この法律の規定中都道府県知事に関する規定（当該事務に係るものに限る。）は、厚生労働大臣に関する規定として厚生労働大臣に適用があるものとする。

2　前項の場合において、厚生労働大臣又は都道府県知事が当該事務を行うときは、相互に密接な連携の下に行うものとする。

（事務の区分）

第八十一条の三　第二十一条、第二十三条の二の二十一、第二十三条の四十一、第六十九条第一項、第四項及び第五項、第六十九条の二第二項、第七十条第一項及び第二項、第七十一条、第七十二条第三項、第七十二条の五、第七十六条の六第一項から第五項まで及び第七項、第七十六条の七第一項及び第二項、第七十六条の七の二並びに第七十六条の八第一項の規定により都道府県が処理することとされている事務は、地方自治法（昭和二十二年法律第六十七号）第二条第九項第一号に規定する第一号法定受託事務（次項において単に「第一号法定受託事務」という。）とする。

2　第二十一条第一項及び第二項、第六十九条第一項及び第四項、第七十条第一項及び第二項、第七十一条、第七十二条第三項並びに第七十二条の五の規定により保健所を設置する市又は特別区が処理することとされている事務は、第一号法定受託事務とする。

（権限の委任）

第八十一条の四　この法律に規定する厚生労働大臣の権限は、厚生労働省令で定めるところにより、地方厚生局長に委任することができる。

2　前項の規定により地方厚生局長に委任された権限は、厚生労働省令で定めるところにより、地方厚生支局長に委任することができる。

（経過措置）

第八十二条　この法律の規定に基づき政令又は厚生労働省令を制定し、又は改廃する場合においては、それぞれ、政令又は厚生労働省令で、その制定又は改廃に伴い合理的に必要と判断される範囲内において、所要の経過措置（罰則に関する経過措置を含む。）を定めることができる。この法律の規定に基づき、厚生労働大臣が毒薬及び劇薬の範囲その他の事項を定め、又はこれを改廃する場合においても、同様とする。

（動物用医薬品等）

第八十三条　医薬品、医薬部外品、医療機器又は再生医療等製品（治験の対象とされる薬物等を含む。）であつて、専ら動物のために使用されることが目的とされているものに関しては、この法律（第二条第十五項、第九条の二、第九条の三第一項、第二項及び第四項、第三十六条の十第一項及び第二項（同条第七項においてこれらの規定を準用する場合を含む。）、第七十六条の四、第七十六条の六、第七十六条の六の二、第七十六条の七第一項及び第二項、第七十六条の七の二、第七十六条の八第一項、第七十六条の九、第七十六条の十、第七十七条、第八十一条の四、次項及び第三項並びに第八十三条の四第三項（第八十三条の五第二項において準用する場合を含む。）を除く。）中「厚生労働大臣」とあるのは「農林水産大臣」と、「厚生労働省令」とあるのは「農林水産省令」と、第二条第五項から第七項までの規定中「人」とあるのは「動物」と、第四条第一項中

「都道府県知事(その所在地が保健所を設置する市又は特別区の区域にある場合においては、市長又は区長。次項、第七条第三項及び第十条(第三十八条第一項において準用する場合を含む。)において同じ。)」とあるのは「都道府県知事」と、同条第三項第四号イ中「医薬品の薬局医薬品、要指導医薬品及び一般用医薬品」とあり、並びに同号ロ、第二十五条第二号、第二十六条第三項第五号、第二十九条の二第一項第二号、第三十一条、第三十六条の九(見出しを含む。)、第三十六条の十の見出し、同条第五項及び第七項並びに第五十七条の二第三項中「一般用医薬品」とあるのは「医薬品」と、第八条の二第一項中「医療を受ける者」とあるのは「獣医療を受ける動物の飼育者」と、第九条第一項第二号中「一般用医薬品(第四条第五項第四号に規定する一般用医薬品をいう。以下同じ。)」とあるのは「医薬品」と、第十四条第二項第三号ロ中「又は」とあるのは「若しくは」と、「認められるとき」とあるのは「認められるとき、又は申請に係る医薬品が、その申請に係る使用方法に従い使用される場合に、当該医薬品が有する対象動物(牛、豚その他の食用に供される動物として農林水産省令で定めるものをいう。以下同じ。)についての残留性(医薬品の使用に伴いその医薬品の成分である物質(その物質が化学的に変化して生成した物質を含む。)が動物に残留する性質をいう。以下同じ。)の程度からみて、その使用に係る対象動物の肉、乳その他の食用に供される生産物で人の健康を損なうものが生産されるおそれがあることにより、医薬品として使用価値がないと認められるとき」と、同条第七項、第二十三条の二の五第九項及び第二十三条の二十五第七項中「医療上」とあるのは「獣医療上」と、第十四条の三第一項第一号、第二十三条の二の八第一項第一号及び第二十三条の二十八第一項第一号中「国民の生命及び健康」とあるのは「動物の生産又は健康の維持」と、第二十一条第一項中「都道府県知事(薬局開設者が当該薬局における設備及び器具をもつて医薬品を製造し、その医薬品を当該薬局において販売し、又は授与する場合であつて、当該薬局の所在地が保健所を設置する市又は特別区の区域にある場合においては、市長又は区長。次項、第六十九条第一項、第七十一条、第七十二条第三項及び第七十五条第二項において同じ。)」とあるのは「都道府県知事」と、第二十三条の二十五第二項第三号ロ及び第二十三条の二十六第一項第三号中「又は」とあるのは「若しくは」と、「有すること」とあるのは「有すること又は申請に係る使用方法に従い使用される場合にその使用に係る対象動物の肉、乳その他の食用に供される生産物で人の健康を損なうものが生産されるおそれがあること」と、第二十五条第一号中「要指導医薬品(第四条第五項第三号に規定する要指導医薬品をいう。以下同じ。)又は一般用医薬品」とあるのは「医薬品」と、第二十六条第一項中「都道府県知事(その店舗の所在地が保健所を設置する市又は特別区の区域にある場合においては、市長又は区長。次項及び第二十八条第三項において同じ。)」とあるのは「都道府県知事」と、同条第三項第四号中「医薬品の要指導医薬品及び一般用医薬品」とあるのは「医薬品」と、第三十六条の八第一項中「一般用医薬品」とあるのは「農林水産大臣が指定する医薬品(以下「指定医薬品」という。)以外の医薬品」と、同条第二項及び第三十六条の九第二号中「第二類医薬品及び第三類医薬品」とあるのは「指定医薬品以外の医薬品」と、同条第一号中「第一類医薬品」とあるのは「指定医薬品」と、第三十六条の十第三項及び第四項中「第二類医薬品」とあるのは「医薬品」と、第四十九条の見出し中「処方箋医薬品」とあるのは「要指示医薬品」と、同条第一項及び第二項中「処方箋の交付」とあるのは「処方箋の交付又は指示」と、第五十条第七号中「一般用医薬品にあつては、第三十六条の七第一項に規定する区分ごとに」とあるのは「指定医薬品にあつては」と、同条第十二号中「医師等の処方箋」とあるのは「獣医師等の処方箋・指示」と、同条第十三号及び第五十九条第九号中「人体」とあるのは「動物の身体」と、第五十七条の二第三項中「第一類医薬品、第二類医薬品又は第三類医薬品」とあるのは「指定医薬品又はそれ以外の医薬品」と、第六十九条第二項中「都道府県知事(薬局又は店舗販売業にあつては、その薬局又は店舗の所在地が保健所を設置する市又は特別区の区域にある場合においては、市長又は区長。第七十条第一項、第七十二条第四項、第七十二条の二第一項、第七十二条の四、第七十二条の五、第七十三条、第七十五条第一項、第七十六条及び第八十一条の二において同じ。)」とあるのは「都道府県知事」と、同条第四項及び第七十条第二項中「、都道府県知事、保健所を設置する市の市長又は特別区の区長」とあるのは「又は都道府県知事」と、第七十六条の三第一項中「、都道府県知事、保健所を設置する市の市長又は特別区の区長」とあるのは「又は都道府県知事」と、「、都道府県、保健所を設置する市又は特別区」とあるのは「又は都道府県」とする。

2 　農林水産大臣は、前項の規定により読み替えて適用される第十四条第一項若しくは第九項(第十九条の二第五項において準用する場合を含む。以下この項において同じ。)又は第十九条の二第一項の承認の申請があつたときは、当該申請に係る医薬品につき前項の規定により読み替えて適用される第十四条第二項第三号ロ(残留性の程度に係る部分に限り、同条第九項及び第十九条の二第五項において準用する場合を含む。)に該当するかどうかについて、厚

生労働大臣の意見を聴かなければならない。
3　農林水産大臣は、第一項の規定により読み替えて適用される第二十三条の二十五第一項若しくは第九項(第二十三条の三十七第五項において準用する場合を含む。以下この項において同じ。)又は第二十三条の三十七第一項の承認の申請があつたときは、当該申請に係る再生医療等製品につき第一項の規定により読み替えて適用される第二十三条の二十五第二項第三号ロ(当該再生医療等製品の使用に係る対象動物の肉、乳その他の食用に供される生産物で人の健康を損なうものが生産されるおそれに係る部分に限り、同条第九項において準用する場合(第二十三条の二十六第四項の規定により読み替えて適用される場合を含む。)及び第二十三条の三十七第五項において準用する場合を含む。)又は第二十三条の二十六第一項第三号(当該再生医療等製品の使用に係る対象動物の肉、乳その他の食用に供される生産物で人の健康を損なうものが生産されるおそれに係る部分に限り、第二十三条の三十七第五項において準用する場合を含む。)に該当するかどうかについて、厚生労働大臣の意見を聴かなければならない。

　　（動物用医薬品の製造及び輸入の禁止）
第八十三条の二　前条第一項の規定により読み替えて適用される第十三条第一項の許可(医薬品の製造業に係るものに限る。)を受けた者でなければ、動物用医薬品(専ら動物のために使用されることが目的とされている医薬品をいう。以下同じ。)の製造をしてはならない。
2　前条第一項の規定により読み替えて適用される第十二条第一項の許可(第一種医薬品製造販売業許可又は第二種医薬品製造販売業許可に限る。)を受けた者でなければ、動物用医薬品の輸入をしてはならない。
3　前二項の規定は、試験研究の目的で使用するために製造又は輸入をする場合その他の農林水産省令で定める場合には、適用しない。

　　（動物用再生医療等製品の製造及び輸入の禁止）
第八十三条の二の二　第八十三条第一項の規定により読み替えて適用される第二十三条の二十二第一項の許可を受けた者でなければ、動物用再生医療等製品(専ら動物のために使用されることが目的とされている再生医療等製品をいう。以下同じ。)の製造をしてはならない。
2　第八十三条第一項の規定により読み替えて適用される第二十三条の二十第一項の許可を受けた者でなければ、動物用再生医療等製品の輸入をしてはならない。
3　前二項の規定は、試験研究の目的で使用するために製造又は輸入をする場合その他の農林水産省令で定める場合には、適用しない。

　　（動物用医薬品の店舗販売業の許可の特例）
第八十三条の二の三　都道府県知事は、当該地域における薬局及び医薬品販売業の普及の状況その他の事情を勘案して特に必要があると認めるときは、第二十六条第四項の規定にかかわらず、店舗ごとに、第八十三条第一項の規定により読み替えて適用される第三十六条の八第一項の規定により農林水産大臣が指定する医薬品以外の動物用医薬品の品目を指定して店舗販売業の許可を与えることができる。
2　前項の規定により店舗販売業の許可を受けた者(次項において「動物用医薬品特例店舗販売業者」という。)に対する第二十七条並びに第三十六条の十第三項及び第四項の規定の適用については、第二十七条中「薬局医薬品(第四条第五項第二号に規定する薬局医薬品をいう。以下同じ。)」とあるのは「第八十三条の二の三第一項の規定により都道府県知事が指定した品目以外の医薬品」と、第三十六条の十第三項中「販売又は授与に従事する薬剤師又は登録販売者」とあるのは「販売又は授与に従事する者」と、同条第四項中「当該薬剤師又は登録販売者」とあるのは「当該販売又は授与に従事する者」とし、第二十八条から第二十九条の二まで、第三十六条の九、第三十六条の十第五項、第七十二条の二第一項及び第七十三条の規定は、適用しない。
3　動物用医薬品特例店舗販売業者については、第三十七条第二項の規定を準用する。

　　（使用の禁止）
第八十三条の三　何人も、直接の容器若しくは直接の被包に第五十条(第八十三条第一項の規定により読み替えて適用される場合を含む。)に規定する事項が記載されている医薬品以外の医薬品又は直接の容器若しくは直接の被包に第六十五条の二(第八十三条第一項の規定により読み替えて適用される場合を含む。)に規定する事項が記載されている再生医療等製品以外の再生医療等製品を対象動物に使用してはならない。ただし、試験研究の目的で使用する場合その他の農林水産省令で定める場合は、この限りでない。

　　（動物用医薬品及び動物用再生医療等製品の使用の規制）
第八十三条の四　農林水産大臣は、動物用医薬品又は動物用再生医療等製品であつて、適正に使用されるのでなければ対象動物の肉、乳その他の食用に供される生産物で人の健康を損なうおそれのあるものが生産されるおそれのあるものについて、薬事・食品

衛生審議会の意見を聴いて、農林水産省令で、その動物用医薬品又は動物用再生医療等製品を使用することができる対象動物、対象動物に使用する場合における使用の時期その他の事項に関し使用者が遵守すべき基準を定めることができる。
2 前項の規定により遵守すべき基準が定められた動物用医薬品又は動物用再生医療等製品の使用者は、当該基準に定めるところにより、当該動物用医薬品又は動物用再生医療等製品を使用しなければならない。ただし、獣医師がその診療に係る対象動物の疾病の治療又は予防のためやむを得ないと判断した場合において、農林水産省令で定めるところにより使用するときは、この限りでない。
3 農林水産大臣は、前二項の規定による農林水産省令を制定し、又は改廃しようとするときは、厚生労働大臣の意見を聴かなければならない。

（その他の医薬品及び再生医療等製品の使用の規制）
第八十三条の五　農林水産大臣は、対象動物に使用される蓋然性が高いと認められる医薬品（動物用医薬品を除く。）又は再生医療等製品（動物用再生医療等製品を除く。）であつて、適正に使用されるのでなければ対象動物の肉、乳その他の食用に供される生産物で人の健康を損なうおそれのあるものが生産されるおそれのあるものについて、薬事・食品衛生審議会の意見を聴いて、農林水産省令で、その医薬品又は再生医療等製品を使用することができる対象動物、対象動物に使用する場合における使用の時期その他の事項に関し使用者が遵守すべき基準を定めることができる。
2 前項の基準については、前条第二項及び第三項の規定を準用する。この場合において、同条第二項中「動物用医薬品又は動物用再生医療等製品」とあるのは「医薬品又は再生医療等製品」と、同条第三項中「前二項」とあるのは「第八十三条の五第一項及び同条第二項において準用する第八十三条の四第二項」と読み替えるものとする。

第十七章　罰則

第八十三条の六　基準適合性認証の業務に従事する登録認証機関の役員又は職員が、その職務に関し、賄賂を収受し、要求し、又は約束したときは、五年以下の懲役に処する。これによつて不正の行為をし、又は相当の行為をしなかつたときは、七年以下の懲役に処する。
2 基準適合性認証の業務に従事する登録認証機関の役員又は職員になろうとする者が、就任後担当すべき職務に関し、請託を受けて賄賂を収受し、要求し、又は約束したときは、役員又は職員になつた場合において、五年以下の懲役に処する。
3 基準適合性認証の業務に従事する登録認証機関の役員又は職員であつた者が、その在職中に請託を受けて、職務上不正の行為をしたこと又は相当の行為をしなかつたことに関し、賄賂を収受し、要求し、又は約束したときは、五年以下の懲役に処する。
4 前三項の場合において、犯人が収受した賄賂は、没収する。その全部又は一部を没収することができないときは、その価額を追徴する。

第八十三条の七　前条第一項から第三項までに規定する賄賂を供与し、又はその申込み若しくは約束をした者は、三年以下の懲役又は二百五十万円以下の罰金に処する。
2 前項の罪を犯した者が自首したときは、その刑を減軽し、又は免除することができる。

第八十三条の八　第八十三条の六の罪は、刑法（明治四十年法律第四十五号）第四条の例に従う。

第八十三条の九　第七十六条の四の規定に違反して、業として、指定薬物を製造し、輸入し、販売し、若しくは授与した者又は指定薬物を所持した者（販売又は授与の目的で貯蔵し、又は陳列した者に限る。）は、五年以下の懲役若しくは五百万円以下の罰金に処し、又はこれを併科する。

第八十四条　次の各号のいずれかに該当する者は、三年以下の懲役若しくは三百万円以下の罰金に処し、又はこれを併科する。
一　第四条第一項の規定に違反した者
二　第十二条第一項の規定に違反した者
三　第十四条第一項又は第九項の規定に違反した者
四　第二十三条の二第一項の規定に違反した者
五　第二十三条の二の五第一項又は第十一項の規定に違反した者
六　第二十三条の二の二十三第一項又は第六項の規定に違反した者
七　第二十三条の二十第一項の規定に違反した者
八　第二十三条の二十五第一項又は第九項の規定に違反した者
九　第二十四条第一項の規定に違反した者
十　第二十七条の規定に違反した者
十一　第三十一条の規定に違反した者
十二　第三十九条第一項の規定に違反した者
十三　第四十条の二第一項又は第五項の規定に違反した者
十四　第四十条の五第一項の規定に違反した者
十五　第四十三条第一項又は第二項の規定に違反した者
十六　第四十四条第三項の規定に違反した者
十七　第四十九条第一項の規定に違反した者

十八　第五十五条第二項(第六十条、第六十二条、第六十四条及び第六十五条の五において準用する場合を含む。)の規定に違反した者

十九　第五十六条(第六十条及び第六十二条において準用する場合を含む。)の規定に違反した者

二十　第五十七条第二項(第六十条、第六十二条及び第六十五条の五において準用する場合を含む。)の規定に違反した者

二十一　第六十五条の規定に違反した者

二十二　第六十五条の六の規定に違反した者

二十三　第六十八条の二十の規定に違反した者

二十四　第六十九条の三の規定による命令に違反した者

二十五　第七十条第一項若しくは第七十六条の七第一項の規定による命令に違反し、又は第七十条第二項若しくは第七十六条の七第二項の規定による廃棄その他の処分を拒み、妨げ、若しくは忌避した者

二十六　第七十六条の四の規定に違反した者(前条に該当する者を除く。)

二十七　第八十三条の二第一項若しくは第二項、第八十三条の二の二第一項若しくは第二項、第八十三条の三又は第八十三条の四第二項(第八十三条の五第二項において準用する場合を含む。)の規定に違反した者

第八十五条　次の各号のいずれかに該当する者は、二年以下の懲役若しくは二百万円以下の罰金に処し、又はこれを併科する。

一　第三十七条第一項の規定に違反した者

二　第四十七条の規定に違反した者

三　第五十五条第一項(第六十条、第六十二条、第六十四条、第六十五条の五及び第六十八条の十九において準用する場合を含む。)の規定に違反した者

四　第六十六条第一項又は第三項の規定に違反した者

五　第六十八条の規定に違反した者

六　第七十二条の五第一項の規定による命令に違反した者

七　第七十五条第一項又は第三項の規定による業務の停止命令に違反した者

八　第七十五条の二第一項の規定による業務の停止命令に違反した者

九　第七十六条の五の規定に違反した者

十　第七十六条の七の二第一項の規定による命令に違反した者

第八十六条　次の各号のいずれかに該当する者は、一年以下の懲役若しくは百万円以下の罰金に処し、又はこれを併科する。

一　第七条第一項若しくは第二項、第二十八条第一項若しくは第二項、第三十一条の二又は第三十五条第一項若しくは第二項の規定に違反した者

二　第十三条第一項又は第六項の規定に違反した者

三　第十七条第一項、第三項又は第五項の規定に違反した者

四　第二十三条の二の三第一項の規定に違反した者

五　第二十三条の二の十四第一項、第三項(第四十条の三において準用する場合を含む。)又は第五項の規定に違反した者

六　第二十三条の二十二第一項又は第六項の規定に違反した者

七　第二十三条の三十四第一項又は第三項の規定に違反した者

八　第三十九条の二第一項の規定に違反した者

九　第四十条の六第一項の規定に違反した者

十　第四十五条の規定に違反した者

十一　第四十六条第一項又は第四項の規定に違反した者

十二　第四十八条第一項又は第二項の規定に違反した者

十三　第四十九条第二項の規定に違反して、同項に規定する事項を記載せず、若しくは虚偽の記載をし、又は同条第三項の規定に違反した者

十四　毒薬又は劇薬に関し第五十八条の規定に違反した者

十五　第六十七条の規定に基づく厚生労働省令の定める制限その他の措置に違反した者

十六　第六十八条の十六第一項の規定に違反した者

十七　第七十二条第一項又は第二項の規定による業務の停止命令に違反した者

十八　第七十二条第三項又は第四項の規定に基づく施設の使用禁止の処分に違反した者

十九　第七十二条の四第一項又は第二項の規定による命令に違反した者

二十　第七十三条の規定による命令に違反した者

二十一　第七十四条の規定による命令に違反した者

二十二　第七十四条の二第二項又は第三項の規定による命令に違反した者

二十三　第七十六条の六第二項の規定による命令に違反した者

二十四　第七十六条の七の二第二項の規定による命令に違反した者

二十五　第八十条の八第一項の規定に違反した者

2　この法律に基づいて得た他人の業務上の秘密を自己の利益のために使用し、又は正当な理由なく、権限を有する職員以外の者に漏らした者は、一年以下の懲役又は百万円以下の罰金に処する。

第八十六条の二　第二十三条の十六第二項の規定による業務の停止の命令に違反したときは、その違反

行為をした登録認証機関の役員又は職員は、一年以下の懲役又は百万円以下の罰金に処する。

第八十六条の三　次の各号のいずれかに該当する者は、六月以下の懲役又は三十万円以下の罰金に処する。
　一　第十四条の四第七項(第十九条の四において準用する場合を含む。)の規定に違反した者
　二　第十四条の六第六項(第十九条の四において準用する場合を含む。)の規定に違反した者
　三　第二十三条の二の九第七項(第二十三条の二の十九において準用する場合を含む。)の規定に違反した者
　四　第二十三条の二十九第七項(第二十三条の三十九において準用する場合を含む。)の規定に違反した者
　五　第二十三条の三十一第六項(第二十三条の三十九において準用する場合を含む。)の規定に違反した者
　六　第六十八条の五第五項の規定に違反した者
　七　第六十八条の七第七項の規定に違反した者
　八　第六十八条の二十二第七項の規定に違反した者
　九　第八十条の二第十項の規定に違反した者
2　前項各号の罪は、告訴がなければ公訴を提起することができない。

第八十七条　次の各号のいずれかに該当する者は、五十万円以下の罰金に処する。
　一　第十条第一項(第三十八条、第四十条第一項及び第二項並びに第四十条の七第一項において準用する場合を含む。)又は第二項(第三十八条第一項において準用する場合を含む。)の規定に違反した者
　二　第十四条第一項の規定に違反した者
　三　第十四条の九第一項又は第二項の規定に違反した者
　四　第十九条第一項又は第二項の規定に違反した者
　五　第二十三条の二の五第十二項の規定に違反した者
　六　第二十三条の二の十二第一項又は第二項の規定に違反した者
　七　第二十三条の二の十六第一項又は第二項(第四十条の三において準用する場合を含む。)の規定に違反した者
　八　第二十三条の二の二十三第七項の規定に違反した者
　九　第二十三条の二十五第十項の規定に違反した者
　十　第二十三条の三十六第一項又は第二項の規定に違反した者
　十一　第三十三条第一項の規定に違反した者
　十二　第三十九条の三第一項の規定に違反した者
　十三　第六十九条第一項から第四項まで若しくは第七十六条の八第一項の規定による報告をせず、若しくは虚偽の報告をし、第六十九条第一項から第四項まで若しくは第七十六条の八第一項の規定による立入検査(第六十九条の二第一項及び第二項の規定により機構が行うものを含む。)若しくは第六十九条第四項若しくは第七十六条の八第一項の規定による収去(第六十九条の二第一項及び第二項の規定により機構が行うものを含む。)を拒み、妨げ、若しくは忌避し、又は第六十九条第一項から第四項まで若しくは第七十六条の八第一項の規定による質問(第六十九条の二第一項及び第二項の規定により機構が行うものを含む。)に対して、正当な理由なしに答弁せず、若しくは虚偽の答弁をした者
　十四　第七十一条の規定による命令に違反した者
　十五　第七十六条の六第一項の規定による命令に違反した者
　十六　第八十条の二第一項、第二項、第三項前段又は第五項の規定に違反した者
　十七　第八十条の八第二項の規定に違反した者

第八十八条　次の各号のいずれかに該当する者は、三十万円以下の罰金に処する。
　一　第六条の規定に違反した者
　二　第二十三条の二の六第三項の規定に違反した者
　三　第二十三条の二の二十四第三項の規定に違反した者
　四　第三十二条の規定に違反した者

第八十九条　次の各号のいずれかに該当するときは、その違反行為をした登録認証機関の役員又は職員は、三十万円以下の罰金に処する。
　一　第二十三条の五の規定による報告をせず、又は虚偽の報告をしたとき。
　二　第二十三条の十一の規定に違反して帳簿を備えず、帳簿に記載せず、若しくは帳簿に虚偽の記載をし、又は帳簿を保存しなかつたとき。
　三　第二十三条の十五第一項の規定による届出をしないで基準適合性認証の業務の全部を廃止したとき。
　四　第六十九条第五項の規定による報告をせず、若しくは虚偽の報告をし、同項の規定による立入検査を拒み、妨げ、若しくは忌避し、又は同項の規定による質問に対して、正当な理由なしに答弁せず、若しくは虚偽の答弁をしたとき。

第九十条　法人の代表者又は法人若しくは人の代理人、使用人その他の従業者が、その法人又は人の業務に関して、次の各号に掲げる規定の違反行為をしたときは、行為者を罰するほか、その法人に対して

当該各号に定める罰金刑を、その人に対して各本条の罰金刑を科する。
一　第八十三条の九又は第八十四条(第三号、第五号、第六号、第八号、第十三号、第十五号、第十八号、第十九号、第二十一号から第二十五号(第七十条第二項及び第七十六条の七第二項の規定に係る部分を除く。)までに係る部分に限る。)　一億円以下の罰金刑
二　第八十四条(第三号、第五号、第六号、第八号、第十三号、第十五号、第十八号、第十九号、第二十一号から第二十五号(第七十条第二項及び第七十六条の七第二項の規定に係る部分を除く。)までに係る部分を除く。)、第八十五条、第八十六条第一項、第八十六条の三第一項、第八十七条又は第八十八条　各本条の罰金刑

第九十一条　第二十三条の十七第一項の規定に違反して財務諸表等を備えて置かず、財務諸表等に記載すべき事項を記載せず、若しくは虚偽の記載をし、又は正当な理由がないのに同条第二項各号の規定による請求を拒んだ者は、二十万円以下の過料に処する。

　　　附　則　抄
(施行期日)
第一条　この法律は、公布の日から起算して六箇月をこえない範囲内において政令で定める日から施行する。(昭和36年政令第10号で、昭和36年2月1日から施行)
(薬事法の廃止)
第二条　薬事法(昭和二十三年法律第百九十七号。以下「旧法」という。)は、廃止する。

　　　附　則(平成25年11月27日法律第84号)　抄
(施行期日)
第一条　この法律は、公布の日から起算して一年を超えない範囲内において政令で定める日から施行する。(平成26年政令第268号で、平成26年11月25日から施行)〈後略〉
(再生医療等製品の製造販売業の許可に関する経過措置)
第二十七条　この法律の施行の際現に業として再生医療等製品の製造販売をしている旧薬事法第十二条第一項の許可を受けている者(附則第六十三条の規定によりなお従前の例によることとされた同項の許可を受けた者(業として再生医療等製品の製造販売をしようとして当該許可を受けた者に限る。)を含む。)は、医薬品医療機器等法第二十三条の二十第一項の許可を受けたものとみなす。この場合において、当該許可に係る同条第二項に規定する期間は、旧薬事法第十二条第二項に規定する期間の残存期間とする。
(再生医療等製品の製造業の許可に関する経過措置)
第二十八条　この法律の施行の際現に業として再生医療等製品の製造(小分けを含む。以下この条において同じ。)をしている旧薬事法第十三条第一項の許可を受けている者(附則第六十三条の規定によりなお従前の例によることとされた同項の許可を受けた者(業として再生医療等製品の製造をしようとして当該許可を受けた者に限る。)を含む。)は、当該品目について製造ができる区分に係る医薬品医療機器等法第二十三条の二十二第一項の許可を受けたものとみなす。この場合において、当該許可に係る同条第三項に規定する期間は、旧薬事法第十三条第三項(同条第六項の許可の区分の変更又は追加の許可を受けている者にあっては、同条第七項において準用する同条第三項)に規定する期間の残存期間とする。
(再生医療等製品の外国製造業者の認定に関する経過措置)
第二十九条　この法律の施行の際現に業として再生医療等製品の製造(小分けを含む。以下この条において同じ。)をしている旧薬事法第十三条の三第一項の認定を受けている者(附則第六十三条の規定によりなお従前の例によることとされた同項の認定を受けた者(業として再生医療等製品の製造をしようとして当該認定を受けた者に限る。)を含む。)は、当該品目について製造ができる区分に係る医薬品医療機器等法第二十三条の二十四第一項の認定を受けたものとみなす。この場合において、当該認定に係る同条第三項において準用する医薬品医療機器等法第二十三条の二十二第三項に規定する期間は、旧薬事法第十三条の三第三項において準用する旧薬事法第十三条第三項(旧薬事法第十三条の三第三項において準用する旧薬事法第十三条第六項の認定の区分の変更又は追加の認定を受けている者にあっては、旧薬事法第十三条の三第三項において準用する旧薬事法第十三条第七項において準用する同条第三項)に規定する期間の残存期間とする。
(再生医療等製品の製造販売の承認に関する経過措置)
第三十条　この法律の施行の際現に旧薬事法第十四条の承認を受けている者(附則第六十三条の規定によりなお従前の例によることとされた旧薬事法第十四条の承認を受けた者を含む。)は、当該承認に係る品目(再生医療等製品に該当するものに限る。)に係る医薬品医療機器等法第二十三条の二十五の承認を受けたものとみなす。この場合において、当該承認に係る同条第六項(同条第九項において準用する場合を含む。)に規定する期間は、旧薬事法第十四条第六項(同条第九項において準用する場合を含む。)に規定する期間の残存期間とする。

第三十一条　この法律の施行前に医薬品(前条の規定により医薬品医療機器等法第二十三条の二十五の承認を受けたものとみなされ、又は附則第三十七条の規定により医薬品医療機器等法第二十三条の三十七の承認を受けたものとみなされるものに限る。)又は医療機器(前条の規定により医薬品医療機器等法第二十三条の二十五の承認を受けたものとみなされ、又は附則第三十七条の規定により医薬品医療機器等法第二十三条の三十七の承認を受けたものとみなされるものに限る。)について旧薬事法第十四条又は第十九条の二の規定により承認された事項の一部について旧薬事法第十四条第九項(旧薬事法第十九条の二第五項において準用する場合を含む。)の厚生労働省令(旧薬事法第八十三条第一項の規定が適用される場合にあっては、農林水産省令)で定める軽微な変更をした者であって、旧薬事法第十四条第十項(旧薬事法第十九条の二第五項において準用する場合を含む。)の規定による届出をしていないものについては、医薬品医療機器等法第二十三条の二十五第十項(医薬品医療機器等法第二十三条の三十七第五項において準用する場合を含む。)の規定にかかわらず、なお従前の例による。

(再生医療等製品の再審査に関する経過措置)

第三十二条　この法律の施行前に旧薬事法第十四条又は第十九条の二の承認を受けた旧薬事法第十四条の四第一項各号(旧薬事法第十九条の四において準用する場合を含む。)に掲げる医薬品(附則第三十条の規定により医薬品医療機器等法第二十三条の二十五の承認を受けたものとみなされ、又は附則第三十七条の規定により医薬品医療機器等法第二十三条の三十七の承認を受けたものとみなされるものに限る。)又は医療機器(附則第三十条の規定により医薬品医療機器等法第二十三条の二十五の承認を受けたものとみなされ、又は附則第三十七条の規定により医薬品医療機器等法第二十三条の三十七の承認を受けたものとみなされるものに限る。)に係る再審査については、医薬品医療機器等法第二十三条の二十九(医薬品医療機器等法第二十三条の三十九において準用する場合を含む。)の規定にかかわらず、なお従前の例による。

(再生医療等製品の再評価に関する経過措置)

第三十三条　この法律の施行前に旧薬事法第十四条の六第一項(旧薬事法第十九条の四において準用する場合を含む。)の規定による指定を受けた医薬品(附則第三十条の規定により医薬品医療機器等法第二十三条の二十五の承認を受けたものとみなされ、又は附則第三十七条の規定により医薬品医療機器等法第二十三条の三十七の承認を受けたものとみなされるものに限る。)又は医療機器(附則第三十条の規定により医薬品医療機器等法第二十三条の二十五の承認を受けたものとみなされ、又は附則第三十七条の規定により医薬品医療機器等法第二十三条の三十七の承認を受けたものとみなされるものに限る。)に係る再評価については、医薬品医療機器等法第二十三条の三十一(医薬品医療機器等法第二十三条の三十九において準用する場合を含む。)の規定にかかわらず、なお従前の例による。

(再生医療等製品の承認取得者の地位の承継に関する経過措置)

第三十四条　この法律の施行前に旧薬事法第十四条の八第一項(旧薬事法第十九条の四において準用する場合を含む。)の規定により医薬品(附則第三十条の規定により医薬品医療機器等法第二十三条の二十五の承認を受けたものとみなされ、又は附則第三十七条の規定により医薬品医療機器等法第二十三条の三十七の承認を受けたものとみなされるものに限る。)又は医療機器(附則第三十条の規定により医薬品医療機器等法第二十三条の二十五の承認を受けたものとみなされ、又は附則第三十七条の規定により医薬品医療機器等法第二十三条の三十七の承認を受けたものとみなされるものに限る。)の製造販売の承認を受けた者の地位を承継した者であって、旧薬事法第十四条の八第三項(旧薬事法第十九条の四において準用する場合を含む。)の規定による届出をしていないものについては、医薬品医療機器等法第二十三条の三十三第三項(医薬品医療機器等法第二十三条の三十九において準用する場合を含む。)の規定にかかわらず、なお従前の例による。

(再生医療等製品総括製造販売責任者等の設置に関する経過措置)

第三十五条　この法律の施行の際現に置かれている旧薬事法第十七条第一項の規定による品質管理及び製造販売後安全管理(旧薬事法第十二条の二第二号に規定する製造販売後安全管理をいう。)を行う者は、施行日から起算して一年を経過する日までの間は、当該品質管理及び製造販売後安全管理に係る品目(再生医療等製品に該当するものに限る。)に係る医薬品医療機器等法第二十三条の三十四第二項に規定する再生医療等製品総括製造販売責任者とみなす。

2　この法律の施行の際現に置かれている旧薬事法第十七条第三項若しくは第五項又は第六十八条の二第一項の規定による製造(小分けを含む。)の管理を行う者は、施行日から起算して一年を経過する日までの間は、当該管理に係る品目(再生医療等製品に該当するものに限る。)に係る医薬品医療機器等法第二十三条の三十四第四項に規定する再生医療等製品製造管理者とみなす。

(再生医療等製品の製造販売業者の事業の休廃止等の届出に関する経過措置)

第三十六条　この法律の施行前にその事業を廃止し、休止し、若しくは休止した事業を再開し、又は総括

製造販売責任者(旧薬事法第十七条第二項に規定する総括製造販売責任者をいう。)その他旧薬事法第十九条第一項の厚生労働省令(旧薬事法第八十三条第一項の規定が適用される場合にあっては、農林水産省令。次項において同じ。)で定める事項を変更した医薬品又は医療機器の製造販売業者(附則第二十七条の規定により医薬品医療機器等法第二十三条の二十第一項の許可を受けたものとみなされる者に限る。)であって、旧薬事法第十九条第一項の規定による届出をしていないものについては、医薬品医療機器等法第二十三条の三十六第一項の規定にかかわらず、なお従前の例による。

2 この法律の施行前にその製造所を廃止し、休止し、若しくは休止した製造所を再開し、又は医薬品製造管理者(旧薬事法第十七条第四項に規定する医薬品製造管理者をいう。)若しくは医療機器の製造所の責任技術者(同条第五項に規定する責任技術者をいう。)その他旧薬事法第十九条第二項の厚生労働省令で定める事項を変更した医薬品若しくは医療機器の製造業者(附則第二十八条の規定により医薬品医療機器等法第二十三条の二十二第一項の許可を受けたものとみなされる者に限る。)又は旧薬事法第十三条の三第一項に規定する外国製造業者(附則第二十九条の規定により医薬品医療機器等法第二十三条の二十四第一項の認定を受けたものとみなされる者に限る。)であって、旧薬事法第十九条第二項の規定による届出をしていないものについては、医薬品医療機器等法第二十三条の三十六第二項の規定にかかわらず、なお従前の例による。

(外国製造再生医療等製品の製造販売の承認に関する経過措置)

第三十七条 この法律の施行の際現に旧薬事法第十九条の二の承認を受けている者(附則第六十三条の規定によりなお従前の例によることとされた旧薬事法第十九条の二の承認を受けた者を含む。)は、当該承認に係る品目(再生医療等製品に該当するものに限る。)に係る医薬品医療機器等法第二十三条の三十七の承認を受けたものとみなす。この場合において、当該承認に係る同条第五項において準用する医薬品医療機器等法第二十三条の二十五第六項(同条第九項において準用する場合を含む。)に規定する期間は、旧薬事法第十九条の二第五項において準用する旧薬事法第十四条第六項(同条第九項において準用する場合を含む。)に規定する期間の残存期間とする。

(選任外国製造再生医療等製品製造販売業者に関する変更の届出に関する経過措置)

第三十八条 この法律の施行前に選任製造販売業者(旧薬事法第十九条の二第四項に規定する選任製造販売業者をいう。以下この条において同じ。)を変更し、又は選任製造販売業者につき、その氏名若しくは名称その他旧薬事法第十九条の三の厚生労働省令(旧薬事法第八十三条第一項の規定が適用される場合にあっては、農林水産省令)で定める事項に変更があった医薬品又は医療機器の外国特例承認取得者(旧薬事法第十九条の二第四項に規定する外国特例承認取得者をいい、前条の規定により医薬品医療機器等法第二十三条の三十七の承認を受けたものとみなされる者に限る。)であって、旧薬事法第十九条の三の規定による届出をしていないものについては、医薬品医療機器等法第二十三条の三十八の規定にかかわらず、なお従前の例による。

(再生医療等製品の販売業の許可に関する経過措置)

第四十五条 この法律の施行の際現に業として再生医療等製品を販売し、授与し、又は販売若しくは授与の目的で貯蔵し、若しくは陳列している旧薬事法第四条第一項、第三十四条第一項又は第三十九条第一項の許可を受けている者(附則第六十三条の規定によりなお従前の例によることとされた旧薬事法第四条第一項、第三十四条第一項又は第三十九条第一項の許可を受けた者(業として再生医療等製品を販売し、授与し、又は販売若しくは授与の目的で貯蔵し、若しくは陳列しようとしてこれらの許可を受けた者に限る。)を含む。)は、医薬品医療機器等法第四十条の五第一項の許可を受けたものとみなす。この場合において、同条第四項に規定する期間は、旧薬事法第四条第四項、第二十四条第二項又は第三十九条第四項に規定する期間の残存期間とする。

(再生医療等製品営業所管理者の設置に関する経過措置)

第四十六条 この法律の施行の際現に置かれている薬局又は営業所(この法律の施行の際現に業として再生医療等製品を販売し、授与し、又は販売若しくは授与の目的で貯蔵し、若しくは陳列している旧薬事法第四条第一項、第三十四条第一項又は第三十九条第一項の許可を受けている者(附則第六十三条の規定によりなお従前の例によることとされた旧薬事法第四条第一項、第三十四条第一項又は第三十九条第一項の許可を受けた者(業として再生医療等製品を販売し、授与し、又は販売若しくは授与の目的で貯蔵し、若しくは陳列しようとしてこれらの許可を受けた者に限る。)を含む。)の薬局又は営業所に限る。)を管理する者は、施行日から起算して一年を経過する日までの間は、医薬品医療機器等法第四十条の六第一項に規定する再生医療等製品営業所管理者とみなす。

(再生医療等製品の検定に関する経過措置)

第四十七条 この法律の施行の際現に医薬品又は医療機器として旧薬事法第四十三条第一項又は第二項の検定を受け、かつ、これに合格している再生医療等製品(附則第六十三条の規定によりなお従前の

例によることとされたこれらの項の検定を受け、かつ、これに合格したものを含む。)は、医薬品医療機器等法第四十三条第一項の検定を受け、かつ、これに合格したものとみなす。
　(再生医療等製品の容器等の表示に関する経過措置)
第五十一条　附則第三十条の規定により医薬品医療機器等法第二十三条の二十五の承認を受けたものとみなされ、又は附則第三十七条の規定により医薬品医療機器等法第二十三条の三十七の承認を受けたものとみなされた再生医療等製品(この法律の施行の際現に存するものに限る。)で、その容器若しくは被包又はこれに添付される文書に旧薬事法の規定に適合する表示がされているものについては、施行日から起算して二年間は、引き続き当該表示がされている限り、医薬品医療機器等法の規定に適合する表示がされているものとみなす。
　(再生医療等製品の添付文書等記載事項の届出に関する経過措置)
第五十二条　附則第二十七条の規定により医薬品医療機器等法第二十三条の二十第一項の許可を受けたものとみなされた者に対する附則第三十条の規定により医薬品医療機器等法第二十三条の二十五の承認を受けたものとみなされ、又は附則第三十七条の規定により医薬品医療機器等法第二十三条の三十七の承認を受けたものとみなされた再生医療等製品(この法律の施行の際現に存するものに限る。)についての医薬品医療機器等法第六十五条の四第一項の規定の適用については、同項中「あらかじめ」とあるのは、「薬事法等の一部を改正する法律(平成二十五年法律第八十四号)の施行の日から起算して七日以内に」とする。
　(指定再生医療等製品に関する記録及び保存に関する経過措置)
第五十三条　この法律の施行の際現に旧薬事法第二条第十項の規定による特定生物由来製品の指定を受けている再生医療等製品に係る当該指定は、医薬品医療機器等法第六十八条の七第三項の規定による指定再生医療等製品の指定とみなす。
　(独立行政法人医薬品医療機器総合機構による副作用等の報告に関する経過措置)
第五十四条　医薬品医療機器等法第六十八条の十第三項の規定は、施行日以後に第五条の規定による改正後の独立行政法人医薬品医療機器総合機構法第十五条第一項第一号イに規定する副作用救済給付又は同項第二号イに規定する感染救済給付の請求のあった者に係る疾病、障害及び死亡について適用する。
　(回収の報告に関する経過措置)
第五十五条　医薬品医療機器等法第六十八条の十一の規定は、次に掲げる者についても、適用する。この場合において、同条中「回収に着手した旨及び回収の状況」とあるのは、「回収の状況」とする。
一　この法律の施行の際現にその製造販売をした医薬品、医薬部外品、化粧品、医療機器又は再生医療等製品の回収(旧薬事法第七十条第一項の規定による命令を受けて着手した回収を除く。以下この条において同じ。)をしている医薬品、医薬部外品、化粧品、医療機器又は再生医療等製品の製造販売業者
二　この法律の施行の際現に旧薬事法第十九条の二の承認を受けている医薬品、医薬部外品、化粧品若しくは医療機器又は附則第三十七条の規定により医薬品医療機器等法第二十三条の三十七の承認を受けたものとみなされた再生医療等製品の回収をしている外国特例承認取得者(医薬品医療機器等法第六十八条の二第一項に規定する外国特例承認取得者をいう。)
三　この法律の施行の際現にその製造をした医薬品、医薬部外品、化粧品、医療機器又は再生医療等製品の回収をしている医薬品医療機器等法第八十条第一項から第三項までに規定する輸出用の医薬品、医薬部外品、化粧品、医療機器又は再生医療等製品の製造業者
　(希少疾病用再生医療等製品の指定に関する経過措置)
第五十六条　この法律の施行の際現に旧薬事法第七十七条の二第一項の規定による希少疾病用医薬品又は希少疾病用医療機器の指定を受けている再生医療等製品(附則第六十三条の規定によりなお従前の例によることとされた同項の規定による指定を受けたものを含む。)に係る当該指定は、当該再生医療等製品に係る医薬品医療機器等法第七十七条の二第一項の規定による希少疾病用再生医療等製品の指定とみなす。
　(輸出用の再生医療等製品の製造管理及び品質管理に関する調査に関する経過措置)
第六十条　この法律の施行前に旧薬事法第八十条第一項の調査を受けた輸出用の医薬品(附則第三十条の規定により医薬品医療機器等法第二十三条の二十五の承認を受けたものとみなされ、又は附則第三十七条の規定により医薬品医療機器等法第二十三条の三十七の承認を受けたものとみなされるものに限る。)又は医療機器(附則第三十条の規定により医薬品医療機器等法第二十三条の二十五の承認を受けたものとみなされ、又は附則第三十七条の規定により医薬品医療機器等法第二十三条の三十七の承認を受けたものとみなされるものに限る。)の製造業者は、当該品目に係る同項に規定する期間の残存期間が経過する日までの間に、当該品目に係る医薬品医療機器等法第八十条第三項の調査を受けなければならない。

（申請に関する経過措置）

第六十三条　この法律の施行前にされた、次に掲げる申請についての処分については、なお従前の例による。

一　旧薬事法第四条第一項、第十二条第一項、第十三条、第三十四条第一項又は第三十九条第一項の許可の申請であって、この法律の施行の際、許可をするかどうかの処分がされていないもの

二　旧薬事法第十四条又は第十九条の二の承認の申請であって、この法律の施行の際、承認をするかどうかの処分がされていないもの

三　旧薬事法第二十三条の三の認定の申請であって、この法律の施行の際、認定をするかどうかの処分がされていないもの

四　旧薬事法第十四条の十一第一項の登録の申請であって、この法律の施行の際、登録をするかどうかの処分がされていないもの

五　旧薬事法第四十三条第一項又は第二項の検定の申請であって、この法律の施行の際、検定をし、かつ、これに合格させるかどうかの処分がされていないもの

六　旧薬事法第七十七条の二第一項の規定による指定の申請であって、この法律の施行の際、指定をするかどうかの処分がされていないもの

（検討）

第六十六条　政府は、この法律の施行後五年を目途として、この法律による改正後の規定の実施状況を勘案し、必要があると認めるときは、当該規定について検討を加え、その結果に基づいて必要な措置を講ずるものとする。

（処分等の効力）

第百条　この法律の施行前に改正前のそれぞれの法律（これに基づく命令を含む。以下この条において同じ。）の規定によってした処分、手続その他の行為であって、改正後のそれぞれの法律の規定に相当の規定があるものは、この附則に別段の定めがあるものを除き、改正後のそれぞれの法律の相当の規定によってしたものとみなす。

（罰則に関する経過措置）

第百一条　この法律の施行前にした行為及びこの法律の規定によりなお従前の例によることとされる場合におけるこの法律の施行後にした行為に対する罰則の適用については、なお従前の例による。

（平二五法一〇三・旧第百条繰下）

（政令への委任）

第百二条　この附則に規定するもののほか、この法律の施行に伴い必要な経過措置（罰則に関する経過措置を含む。）は、政令で定める。

○ 再生医療等の安全性の確保等に関する法律

平成25年 11月25日法律第85号

目次
第一章　総則（第一条・第二条）
第二章　再生医療等の提供
　第一節　再生医療等提供基準（第三条）
　第二節　再生医療等の提供の開始、変更及び中止の手続
　　第一款　通則（第四条—第六条）
　　第二款　第一種再生医療等の提供に関する特則（第七条—第十条）
　　第三款　第二種再生医療等の提供に関する特則（第十一条）
　第三節　再生医療等の適正な提供に関する措置（第十二条—第二十五条）
第三章　認定再生医療等委員会（第二十六条—第三十四条）
第四章　特定細胞加工物の製造（第三十五条—第五十四条）
第五章　雑則（第五十五条—第五十八条）
第六章　罰則（第五十九条—第六十四条）
附則

第一章　総則

（目的）

第一条　この法律は、再生医療等に用いられる再生医療等技術の安全性の確保及び生命倫理への配慮（以下「安全性の確保等」という。）に関する措置その他の再生医療等を提供しようとする者が講ずべき措置を明らかにするとともに、特定細胞加工物の製造の許可等の制度を定めること等により、再生医療等の迅速かつ安全な提供及び普及の促進を図り、もって医療の質及び保健衛生の向上に寄与することを目的とする。

（定義）

第二条　この法律において「再生医療等」とは、再生医療等技術を用いて行われる医療（医薬品、医療機器等の品質、有効性及び安全性の確保等に関する法律（昭和三十五年法律第百四十五号。以下「医薬品医療機器等法」という。）第八十条の二第二項に規定する治験に該当するものを除く。）をいう。

2　この法律において「再生医療等技術」とは、次に掲げる医療に用いられることが目的とされている医療技術であって、細胞加工物を用いるもの（細胞加工物として再生医療等製品（医薬品医療機器等法第二十三条の二十五又は第二十三条の三十七の承認を受けた再生医療等製品をいう。第四項において同じ。）のみを当該承認の内容に従い用いるものを除く。）のうち、その安全性の確保等に関する措置その他のこの法律で定める措置を講ずることが必要なものとして政令で定めるものをいう。

一　人の身体の構造又は機能の再建、修復又は形成
二　人の疾病の治療又は予防

3　この法律において「細胞」とは、細胞加工物の原材料となる人又は動物の細胞をいう。

4　この法律において「細胞加工物」とは、人又は動物の細胞に培養その他の加工を施したものをいい、「特定細胞加工物」とは、再生医療等に用いられる細胞加工物のうち再生医療等製品であるもの以外のものをいい、細胞加工物について「製造」とは、人又は動物の細胞に培養その他の加工を施すことをいい、「細胞培養加工施設」とは、特定細胞加工物の製造をする施設をいう。

5　この法律において「第一種再生医療等技術」とは、人の生命及び健康に与える影響が明らかでない又は相当の注意をしても人の生命及び健康に重大な影響を与えるおそれがあることから、その安全性の確保等に関する措置その他のこの法律で定める措置を講ずることが必要なものとして厚生労働省令で定める再生医療等技術をいい、「第一種再生医療等」とは、第一種再生医療等技術を用いて行われる再生医療等をいう。

6　この法律において「第二種再生医療等技術」とは、相当の注意をしても人の生命及び健康に影響を与えるおそれがあることから、その安全性の確保等に関する措置その他のこの法律で定める措置を講ずることが必要なものとして厚生労働省令で定める再生医療等技術（第一種再生医療等技術に該当するものを除く。）をいい、「第二種再生医療等」とは、第二種再生医療等技術を用いて行われる再生医療等をいう。

7　この法律において「第三種再生医療等技術」とは、第一種再生医療等技術及び第二種再生医療等技術以外の再生医療等技術をいい、「第三種再生医療等」とは、第三種再生医療等技術を用いて行われる再生医療等をいう。

8　この法律において「特定細胞加工物製造事業者」とは、第三十五条第一項の許可若しくは第三十九条第一項の認定を受けた者又は第四十条第一項の規定による届出をした者をいう。

第二章　再生医療等の提供

第一節　再生医療等提供基準

第三条　厚生労働大臣は、厚生労働省令で、再生医療等の提供に関する基準(以下「再生医療等提供基準」という。)を定めなければならない。

2　再生医療等提供基準は、第一種再生医療等、第二種再生医療等及び第三種再生医療等のそれぞれにつき、次に掲げる事項(第三種再生医療等にあっては、第一号に掲げる事項を除く。)について定めるものとする。

一　再生医療等を提供する病院(医療法(昭和二十三年法律第二百五号)第一条の五第一項に規定する病院をいう。以下同じ。)又は診療所(同条第二項に規定する診療所をいう。以下同じ。)が有すべき人員及び構造設備その他の施設に関する事項

二　再生医療等に用いる細胞の入手の方法並びに特定細胞加工物の製造及び品質管理の方法に関する事項

三　前二号に掲げるもののほか、再生医療等技術の安全性の確保等に関する措置に関する事項

四　再生医療等に用いる細胞を提供する者及び再生医療等(研究として行われる場合その他の厚生労働省令で定める場合に係るものに限る。)を受ける者に対する健康被害の補償の方法に関する事項

五　その他再生医療等の提供に関し必要な事項

3　再生医療等は、再生医療等提供基準に従って提供されなければならない。

　　　第二節　再生医療等の提供の開始、変更及び中止の手続

　　　　第一款　通則

(再生医療等提供計画の提出)

第四条　再生医療等を提供しようとする病院又は診療所(医療法第五条第一項に規定する医師又は歯科医師の住所を含む。第三号を除き、以下同じ。)の管理者(同項に規定する医師又は歯科医師を含む。以下この章及び次章において同じ。)は、厚生労働省令で定めるところにより、あらかじめ、第一種再生医療等、第二種再生医療等及び第三種再生医療等のそれぞれにつき厚生労働省令で定める再生医療等の区分ごとに、次に掲げる事項(第二号に掲げる再生医療等が第三種再生医療等である場合にあっては、第三号に掲げる事項を除く。)を記載した再生医療等の提供に関する計画(以下「再生医療等提供計画」という。)を厚生労働大臣に提出しなければならない。

一　当該病院又は診療所の名称及び住所並びに当該管理者の氏名

二　提供しようとする再生医療等及びその内容

三　前号に掲げる再生医療等について当該病院又は診療所の有する人員及び構造設備その他の施設

四　第二号に掲げる再生医療等に用いる細胞の入手の方法並びに当該再生医療等に用いる特定細胞加工物の製造及び品質管理の方法(特定細胞加工物の製造を委託する場合にあっては、委託先の名称及び委託の内容)

五　前二号に掲げるもののほか、第二号に掲げる再生医療等に用いる再生医療等技術の安全性の確保等に関する措置

六　第二号に掲げる再生医療等に用いる細胞を提供する者及び当該再生医療等(研究として行われる場合その他の厚生労働省令で定める場合に係るものに限る。)を受ける者に対する健康被害の補償の方法

七　第二号に掲げる再生医療等について第二十六条第一項各号に掲げる業務を行う認定再生医療等委員会(同条第五項第二号に規定する認定再生医療等委員会をいう。以下この章において同じ。)の名称及び委員の構成

八　その他厚生労働省令で定める事項

2　再生医療等を提供しようとする病院又は診療所の管理者は、前項の規定により再生医療等提供計画を提出しようとするときは、当該再生医療等提供計画が再生医療等提供基準に適合しているかどうかについて、あらかじめ、当該再生医療等提供計画に記載される認定再生医療等委員会の意見を聴かなければならない。

3　第一項の再生医療等提供計画には、次に掲げる書類を添付しなければならない。

一　再生医療等提供計画に記載された認定再生医療等委員会が述べた第二十六条第一項第一号の意見の内容を記載した書類

二　その他厚生労働省令で定める書類

(再生医療等提供計画の変更)

第五条　再生医療等提供計画の変更(厚生労働省令で定める軽微な変更を除く。次項において同じ。)をしようとする病院又は診療所の管理者は、厚生労働省令で定めるところにより、あらかじめ、その変更後の再生医療等提供計画を厚生労働大臣に提出しなければならない。

2　前条第二項及び第三項の規定は、再生医療等提供計画の変更について準用する。ただし、同項第二号に掲げる書類については、既に厚生労働大臣に提出されている当該書類の内容に変更がないときは、その添付を省略することができる。

3　第一項の厚生労働省令で定める再生医療等提供計画の軽微な変更をした病院又は診療所の管理者は、厚生労働省令で定めるところにより、その変更の日

から十日以内に、その旨を、再生医療等提供計画に記載された認定再生医療等委員会に通知するとともに、厚生労働大臣に届け出なければならない。

(再生医療等の提供の中止)
第六条　再生医療等提供機関(第四条第一項又は前条第一項の規定により提出された再生医療等提供計画に係る病院又は診療所をいう。以下同じ。)の管理者は、再生医療等提供計画に記載された再生医療等の提供を中止したときは、厚生労働省令で定めるところにより、その中止の日から十日以内に、その旨を、再生医療等提供計画に記載された認定再生医療等委員会に通知するとともに、厚生労働大臣に届け出なければならない。

　　　　第二款　第一種再生医療等の提供に関する特則

(第一種再生医療等提供計画に記載される認定再生医療等委員会の要件)
第七条　第一種再生医療等提供計画(第一種再生医療等に係る再生医療等提供計画をいう。以下同じ。)に記載される第一種再生医療等について第二十六条第一項各号に掲げる業務を行う認定再生医療等委員会は、特定認定再生医療等委員会(認定再生医療等委員会であって、同条第四項各号に掲げる要件のいずれにも適合するものをいう。第十一条において同じ。)でなければならない。

(第一種再生医療等提供計画の変更命令等)
第八条　厚生労働大臣は、第四条第一項の規定による第一種再生医療等提供計画の提出があった場合において、当該第一種再生医療等提供計画に記載された第一種再生医療等が再生医療等提供基準に適合していないと認めるときは、その提出があった日から起算して九十日以内に限り、当該第一種再生医療等提供計画に係る再生医療等提供機関の管理者に対し、当該第一種再生医療等提供計画の変更その他必要な措置をとるべきことを命ずることができる。
2　厚生労働大臣は、第四条第一項の規定による第一種再生医療等提供計画の提出があった場合において、前項の期間内に同項の命令をすることができない合理的な理由があるときは、同項の期間を延長することができる。この場合においては、同項の期間内に、当該第一種再生医療等提供計画に係る再生医療等提供機関の管理者に対し、その旨、延長後の期間及び延長する理由を通知しなければならない。
3　厚生労働大臣は、第四条第一項の規定による第一種再生医療等提供計画の提出があった場合において、当該第一種再生医療等提供計画に記載された第一種再生医療等が再生医療等提供基準に適合しているいると認めるときは、第一項の期間を短縮することができる。この場合においては、当該第一種再生医療等提供計画に係る再生医療等提供機関の管理者に対し、遅滞なく、短縮後の期間を通知しなければならない。

(第一種再生医療等の提供の制限)
第九条　第四条第一項の規定により提出された第一種再生医療等提供計画に係る再生医療等提供機関の管理者は、前条第一項の期間(同条第二項又は第三項の規定による通知があったときは、その通知に係る期間)を経過した後でなければ、当該第一種再生医療等提供計画に記載された第一種再生医療等を提供してはならない。

(準用)
第十条　前二条の規定は、第一種再生医療等提供計画の変更(第五条第一項の厚生労働省令で定める軽微な変更を除く。)について準用する。この場合において、必要な技術的読替えは、政令で定める。
2　第一種再生医療等提供計画の変更をする再生医療等提供機関の管理者は、前項において準用する前条の規定にかかわらず、同条に規定する期間が経過する日までの間、第一種再生医療等(変更前の第一種再生医療等提供計画に従って行われていたものに限る。)を提供することができる。

　　　　第三款　第二種再生医療等の提供に関する特則

第十一条　第二種再生医療等提供計画(第二種再生医療等に係る再生医療等提供計画をいう。第二十六条第四項第一号において同じ。)に記載される第二種再生医療等について同条第一項各号に掲げる業務を行う認定再生医療等委員会は、特定認定再生医療等委員会でなければならない。

　　　第三節　再生医療等の適正な提供に関する措置

(特定細胞加工物の製造の委託)
第十二条　再生医療等提供機関の管理者は、特定細胞加工物の製造を委託しようとするときは、特定細胞加工物製造事業者に委託しなければならない。

(再生医療等提供計画の確認)
第十三条　医師又は歯科医師は、再生医療等を行おうとするときは、次に掲げる事項を確認しなければならない。
　一　当該再生医療等が第四条第一項又は第五条第一項の規定により提出された再生医療等提供計画に記載された再生医療等であること。

二　当該再生医療等が第一種再生医療等である場合にあっては、当該第一種再生医療等が記載された第一種再生医療等提供計画について第九条（第十条第一項において準用する場合を含む。）に規定する期間が経過していること。

（再生医療等に関する説明及び同意）
第十四条　医師又は歯科医師は、再生医療等を行うに当たっては、疾病のため本人の同意を得ることが困難な場合その他の厚生労働省令で定める場合を除き、当該再生医療等を受ける者に対し、当該再生医療等に用いる再生医療等技術の安全性の確保等その他再生医療等の適正な提供のために必要な事項について適切な説明を行い、その同意を得なければならない。

2　医師又は歯科医師は、再生医療等を受ける者以外の者から再生医療等に用いる細胞の採取を行うに当たっては、疾病のため本人の同意を得ることが困難な場合その他の厚生労働省令で定める場合を除き、当該細胞を提供する者に対し、採取した細胞の使途その他当該細胞の採取に関し必要な事項について適切な説明を行い、その同意を得なければならない。

（再生医療等に関する個人情報の保護）
第十五条　再生医療等提供機関の管理者は、再生医療等に用いる細胞を提供する者及び再生医療等を受ける者の個人情報（個人に関する情報であって、当該情報に含まれる氏名、生年月日その他の記述等により特定の個人を識別することができるもの（他の情報と照合することにより、特定の個人を識別することができることとなるものを含む。）をいう。以下この条において同じ。）の漏えい、滅失又は毀損の防止その他の個人情報の適切な管理のために必要な措置を講じなければならない。

（再生医療等に関する記録及び保存）
第十六条　医師又は歯科医師は、再生医療等を行ったときは、厚生労働省令で定めるところにより、当該再生医療等を行った日時及び場所、当該再生医療等の内容その他の厚生労働省令で定める事項に関する記録を作成しなければならない。

2　前項の記録は、再生医療等提供機関の管理者が、厚生労働省令で定めるところにより、保存しなければならない。

（認定再生医療等委員会への疾病等の報告）
第十七条　再生医療等提供機関の管理者は、再生医療等提供計画に記載された再生医療等の提供に起因するものと疑われる疾病、障害若しくは死亡又は感染症の発生を知ったときは、厚生労働省令で定めるところにより、その旨を再生医療等提供計画に記載された認定再生医療等委員会に報告しなければならない。

2　前項の場合において、認定再生医療等委員会が意見を述べたときは、再生医療等提供機関の管理者は、当該意見を尊重して必要な措置をとらなければならない。

（厚生労働大臣への疾病等の報告）
第十八条　再生医療等提供機関の管理者は、再生医療等提供計画に記載された再生医療等の提供に起因するものと疑われる疾病、障害若しくは死亡又は感染症の発生に関する事項で厚生労働省令で定めるものを知ったときは、厚生労働省令で定めるところにより、その旨を厚生労働大臣に報告しなければならない。

（厚生科学審議会への報告）
第十九条　厚生労働大臣は、毎年度、前条の規定による報告の状況について厚生科学審議会に報告し、必要があると認めるときは、その意見を聴いて、再生医療等の提供による保健衛生上の危害の発生又は拡大を防止するために必要な措置をとるものとする。

2　厚生科学審議会は、前項の規定による措置のほか、再生医療等の提供による保健衛生上の危害の発生又は拡大を防止するために必要な措置について、調査審議し、必要があると認めるときは、厚生労働大臣に意見を述べることができる。

（認定再生医療等委員会への定期報告）
第二十条　再生医療等提供機関の管理者は、再生医療等提供計画に記載された再生医療等の提供の状況について、厚生労働省令で定めるところにより、定期的に、再生医療等提供計画に記載された認定再生医療等委員会に報告しなければならない。

2　前項の場合において、認定再生医療等委員会が意見を述べたときは、再生医療等提供機関の管理者は、当該意見を尊重して必要な措置をとらなければならない。

（厚生労働大臣への定期報告）
第二十一条　再生医療等提供機関の管理者は、再生医療等提供計画に記載された再生医療等の提供の状況について、厚生労働省令で定めるところにより、定期的に、厚生労働大臣に報告しなければならない。

2　厚生労働大臣は、前項の規定による報告を取りまとめ、その概要を公表しなければならない。

（緊急命令）
第二十二条　厚生労働大臣は、再生医療等の提供によ

る保健衛生上の危害の発生又は拡大を防止するため必要があると認めるときは、再生医療等を提供する病院又は診療所の管理者に対し、当該再生医療等の提供を一時停止することその他保健衛生上の危害の発生又は拡大を防止するための応急の措置をとるべきことを命ずることができる。

（改善命令等）
第二十三条　厚生労働大臣は、再生医療等技術の安全性の確保等その他再生医療等の適正な提供のため必要があると認めるときは、この章の規定の施行に必要な限度において、再生医療等提供機関の管理者に対し、再生医療等提供計画の変更その他再生医療等の適正な提供に関し必要な措置をとるべきことを命ずることができる。
2　厚生労働大臣は、再生医療等提供機関の管理者が前項の規定による命令に従わないときは、当該管理者に対し、期間を定めて再生医療等提供計画に記載された再生医療等の全部又は一部の提供を制限することを命ずることができる。

（立入検査等）
第二十四条　厚生労働大臣は、この章の規定の施行に必要な限度において、再生医療等提供機関の管理者若しくは開設者（医療法第五条第一項に規定する医師又は歯科医師を含む。次項及び第二十六条第一項において同じ。）に対し、必要な報告をさせ、又は当該職員に、再生医療等提供機関に立ち入り、その構造設備若しくは帳簿、書類その他の物件を検査させ、若しくは関係者に質問させることができる。
2　厚生労働大臣は、前項に定めるもののほか、病院若しくは診療所の管理者がこの章の規定若しくはこの章の規定に基づく命令若しくは処分に違反していると認めるとき、又は再生医療等技術の安全性の確保等その他再生医療等の適正な提供のため必要があると認めるときは、病院若しくは診療所の管理者若しくは開設者に対し、必要な報告をさせ、又は当該職員に、病院若しくは診療所に立ち入り、その構造設備若しくは帳簿、書類その他の物件を検査させ、若しくは関係者に質問させることができる。
3　前二項の規定により職員が立ち入るときは、その身分を示す証明書を携帯し、関係者に提示しなければならない。
4　第一項及び第二項の規定による権限は、犯罪捜査のために認められたものと解してはならない。

（厚生労働省令への委任）
第二十五条　この章に定めるもののほか、再生医療等の提供に関し必要な手続その他の事項は、厚生労働省令で定める。

第三章　認定再生医療等委員会

（再生医療等委員会の認定）
第二十六条　再生医療等に関して識見を有する者から構成される委員会であって、次に掲げる業務（以下「審査等業務」という。）を行うもの（以下この条において「再生医療等委員会」という。）を設置する者（病院若しくは診療所の開設者又は医学医術に関する学術団体その他の厚生労働省令で定める団体（法人でない団体にあっては、代表者又は管理人の定めのあるものに限る。）に限る。）は、その設置する再生医療等委員会が第四項各号に掲げる要件（当該再生医療等委員会が第三種再生医療等提供計画（第三種再生医療等に係る再生医療等提供計画をいう。以下同じ。）のみに係る審査等業務を行う場合にあっては、同項第一号（第三種再生医療等提供計画に係る部分を除く。）に掲げる要件を除く。）に適合していることについて、厚生労働大臣の認定を受けなければならない。
一　第四条第二項（第五条第二項において準用する場合を含む。）の規定により再生医療等を提供しようとする病院若しくは診療所又は再生医療等提供機関の管理者から再生医療等提供計画について意見を求められた場合において、当該再生医療等提供計画について再生医療等提供基準に照らして審査を行い、当該管理者に対し、再生医療等の提供の適否及び提供に当たって留意すべき事項について意見を述べること。
二　第十七条第一項の規定により再生医療等提供機関の管理者から再生医療等の提供に起因するものと疑われる疾病、障害若しくは死亡又は感染症の発生に関する事項について報告を受けた場合において、必要があると認めるときは、当該管理者に対し、その原因の究明及び講ずべき措置について意見を述べること。
三　第二十条第一項の規定により再生医療等提供機関の管理者から再生医療等の提供の状況について報告を受けた場合において、必要があると認めるときは、当該管理者に対し、その再生医療等の提供に当たって留意すべき事項若しくは改善すべき事項について意見を述べ、又はその再生医療等の提供を中止すべき旨の意見を述べること。
四　前三号に掲げる場合のほか、再生医療等技術の安全性の確保等その他再生医療等の適正な提供のため必要があると認めるときは、当該再生医療等委員会の名称が記載された再生医療等提供計画に係る再生医療等提供機関の管理者に対し、当該再生医療等提供計画に記載された事項に関し意見を述べること。
2　前項の認定を受けようとする者は、厚生労働省令で

定めるところにより、次に掲げる事項を記載した申請書を厚生労働大臣に提出しなければならない。
一 氏名又は名称及び住所並びに法人にあっては、その代表者(法人でない団体で代表者又は管理人の定めのあるものにあっては、その代表者又は管理人)の氏名
二 当該再生医療等委員会の名称
三 当該再生医療等委員会の委員の氏名及び職業
四 当該再生医療等委員会が第三種再生医療等提供計画のみに係る審査等業務を行う場合にあっては、その旨
五 審査等業務を行う体制に関する事項
六 審査等業務に関し手数料を徴収する場合にあっては、当該手数料の算定の基準
七 その他厚生労働省令で定める事項
3 前項の申請書には、次に掲げる書類を添付しなければならない。
一 当該再生医療等委員会の委員の略歴を記載した書類
二 当該再生医療等委員会の審査等業務に関する規程
三 その他厚生労働省令で定める書類
4 厚生労働大臣は、第一項の認定の申請があった場合において、その申請に係る再生医療等委員会が次に掲げる要件(当該再生医療等委員会が第三種再生医療等提供計画のみに係る審査等業務を行う場合にあっては、第一号(第三種再生医療等提供計画に係る部分を除く。)に掲げる要件を除く。)に適合すると認めるときは、その認定をするものとする。
一 第一種再生医療等提供計画、第二種再生医療等提供計画及び第三種再生医療等提供計画について、第一種再生医療等、第二種再生医療等及び第三種再生医療等のそれぞれの再生医療等提供基準に照らして審査等業務を適切に実施する能力を有する者として医学又は法律学の専門家その他の厚生労働省令で定める者から構成されるものであること。
二 その委員の構成が、審査等業務の公正な実施に支障を及ぼすおそれがないものとして厚生労働省令で定める基準に適合すること。
三 審査等業務の実施の方法、審査等業務に関して知り得た情報の管理及び秘密の保持の方法その他の審査等業務を適切に実施するための体制が整備されていること。
四 審査等業務に関し手数料を徴収する場合にあっては、当該手数料の算定の基準が審査等業務に要する費用に照らし、合理的なものとして厚生労働省令で定める基準に適合するものであること。
五 前各号に掲げるもののほか、審査等業務の適切な実施のために必要なものとして厚生労働省令で定める基準に適合するものであること。

5 厚生労働大臣は、前項の規定により認定をしたときは、次に掲げる事項を公示しなければならない。
一 当該認定を受けた者(以下「認定委員会設置者」という。)の氏名又は名称及び住所
二 当該認定に係る再生医療等委員会(以下「認定再生医療等委員会」という。)の名称
三 当該認定再生医療等委員会が第三種再生医療等提供計画のみに係る審査等業務を行うものとして認定された場合には、その旨

(変更の認定等)
第二十七条 認定委員会設置者は、前条第二項第三号、第五号又は第六号に掲げる事項を変更しようとするときは、厚生労働大臣の認定を受けなければならない。ただし、厚生労働省令で定める軽微な変更については、この限りでない。
2 認定委員会設置者は、前項ただし書の厚生労働省令で定める軽微な変更をしたときは、遅滞なく、その旨を厚生労働大臣に届け出なければならない。
3 前条第二項から第四項までの規定は、第一項の変更の認定について準用する。
4 認定委員会設置者は、前条第二項第一号、第二号若しくは第七号に掲げる事項又は同条第三項各号に掲げる書類に記載した事項に変更があったとき(当該変更が厚生労働省令で定める軽微なものであるときを除く。)は、遅滞なく、その旨を厚生労働大臣に届け出なければならない。
5 前条第五項の規定は、同項第一号又は第二号に掲げる事項について前項の規定による届出があった場合について準用する。

(認定の有効期間等)
第二十八条 第二十六条第一項の認定の有効期間は、当該認定の日から起算して三年とする。
2 前項の有効期間の満了後引き続き認定再生医療等委員会を設置しようとする認定委員会設置者は、その有効期間の更新を受けなければならない。
3 前項の有効期間の更新を受けようとする認定委員会設置者は、第一項の有効期間の満了の日の九十日前から六十日前までの間(以下この項において「更新申請期間」という。)に、厚生労働大臣に有効期間の更新の申請をしなければならない。ただし、災害その他やむを得ない事由により更新申請期間にその申請をすることができないときは、この限りでない。
4 前項の申請があった場合において、第一項の有効期間の満了の日までにその申請に対する処分がされないときは、従前の認定は、同項の有効期間の満了後もその処分がされるまでの間は、なお効力を有する。

5　前項の場合において、第二項の有効期間の更新がされたときは、その認定の有効期間は、従前の認定の有効期間の満了の日の翌日から起算するものとする。

6　第二十六条(第一項を除く。)の規定は、第二項の有効期間の更新について準用する。ただし、同条第三項各号に掲げる書類については、既に厚生労働大臣に提出されている当該書類の内容に変更がないときは、その添付を省略することができる。

(秘密保持義務)

第二十九条　認定再生医療等委員会の委員若しくは認定再生医療等委員会の審査等業務に従事する者又はこれらの者であった者は、正当な理由がなく、当該審査等業務に関して知り得た秘密を漏らしてはならない。

(認定再生医療等委員会の廃止)

第三十条　認定委員会設置者は、その設置する認定再生医療等委員会を廃止しようとするときは、厚生労働省令で定めるところにより、あらかじめ、その旨を厚生労働大臣に届け出なければならない。

2　厚生労働大臣は、前項の規定による届出があったときは、その旨を公示しなければならない。

(報告の徴収)

第三十一条　厚生労働大臣は、認定再生医療等委員会の審査等業務の適切な実施を確保するため必要があると認めるときは、認定委員会設置者に対し、当該審査等業務の実施状況について報告を求めることができる。

(適合命令及び改善命令)

第三十二条　厚生労働大臣は、認定再生医療等委員会が第二十六条第四項各号に掲げる要件(当該認定再生医療等委員会が第三種再生医療等提供計画のみに係る審査等業務を行う場合にあっては、同項第一号(第三種再生医療等提供計画に係る部分を除く。)を除く。)のいずれかに適合しなくなったと認めるときは、認定委員会設置者に対し、これらの要件に適合するために必要な措置をとるべきことを命ずることができる。

2　厚生労働大臣は、前項に定めるもののほか、認定委員会設置者がこの章の規定又はこの章の規定に基づく命令若しくは処分に違反していると認めるとき、その他当該認定再生医療等委員会の審査等業務の適切な実施を確保するため必要があると認めるときは、当該認定委員会設置者に対し、当該審査等業務を行う体制の改善、当該審査等業務に関する規程の変更その他必要な措置をとるべきことを命ずることができる。

(認定の取消し)

第三十三条　厚生労働大臣は、認定委員会設置者について、次の各号のいずれかに該当するときは、第二十六条第一項の認定を取り消すことができる。

一　偽りその他不正の手段により第二十六条第一項の認定、第二十七条第一項の変更の認定又は第二十八条第二項の有効期間の更新を受けたとき。

二　その設置する認定再生医療等委員会が第二十六条第四項各号に掲げる要件(当該認定再生医療等委員会が第三種再生医療等提供計画のみに係る審査等業務を行う場合にあっては、同項第一号(第三種再生医療等提供計画に係る部分を除く。)に掲げる要件を除く。)のいずれかに適合しなくなったとき。

三　前二号に掲げるもののほか、この章の規定又はこの章の規定に基づく命令若しくは処分に違反したとき。

2　厚生労働大臣は、前項の規定により第二十六条第一項の認定を取り消したときは、その旨を公示しなければならない。

(厚生労働省令への委任)

第三十四条　この章に定めるもののほか、認定再生医療等委員会に関し必要な事項は、厚生労働省令で定める。

第四章　特定細胞加工物の製造

(特定細胞加工物の製造の許可)

第三十五条　特定細胞加工物の製造をしようとする者(第四十条第一項の規定に該当する者を除く。)は、厚生労働省令で定めるところにより、細胞培養加工施設ごとに、厚生労働大臣の許可を受けなければならない。

2　前項の許可を受けようとする者は、厚生労働省令で定めるところにより、次に掲げる事項を記載した申請書に細胞培養加工施設の構造設備に関する書類その他厚生労働省令で定める書類を添付して、厚生労働大臣に提出しなければならない。

一　氏名又は名称及び住所並びに法人にあっては、その代表者の氏名

二　細胞培養加工施設の管理者の氏名及び略歴

三　製造をしようとする特定細胞加工物の種類

四　その他厚生労働省令で定める事項

3　厚生労働大臣は、第一項の許可の申請に係る細胞培養加工施設の構造設備が第四十二条の基準に適合していないと認めるときは、同項の許可をしてはならない。

4　厚生労働大臣は、申請者が、次の各号のいずれか

に該当するときは、第一項の許可をしないことができる。
一　第四十九条の規定により許可を取り消され、その取消しの日から三年を経過しない者（当該許可を取り消された者が法人である場合においては、当該取消しの処分に係る行政手続法（平成五年法律第八十八号）第十五条の規定による通知があった日前六十日以内に当該法人の役員（業務を執行する社員、取締役、執行役又はこれらに準ずる者をいい、相談役、顧問その他いかなる名称を有する者であるかを問わず、法人に対し業務を執行する社員、取締役、執行役又はこれらに準ずる者と同等以上の支配力を有するものと認められる者を含む。第四号において同じ。）であった者で当該取消しの日から三年を経過しないものを含む。）
二　禁錮以上の刑に処せられ、その執行を終わり、又は執行を受けることがなくなった日から三年を経過しない者
三　前二号に該当する者を除くほか、この法律、移植に用いる造血幹細胞の適切な提供の推進に関する法律（平成二十四年法律第九十号）若しくは医薬品医療機器等法その他薬事に関する法令で政令で定めるもの又はこれらに基づく処分に違反し、その違反行為があった日から二年を経過しない者
四　法人であって、その業務を行う役員のうちに前三号のいずれかに該当する者があるもの
5　厚生労働大臣は、第一項の許可の申請があったときは、当該申請に係る細胞培養加工施設の構造設備が第四十二条の基準に適合するかどうかについての書面による調査又は実地の調査を行うものとする。

（許可の更新）
第三十六条　前条第一項の許可は、三年を下らない政令で定める期間ごとにその更新を受けなければ、その期間の経過によって、その効力を失う。
2　前条（第一項を除く。）の規定は、前項の許可の更新について準用する。

（変更の届出）
第三十七条　第三十五条第一項の許可を受けた者（以下「許可事業者」という。）は、当該許可に係る細胞培養加工施設について構造設備その他厚生労働省令で定める事項を変更したときは、三十日以内に、その旨を厚生労働大臣に届け出なければならない。

（機構による調査の実施）
第三十八条　厚生労働大臣は、独立行政法人医薬品医療機器総合機構（以下「機構」という。）に第三十五条第五項（第三十六条第二項において準用する場合を含む。）の調査（以下この条において単に「調査」という。）を行わせることができる。
2　厚生労働大臣は、前項の規定により機構に調査を行わせるときは、当該調査を行わないものとする。この場合において、厚生労働大臣は、第三十五条第一項の許可又は第三十六条第一項の許可の更新をするときは、機構が第四項の規定により通知する調査の結果を考慮しなければならない。
3　厚生労働大臣が第一項の規定により機構に調査を行わせることとしたときは、第三十五条第一項の許可又は第三十六条第一項の許可の更新の申請者は、機構が行う当該調査を受けなければならない。
4　機構は、調査を行ったときは、遅滞なく、当該調査の結果を厚生労働省令で定めるところにより厚生労働大臣に通知しなければならない。
5　機構が行う調査に係る処分（調査の結果を除く。）又はその不作為については、厚生労働大臣に対し、行政不服審査法（昭和三十七年法律第百六十号）による審査請求をすることができる。

（外国における特定細胞加工物の製造の認定）
第三十九条　外国において、本邦において行われる再生医療等に用いられる特定細胞加工物の製造をしようとする者は、厚生労働省令で定めるところにより、細胞培養加工施設ごとに、厚生労働大臣の認定を受けることができる。
2　第三十五条（第一項を除く。）及び前三条の規定は、前項の認定について準用する。この場合において、これらの規定中「許可」とあるのは、「認定」と読み替えるものとするほか、必要な技術的読替えは、政令で定める。

（特定細胞加工物の製造の届出）
第四十条　細胞培養加工施設（病院若しくは診療所に設置されるもの、医薬品医療機器等法第二十三条の二十二第一項の許可（厚生労働省令で定める区分に該当するものに限る。）を受けた製造所に該当するもの又は移植に用いる造血幹細胞の適切な提供の推進に関する法律第三十条の臍帯血供給事業の許可を受けた者が臍帯血供給事業の用に供するものに限る。以下この条において同じ。）において特定細胞加工物の製造をしようとする者は、厚生労働省令で定めるところにより、細胞培養加工施設ごとに、次に掲げる事項を厚生労働大臣に届け出なければならない。
一　氏名又は名称及び住所並びに法人にあっては、その代表者の氏名
二　細胞培養加工施設の管理者の氏名及び略歴
三　製造をしようとする特定細胞加工物の種類
四　その他厚生労働省令で定める事項

2　前項の規定による届出には、当該届出に係る細胞培養加工施設の構造設備に関する書類その他厚生労働省令で定める書類を添付しなければならない。
3　第一項の規定による届出をした者は、当該届出に係る細胞培養加工施設について構造設備その他厚生労働省令で定める事項を変更したときは、三十日以内に、その旨を厚生労働大臣に届け出なければならない。

（廃止の届出）
第四十一条　特定細胞加工物製造事業者は、特定細胞加工物の製造を廃止したときは、厚生労働省令で定めるところにより、三十日以内に、その旨を厚生労働大臣に届け出なければならない。

（構造設備の基準）
第四十二条　細胞培養加工施設の構造設備は、厚生労働省令で定める基準に適合したものでなければならない。

（管理者の設置）
第四十三条　特定細胞加工物製造事業者は、厚生労働省令で定めるところにより、特定細胞加工物の製造を実地に管理させるために、細胞培養加工施設ごとに、特定細胞加工物に係る生物学的知識を有する者その他の厚生労働省令で定める基準に該当する者を置かなければならない。

（特定細胞加工物製造事業者の遵守事項）
第四十四条　厚生労働大臣は、厚生労働省令で、細胞培養加工施設における特定細胞加工物の製造及び品質管理の方法、試験検査の実施方法、保管の方法並びに輸送の方法その他特定細胞加工物製造事業者がその業務に関し遵守すべき事項を定めることができる。

（特定細胞加工物の製造に関する記録及び保存）
第四十五条　特定細胞加工物製造事業者は、厚生労働省令で定めるところにより、製造をした特定細胞加工物の種類、当該製造の経過その他の厚生労働省令で定める事項に関する記録を作成し、これを保存しなければならない。

（厚生労働大臣への定期報告）
第四十六条　特定細胞加工物製造事業者は、特定細胞加工物の製造の状況について、厚生労働省令で定めるところにより、定期的に、厚生労働大臣に報告しなければならない。

（緊急命令）
第四十七条　厚生労働大臣は、特定細胞加工物の製造による保健衛生上の危害の発生又は拡大を防止するため必要があると認めるときは、特定細胞加工物の製造をする者に対し、当該特定細胞加工物の製造を一時停止することその他保健衛生上の危害の発生又は拡大を防止するための応急の措置をとるべきことを命ずることができる。

（改善命令等）
第四十八条　厚生労働大臣は、許可事業者又は第四十条第一項の規定による届出をした者（以下「届出事業者」という。）が設置する当該許可又は届出に係る細胞培養加工施設の構造設備が第四十二条の基準に適合していないときは、当該許可事業者又は届出事業者に対し、その構造設備の改善を命じ、又はその改善を行うまでの間当該細胞培養加工施設の全部若しくは一部の使用を禁止することができる。
2　厚生労働大臣は、許可事業者又は届出事業者にこの章の規定又はこの章の規定に基づく命令若しくは処分に違反する行為があった場合において、再生医療等技術の安全性の確保等その他再生医療等の適正な提供のため必要があると認めるときは、当該許可事業者又は届出事業者に対し、その業務の運営の改善に必要な措置をとるべきことを命ずることができる。

（許可の取消し等）
第四十九条　厚生労働大臣は、許可事業者が次の各号のいずれかに該当するときは、その許可を取り消し、又は期間を定めて特定細胞加工物の製造の業務の全部若しくは一部の停止を命ずることができる。
一　当該許可に係る細胞培養加工施設の構造設備が第四十二条の基準に適合しなくなったとき。
二　第三十五条第四項各号のいずれかに該当するに至ったとき。
三　前二号に掲げる場合のほか、この法律、移植に用いる造血幹細胞の適切な提供の推進に関する法律若しくは医薬品医療機器等法その他薬事に関する法令で政令で定めるもの又はこれらに基づく処分に違反したとき。

（認定の取消し等）
第五十条　厚生労働大臣は、第三十九条第一項の認定を受けた者（以下この条において「認定事業者」という。）が次の各号のいずれかに該当するときは、その者が受けた同項の認定の全部又は一部を取り消すことができる。
一　厚生労働大臣が、必要があると認めて、当該認定事業者に対し、厚生労働省令で定めるところにより必要な報告を求めた場合において、その報告がされず、又は虚偽の報告がされたとき。
二　厚生労働大臣が、必要があると認めて、当該職

員に、当該認定事業者の当該認定に係る細胞培養加工施設又は事務所においてその構造設備又は帳簿、書類その他の物件を検査させ、関係者に質問させようとした場合において、その検査が拒まれ、妨げられ、若しくは忌避され、又はその質問に対し、正当な理由なしに答弁がされず、若しくは虚偽の答弁がされたとき。
　　三　次項において準用する第四十八条の規定による請求に応じなかったとき。
　　四　この法律、移植に用いる造血幹細胞の適切な提供の推進に関する法律若しくは医薬品医療機器等法その他薬事に関する法令で政令で定めるもの又はこれらに基づく処分に違反したとき。
　2　第四十八条の規定は、認定事業者について準用する。この場合において、同条第一項中「許可又は届出」とあるのは「認定」と、「命じ、又はその改善を行うまでの間当該細胞培養加工施設の全部若しくは一部の使用を禁止する」とあるのは「請求する」と、同条第二項中「命ずる」とあるのは「請求する」と読み替えるものとする。
　3　厚生労働大臣は、機構に、第一項第二号の規定による検査又は質問を行わせることができる。この場合において、機構は、当該検査又は質問をしたときは、厚生労働省令で定めるところにより、当該検査又は質問の結果を厚生労働大臣に通知しなければならない。

（停止命令）
第五十一条　厚生労働大臣は、届出事業者が次の各号のいずれかに該当するときは、期間を定めて特定細胞加工物の製造の業務の全部又は一部の停止を命ずることができる。
　　一　当該届出に係る細胞培養加工施設の構造設備が第四十二条の基準に適合しなくなったとき。
　　二　第三十五条第四項各号のいずれかに該当するに至ったとき。
　　三　前二号に掲げる場合のほか、この法律、移植に用いる造血幹細胞の適切な提供の推進に関する法律若しくは医薬品医療機器等法その他薬事に関する法令で政令で定めるもの又はこれらの規定に基づく処分に違反したとき。

（立入検査等）
第五十二条　厚生労働大臣は、許可事業者又は届出事業者が設置する当該許可又は届出に係る細胞培養加工施設の構造設備が第四十二条の基準に適合しているかどうかを確認するため必要があると認めるときは、当該許可事業者若しくは届出事業者に対し、必要な報告をさせ、又は当該職員に、当該細胞培養加工施設若しくは事務所に立ち入り、その構造設備若しくは帳簿、書類その他の物件を検査させ、若しくは関係者に質問させることができる。
　2　厚生労働大臣は、前項に定めるもののほか、細胞培養加工施設においてこの章の規定若しくはこの章の規定に基づく命令若しくは処分に違反する特定細胞加工物の製造が行われていると認めるとき、又は再生医療等技術の安全性の確保等その他再生医療等の適正な提供のため必要があると認めるときは、特定細胞加工物の製造をする者に対し、必要な報告をさせ、又は当該職員に、細胞培養加工施設若しくは事務所に立ち入り、その構造設備若しくは帳簿、書類その他の物件を検査させ、若しくは関係者に質問させることができる。
　3　第二十四条第三項の規定は前二項の規定による立入検査について、同条第四項の規定は前二項の規定による権限について準用する。

（機構による立入検査等の実施）
第五十三条　厚生労働大臣は、機構に、前条第一項又は第二項の規定による立入検査又は質問を行わせることができる。
　2　機構は、前項の規定による立入検査又は質問をしたときは、厚生労働省令で定めるところにより、当該立入検査又は質問の結果を厚生労働大臣に通知しなければならない。
　3　第一項の規定により機構の職員が立入検査又は質問をするときは、その身分を示す証明書を携帯し、関係者に提示しなければならない。

（厚生労働省令への委任）
第五十四条　この章に定めるもののほか、特定細胞加工物の製造に関し必要な手続その他の事項は、厚生労働省令で定める。

　　　第五章　雑則

（厚生科学審議会の意見の聴取）
第五十五条　厚生労働大臣は、次に掲げる場合には、あらかじめ、厚生科学審議会の意見を聴かなければならない。
　　一　第二条第二項の政令の制定又は改廃の立案をしようとするとき。
　　二　第二条第五項又は第六項の厚生労働省令を制定し、又は改廃しようとするとき。
　　三　再生医療等提供基準を定め、又は変更しようとするとき。
　　四　第八条第一項（第十条第一項において準用する場合を含む。）の規定による命令をしようとするとき。

（権限の委任）
第五十六条　この法律に規定する厚生労働大臣の権

限は、厚生労働省令で定めるところにより、地方厚生局長に委任することができる。
2 前項の規定により地方厚生局長に委任された権限は、厚生労働省令で定めるところにより、地方厚生支局長に委任することができる。

（手数料）
第五十七条 次の各号に掲げる者は、それぞれ当該各号の申請に対する審査に要する実費の額を考慮して政令で定める額の手数料を納めなければならない。
一 第三十六条第一項の許可の更新を申請する者
二 第三十九条第二項において準用する第三十六条第一項の認定の更新を申請する者
2 機構が行う第三十八条第一項（第三十九条第二項において準用する場合を含む。）の調査を受けようとする者は、当該調査に要する実費の額を考慮して政令で定める額の手数料を機構に納めなければならない。
3 前項の規定により機構に納められた手数料は、機構の収入とする。

（経過措置）
第五十八条 この法律の規定に基づき政令又は厚生労働省令を制定し、又は改廃する場合においては、それぞれ、政令又は厚生労働省令で、その制定又は改廃に伴い合理的に必要と判断される範囲内において、所要の経過措置（罰則に関する経過措置を含む。）を定めることができる。

　　　第六章　罰則

第五十九条 第二十二条の規定による命令に違反した者は、三年以下の懲役若しくは三百万円以下の罰金に処し、又はこれを併科する。

第六十条 次の各号のいずれかに該当する者は、一年以下の懲役又は百万円以下の罰金に処する。
一 第四条第一項の規定に違反して、第一種再生医療等提供計画を提出せず、又はこれに記載すべき事項を記載せず、若しくは虚偽の記載をしてこれを提出して、第一種再生医療等を提供した者
二 第五条第一項の規定に違反して、変更後の第一種再生医療等提供計画を提出せず、又はこれに記載すべき事項を記載せず、若しくは虚偽の記載をしてこれを提出して、第一種再生医療等を提供した者
三 第八条第一項（第十条第一項において準用する場合を含む。）の規定による命令に違反した者
四 第九条（第十条第一項において準用する場合を含む。）の規定に違反した者
五 第十三条の規定に違反して第一種再生医療等を行った者
六 第二十三条第二項（第一種再生医療等に係る部分に限る。）の規定による命令に違反した者
七 第二十九条の規定に違反して秘密を漏らした者

第六十一条 次の各号のいずれかに該当する者は、六月以下の懲役又は三十万円以下の罰金に処する。
一 第三十五条第一項の規定に違反して許可を受けないで特定細胞加工物の製造をした者
二 第四十七条の規定による命令に違反した者
三 第四十八条第一項の規定による細胞培養加工施設の使用禁止の処分に違反した者（許可事業者に限る。）
四 第四十八条第二項の規定による命令に違反した者（許可事業者に限る。）
五 第四十九条の規定による命令に違反した者

第六十二条 次の各号のいずれかに該当する者は、五十万円以下の罰金に処する。
一 第四条第一項の規定に違反して、再生医療等提供計画を提出せず、又はこれに記載すべき事項を記載せず、若しくは虚偽の記載をしてこれを提出して、再生医療等を提供した者（第六十条第一号の規定に該当する者を除く。）
二 第五条第一項の規定に違反して、変更後の再生医療等提供計画を提出せず、又はこれに記載すべき事項を記載せず、若しくは虚偽の記載をしてこれを提出して、再生医療等を提供した者（第六十条第二号の規定に該当する者を除く。）
三 第十三条の規定に違反して再生医療等を行った者（第六十条第五号の規定に該当する者を除く。）
四 第十六条第一項の規定に違反して記録を作成せず、又は虚偽の記録を作成した者
五 第十六条第二項の規定に違反して記録を保存しなかった者
六 第二十三条第二項（第一種再生医療等に係る部分を除く。）の規定による命令に違反した者
七 第二十四条第一項若しくは第二項の報告をせず、若しくは虚偽の報告をし、同条第一項若しくは第二項の規定による立入検査を拒み、妨げ、若しくは忌避し、又は同条第一項若しくは第二項の規定による質問に対し、正当な理由なしに答弁せず、若しくは虚偽の答弁をした者

第六十三条 次の各号のいずれかに該当する者は、二十万円以下の罰金に処する。
一 第四十条第一項の規定に違反して、届出をしないで、又は虚偽の届出をして、特定細胞加工物の製造をした者
二 第四十八条第一項の規定による細胞培養加工

施設の使用禁止の処分に違反した者(許可事業者を除く。)
三　第四十八条第二項の規定による命令に違反した者(許可事業者を除く。)
四　第五十一条の規定による命令に違反した者
五　第五十二条第一項若しくは第二項の報告をせず、若しくは虚偽の報告をし、同条第一項若しくは第二項の規定による立入検査(第五十三条第一項の規定により機構が行うものを含む。)を拒み、妨げ、若しくは忌避し、又は第五十二条第一項若しくは第二項の規定による質問(第五十三条第一項の規定により機構が行うものを含む。)に対し、正当な理由なしに答弁せず、若しくは虚偽の答弁をした者

第六十四条　法人の代表者又は法人若しくは人の代理人、使用人その他の従業者が、その法人又は人の業務に関して第五十九条、第六十条(第七号を除く。)又は前三条の違反行為をしたときは、行為者を罰するほか、その法人又は人に対しても各本条の罰金刑を科する。

　　　附則　抄
（施行期日）
第一条　この法律は、薬事法等の一部を改正する法律(平成二十五年法律第八十四号)の施行の日から施行する。ただし、附則第六条から第十条まで及び第十三条の規定は、公布の日から施行する。
(施行の日=平成二六年一一月二五日)
（検討）
第二条　政府は、この法律の施行後五年以内に、この法律の施行の状況、再生医療等を取り巻く状況の変化等を勘案し、この法律の規定に検討を加え、必要があると認めるときは、その結果に基づいて所要の措置を講ずるものとする。
（経過措置）
第三条　この法律の施行の際現に再生医療等を提供している病院又は診療所が提供する当該再生医療等については、この法律の施行の日(以下「施行日」という。)から起算して一年を経過する日までの間(当該期間内に第四条第一項の規定による当該再生医療等が記載された再生医療等提供計画の提出があったときは、当該提出の日までの間)は、第三条第三項、第四条第一項及び第十三条の規定は適用せず、第十五条及び第十六条第二項の規定の適用については、これらの規定中「再生医療等提供機関」とあるのは、「再生医療等を提供する病院又は診療所」とする。
2　この法律の施行の際現に第一種再生医療等を提供している病院又は診療所が提供する当該第一種再生医療等であって、施行日から起算して一年を経過する日までの間に第四条第一項の規定により提出された第一種再生医療等提供計画に記載されたものについては、第九条及び第十三条(第二号に係る部分に限る。)の規定は、適用しない。

第四条　この法律の施行の際現に特定細胞加工物の製造をしている者(第四十条第一項の規定に該当する者を除く。)については、施行日から起算して六月を経過する日までの間(その者が当該期間内に第三十五条第一項の許可の申請をした場合において、当該期間内に許可の拒否の処分があったときは当該処分のあった日までの間、当該期間を経過したときは当該申請について許可又は許可の拒否の処分があるまでの間)は、同項の許可を受けないで、引き続き特定細胞加工物の製造をすることができる。

第五条　この法律の施行の際現に特定細胞加工物の製造をしている者(第四十条第一項の規定に該当する者に限る。)については、施行日から起算して六月を経過する日までの間は、同項の規定による届出をしないで、引き続き特定細胞加工物の製造をすることができる。

（施行前の準備）
第六条　厚生労働大臣は、第五十五条第一号から第三号までに掲げる場合には、施行日前においても、厚生科学審議会の意見を聴くことができる。

第七条　第二十六条第一項の認定を受けようとする者は、施行日前においても、同条第二項及び第三項の規定の例により、その認定の申請をすることができる。
2　厚生労働大臣は、前項の規定による認定の申請があった場合には、施行日前においても、第二十六条第四項及び第五項の規定の例により、その認定及び公示をすることができる。この場合において、その認定を受けた者は施行日において同条第一項の認定を受けたものと、その公示は施行日において同条第五項の規定によりした公示とみなす。

第八条　第三十五条第一項の許可を受けようとする者は、施行日前においても、同条第二項の規定の例により、その許可の申請をすることができる。
2　厚生労働大臣は、前項の規定による許可の申請があった場合には、施行日前においても、第三十五条第三項から第五項までの規定の例により、その許可をすることができる。この場合において、その許可を受けた者は、施行日において同条第一項の許可を受けたものとみなす。
3　第三十九条第一項の認定を受けようとする者は、施行日前においても、同条第二項において準用する第三十五条第二項の規定の例により、その認定の申請をすることができる。
4　厚生労働大臣は、前項の規定による認定の申請があった場合には、施行日前においても、第三十九条第二項において準用する第三十五条第三項から第

五項までの規定の例により、その認定をすることができる。この場合において、その認定を受けた者は、施行日において第三十九条第一項の認定を受けたものとみなす。

5　特定細胞加工物の製造をしようとする者(第四十条第一項の規定に該当する者に限る。)は、施行日前においても、同項及び同条第二項の規定の例により厚生労働大臣に届け出ることができる。この場合において、その届出をした者は、施行日において同条第一項の規定による届出をしたものとみなす。

（政令への委任）

第十三条　この附則に規定するもののほか、この法律の施行に関し必要な経過措置は、政令で定める。

さくいん

<あ行>

遺伝子組換え医薬品　16
遺伝子治療　15,17
遺伝子治療用製品　39,42
遺伝子発現治療製品　42
医薬品　33
医薬品医療機器総合機構　58
医薬品医療機器等法　20
医薬部外品　34
医療機器　35
医療用医薬品　111
インフォームド・コンセント　131
ウィルス　43
ウィルスベクター製品　42
追っかけ新再生医療等製品　135

<か行>

幹細胞　10
感染症定期報告　119
機械器具等　35
危険ドラッグ　38
機構　58
希少疾病用医薬品　37
希少疾病用医療機器　37
希少疾病用再生医療等製品　37
許可　78
化粧品　35
検定　91
広告　110
構造設備基準　74
後発再生医療等製品　135

<さ行>

再審査　133
再生医療製品　39
再生医療等　21
再生医療等安全法　20
再生医療等技術　21
再生医療等製品　22,39

再生医療等製品営業所管理者　96
再生医療等製品卸売販売業者　94
再生医療等製品製造管理者　75
再生医療等製品販売業　94
再生医療等提供基準　26
臍帯血幹細胞　10
臍帯血供給事業者　30
再評価　141
細胞加工物　22,28
細胞加工製品　39
細胞治療製品　39
指定再生医療等製品　125
指定薬物　38
承継　78
条件及び期限付き承認　62
使用成績調査　137
人工多能性幹細胞　9
製造　90
製造販売　44,67
製造販売後調査等　137
製造販売後臨床試験　137
成体幹細胞　10
選任製造販売業者　77
組織幹細胞　10

<た行>

第一種再生医療等技術　25
第二種再生医療等技術　25
第三種再生医療等技術　25
体外遺伝子治療　18
体性幹細胞　10
体内遺伝子治療　18
治験　50
地方薬事審議会　59
直接の容器等の記載事項　98
添付文書の記載事項　101
添付文書の届出　107
動物細胞加工製品　39
特定細胞加工物　28,80

特定使用成績調査　137
特定認定再生医療等委員会　27
独立行政法人医薬品医療機器総合機構　58
特例承認　65

＜な・は・ま行＞

日本薬局方　33
認定　78
認定再生医療等委員会　27
胚　11,40
バイオ医薬品　16
胚性幹細胞　11
万能細胞　11,41
ヒト人工多能性幹細胞　41
ヒト体細胞　40
ヒト体細胞加工製品　39
ヒト体性幹細胞　40
ヒト胚性幹細胞　40
不正表示品　109
プラスミド　43
プラスミドベクター製品　42
不良再生医療等製品　92
ベクター　42

＜や・ら・わ行＞

薬事・食品衛生審議会　59
薬事法　31
薬機法　20
優先審査　65

＜アルファベット＞

ES 細胞　11,40
GCP　50
GCTP　60,69,85
GLP　47
GPSP　136
GQP　69,83
GVP　70,126
iPS 細胞　9,41

カラー図解 よくわかる薬機法 再生医療等製品編

2015年3月31日 第1刷発行

監修　新薬事法研究会

編集　株式会社ドーモ　http://do-mo.jp/
　　　東京都千代田区永田町2-9-6　電話03-5510-7923

発行　株式会社薬事日報社　http://www.yakuji.co.jp/
　　　東京都千代田区神田和泉町1番地　電話03-3862-2141

印刷　富士リプロ株式会社

表紙デザイン　株式会社キガミッッツ

ISBN978-4-8408-1299-3